深圳市名老中医系列

王孟庸经验集

主　编　王孟庸

副主编　李惠林　赵恒侠　刘雪梅

编　者　（按姓氏笔画为序）

刘　玲　刘　媛　刘德亮　李金花

李增英　肖小惠　吴慕莹　汪栋材

张志玲　陈　叶　陈　哲　周道成

周熠楠　郑夏洁　高永鸿　渠　昕

董彦敏　程波敏　楚淑芳

海天出版社（中国·深圳）

图书在版编目（CIP）数据

王孟庸经验集 / 王孟庸主编. — 深圳 : 海天出版社, 2016.11
（深圳市名老中医系列）
ISBN 978-7-5507-1715-2

Ⅰ. ①王… Ⅱ. ①王… Ⅲ. ①中医临床—经验—中国—现代 Ⅳ. ①R249.7

中国版本图书馆CIP数据核字(2016)第262877号

王孟庸经验集

WANGMENGYONG JINGYAN JI

出 品 人 聂雄前
出版策划 毛世屏
丛书主编 许四虎 廖利平
责任编辑 何志红
责任技编 梁立新
责任校对 万妮霞 孙海燕
装帧设计 龙瀚文化

出版发行 海天出版社
地　　址 深圳市彩田南路海天综合大厦（518033）
网　　址 www.htph.com.cn
订购电话 0755-83460293（批发）0755-83460397（邮购）
排版设计 深圳市龙瀚文化传播有限公司 Tel：0755-33133493
印　　刷 深圳市华信图文印务有限公司
开　　本 787mm × 1092mm 1/16
印　　张 18
字　　数 292千
版　　次 2016年11月第1版
印　　次 2016年11月第1次
印　　数 1—2000册
定　　价 38.00元

“深圳市名老中医系列”丛书编辑委员会

总　序

中医药学源远流长，岐黄神农，医之源始；仲景华佗，医之圣也。在中医药学发展的长河中，临床名家辈出，促进了中医药学的迅猛发展。继承与创新是中医药事业发展的两大核心内容，继承是发展的目标，创新是发展的源头活水。深圳市名老中医经验是中医药学特有的智能资源，有着鲜明的学科特点和无以替代的学术地位。名老中医是中医药学基本理论、前人经验与临床实践相结合，解决临床疑难问题的典范，代表着中医学术和临床发展的水平。他们的学术思想和临证经验是中医药学术特点、理论特质的集中体现。与浩如烟海的中医古籍文献相比，它们更加鲜活，更具实用性和现实性，是中医药学这个伟大宝库中的一笔宝贵财富。名老中医学术思想、临证经验研究，是中医继承工作最重要的组成部分，因此开展名老中医学术思想、经验传承研究具有十分重要的意义。

该套"深圳市名老中医系列"丛书收录的深圳名老中医均为国家级、省级名中医。这些名老中医在来深圳之前，就已经是当地颇有盛名的医家。他们在深圳工作的几十年中，更是结合岭南特殊的地理环境、气候特点及人群疾病特征积累了大量的临床经验，为保障深圳人民的健康做出了卓越贡献。他们医德高尚、医术精湛，"怀丹心以济世，执妙方以活人"，为患者所爱戴。同时，他们在长期的临床实践中勇于探索、勤于思考，穷岐黄奥趣，继古圣先贤，成卓然医家。深圳市从2006年开始启动"学经典、做临床"中医经典培训工作，深圳各位名老中医不辞劳苦，担任授课老师，为我市培养"铁杆中医"，其执着和卑谦深得人们钦佩。

深圳市卫生和人口计划生育委员会坚定贯彻落实党的十七届六中全会精神，将中医药文化纳入社会主义文化来推动其繁荣与发展。因此，我们组织策划编写该套"深圳市名老中医系列"丛书，目的是为我市积累和沉淀中医药文化，培养“铁杆”中医后继人才，记载这些名老中医为中医药事业发展的奋斗历程和卓著贡献；与此同时，大书特书名老中医作为我市行业发展的标杆作用，彰显他们的人格魅力和学术地位与作用。该套丛书共有10个分册，分别为10位深圳名老中医的学术成果和临床经验总结，本书的作者王孟庸老先生第十个交稿，成为该套丛书的第十分册，由衷地表示祝贺！

当前，该套丛书对于市卫人委提出的“以实施重点学科建设，提升医疗水平；以加强职业道德精神建设，提升人民群众的满意度”两大提升工程具有一定的现实指导意义。所以，它不仅是深化医药卫生体制改革，全面贯彻落实《国务院关于扶持和促进中医药事业发展若干意见》的成果，而且是践行落实《中共广东省委、广东省人民政府关于建设中医药强省的决定》的成果；不仅是贯彻落实《深圳经济特区中医药条例》的成果，而且是贯彻落实我市“两大提升工程”、首批开展中医药名家师承继续教育的重大成果。由此，我们深感欣慰！

该套丛书紧密结合临床，面向临床实用，所编录的名老中医的应用经验和心得体会，不仅有对传统疗效的新认识、新运用、新经验，还有许多名老中医在长期临床实践中积累的、对传统疗效的拓展应用，颇多独到见地，能很好地启迪读者的思路。读者当在辨证论治原则的指导下，借鉴名医处方用药思路，触类旁通，举一反三，将会深受裨益与启迪。

“深圳市名老中医系列”丛书编辑委员会

2012年6月11日

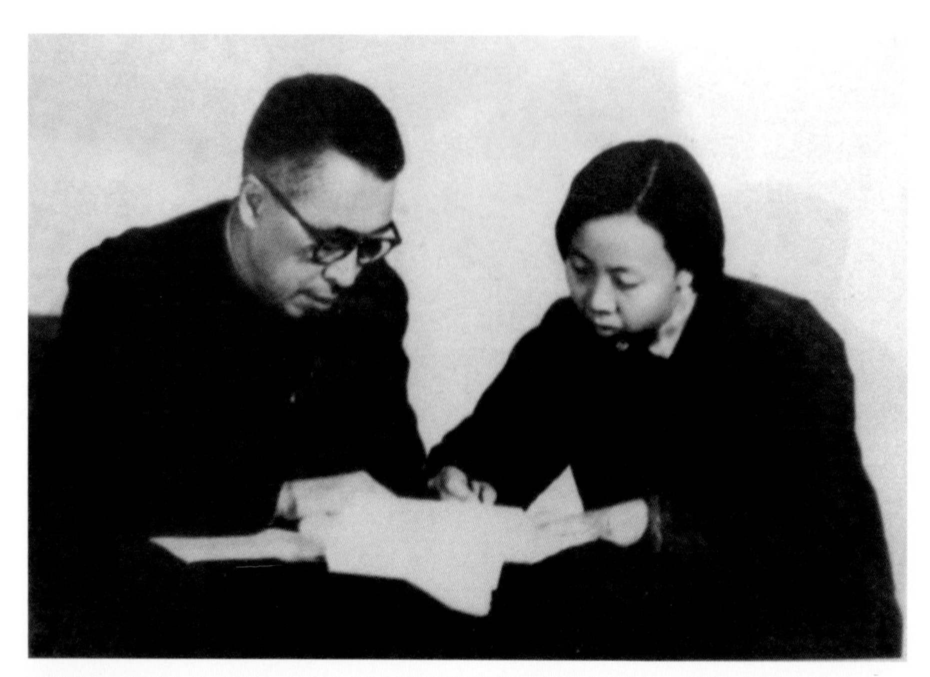

与先师姚正平合影

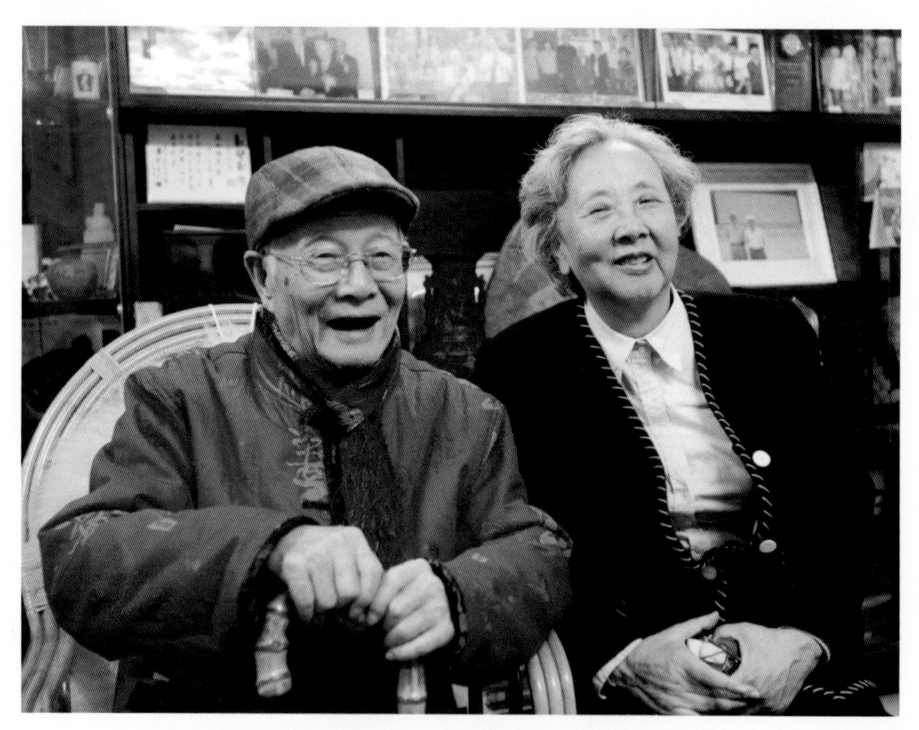

与国医大师邓铁涛合影

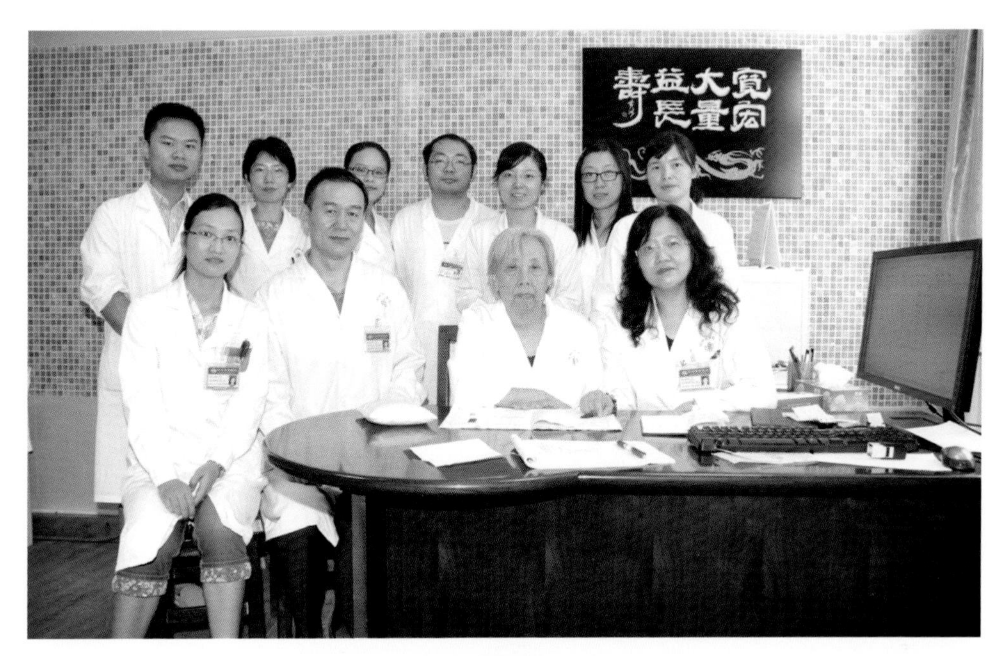

与深圳市中医院内分泌科医生合影

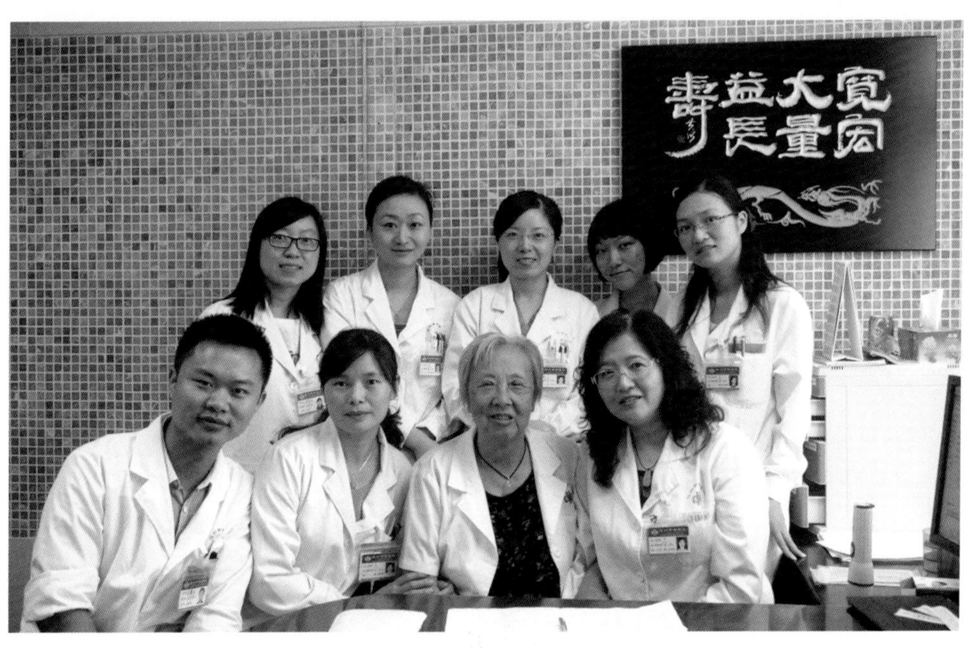

与深圳市中医院内分泌科医生合影

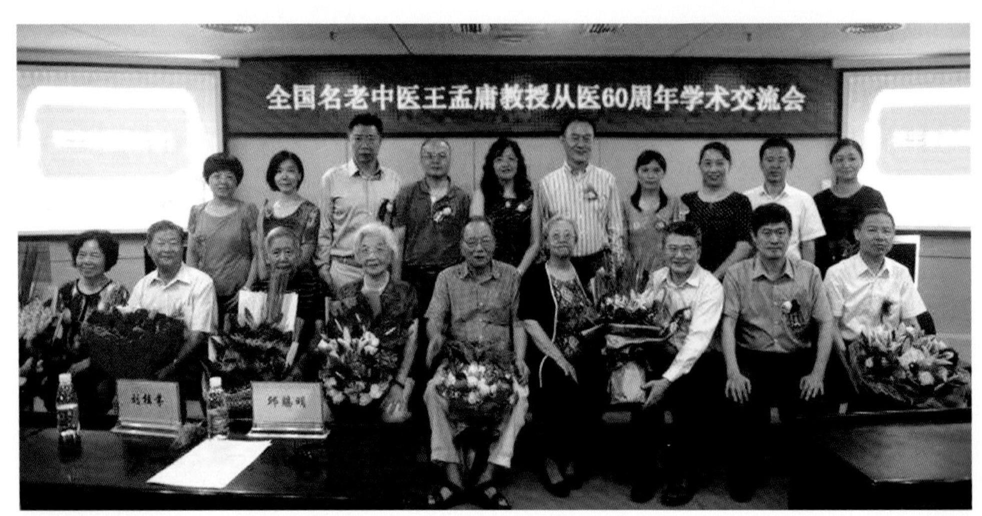

全国名老中医王孟庸教授从医60周年学术交流会合影

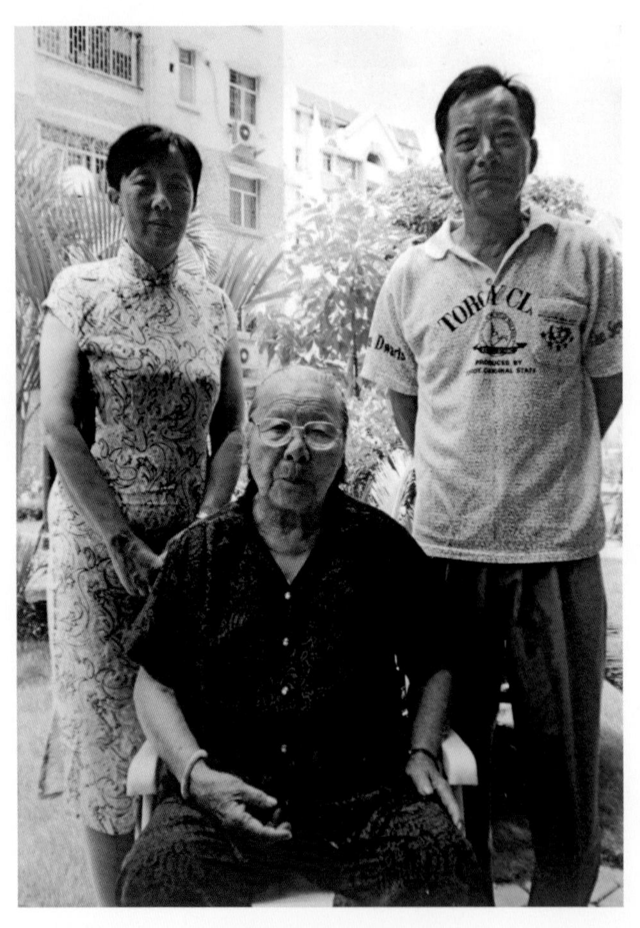

王孟庸与母亲、丈夫合影

前　言

从名医之传到带传之名医

——王孟庸主任医师从医53年心路历程

50多年来，中医的辉煌成就取得了世界认同，同步走过这一历史时期的广东省名中医、我国第二批名师带高徒的导师王孟庸医生如此说：

我国首届中医学院本科生，经历了中医史上许多第一次，幸运与磨难，都给我们带来了机遇。

幸运之一，医士学校、中医学院吃饭不用钱，我才能成为医生，并不敢行差踏错。

幸运之二，能在名医荟萃、患者如云的北京中医医院工作近30年。历史令前20余年中医学院本科生寥寥可数。医疗、科研、教学，甚至劳动、下乡等重担同时压在我们肩上，这些经历令我们变得坚忍、敬业、守礼，有扎实基本功及应变能力。

幸运之三，是选择了肾病专业。这里中西医阵容强大、人才辈出，是充满活力的学科。

我在中医肾病专业刚起步的1962年入行。这个专业当时有最好的医院和老师，他们使我终身受益。在全国第一批名师带徒中，我有幸拜肾病专家姚正平教授为师，在西医学郁仁存教授麾下接受严格的专业临床科研训练。"文革"中，肾病泰斗北大医院王叔咸教授和他教授的几代弟子下放到病房做基层工作时，我正好去进修。20世纪70年代末，我在北医代办的卫生部首届肾病专业医师讲习班，与许多现已知名的肾病学者，一共学理论半年，我们同时起步，互为师友，一起成长、成熟，有了自己的见解、科研成果与出国工作、教学的机会。但现在，一批起点更高的硕士、博士，留学生加入中医肾病学界，他们在赶超我们。我有自知之明，永远要做一个学者，而不敢以专家自居。

在此，我要特别指出，肾病中西学者的博大而兼容的胸怀让人十分敬佩。凡我所知的中医学者无不对西医知之甚深，而西医学者大都自愿地研究中医。在中西医结合最低潮时，王叔咸教授在《中华肾脏病学杂志》创刊词中指出“一定要走中西医结合道路”。60年来几代人的努力，今日中国出现了崭新的有中西医特色的肾病治疗学。中西医结合达到很高境界，硕果累累。应验了中医肾病奠基人邹云翔教授1954年的一段话：“西医学中医，中医更要加强学习。我们医务工作者，不论中医、西医……应当去除成见，取长补短，相互学习，交流经验……将中西医学说，从学习与实践中合流起来。也可将以前的鸿沟之分，转变为水乳之融洽……若干年后，一定可以创造出国际间一种新型医学。”

我的恩师姚正平无私地将肾病中医治疗经验传授于我，并要求我充分掌握西医肾病专业知识，学好日语，取得中西医交流的发言权。发扬中医，保护自己，使我能利用西医的病因、病理，观察患者用西药的反应，将中医辨证由宏观到微观，由辨证到辨病、辨药。切记中医是我们的本位，从这一视角，才能找到中医治疗的切入点。

在那出身不好就等于不幸的年代，我以平常心接受一切，我非党员、非团员、非头头，许多老大夫反而喜欢教我，收我为徒。医疗队艰苦，缺少医药，给了我中药治疗麻疹、痢疾等急重病机会。数十年，我长期为人下属，为人徒弟，从无职务，从无助手，使我必须亲自去做每一件事。我研究肾病的生涯是从整理老师经验、编写肾病文献目录索引开始。将“文革”中肾病组搁置十余年的临床资料，整理出肾病综合征、高血压型肾小球肾炎、肾功能不全、肾结石等十数篇文章。20世纪80年代，选了难治性肾病综合征，有透析指征尿毒症期患者中医治疗生存时间，从体重、出入量比值曲线看温阳利水法与清热利水法的区别，依赖型肾病综合征反跳的分析。90年代到深圳后，开展了尿酸性肾病、肾结石的研究，提出痰湿瘀浊综合征为高尿酸血症、糖尿病、高脂血症的异病同治等。我走过中国大多数知识分子走的路，艰苦、踏实、淡泊、丰富。我的心志始终是一个学生、学者。

当卫生局中医处准备出一本书，介绍深圳老中医的学术思想时，我沉重地思索了好几个月，肾病学已进入了日新月异的新时代，面对我的老师、我的卓有成绩的同辈，以及起点更高的新人，面对西医学者，我究竟有什么可说的呢?

那就是我们这代人在沉重的工作中经过沉重的思索看到的一些别人未必注意到的东西，举例说明：

其一，用现代逻辑思维方法去化简中医辨证来说明、学习中医，调动一切知识就会产生一点悟性，会得到事半功倍的效果。

其二，以“中医治坏病——医源性疾病中医治疗”是从中医触到的视角看到的重要问题。

其三，在50余年对肾病综合征治疗的酸甜苦辣中，我想把以中医本位探索中西医结合治疗的思路介绍给大家，说明我对中西医结合的态度。

其四，20世纪90年代到深圳后，地域、人文不同，气候、饮食、生活条件与北京的差别，一度使我感到有些病辨证不到位、治疗不力。后来我找到了痰湿瘀浊综合征，糖、脂、蛋白与代谢失常的命题，来说明我们必须不断地修正自己。

记得医士学校老师说过，巴士德曾说学医要有一辈子都在背十字架上山的精神。电影《李时珍》中，父亲指着长江的船和撑夫对李时珍说：“学医像逆水行舟。”但愿我能做到其万一，不断进取，终此一生。

致 谢

我从全国注册医师仅两万、百废待举的1952年走过来了。

感恩国家供给制的四年医士教育和包食宿六年的广州中医药大学教育，感谢所有的师长教人立品，改变我们的命运。

感恩北京中医医院三十年的一切。这里有众多的中医大家，各有千秋，如百花齐放之园，后学小子能浸润于此何幸如之。

这里用严苛的职业培训和工作加压不断摔打来成就我们，感谢郁仁存主任。感谢恩师姚正平老收入门下，将治肾病和杂病经验倾囊相授，并鼓励我多查书、广拜名师、抄方学习，甚至送我到大学系统学习西医肾脏病学，恩师的理念是从多角度深入肾病专业，拓宽辨证施治的思路，他的治学理念铭记终生。

感恩深圳中医院三十年，给了我许多受之有愧的荣誉；给我很大的自由发挥的空间，给了我平静、快乐，又有点事做的幸福晚年。

感恩深圳市中医传承工程，在廖利平处长主持与鼓励下，李惠林院长和赵恒侠主任组织刘雪梅等青年学子，从我的故纸堆中、从跟师笔记中整理了这本书出版，我自己却未费吹灰之力，仅在此作谢，并致敬海天出版社各位编辑的好担待。

感恩60年中的各位病友，我看着他们长大，成家立业，有的和我一起变老，相互之间流动的是信任、支持、爱和亲情，医学的无奈和患者及家属的期望落差严峻存在，尽管我能做到的不完美，正如医学名言“有时是治愈，常常去帮助，总是去安慰”。

感恩我的家人一直支持我，给我充裕的时间去工作。

感恩我有幸福的家庭，健康的身体，快乐满足的简单生活。

总有一天，我也会离去，有一颗感恩、宽恕之心，常享平静安宁的生活。

王孟庸

2016.11.20

目　录

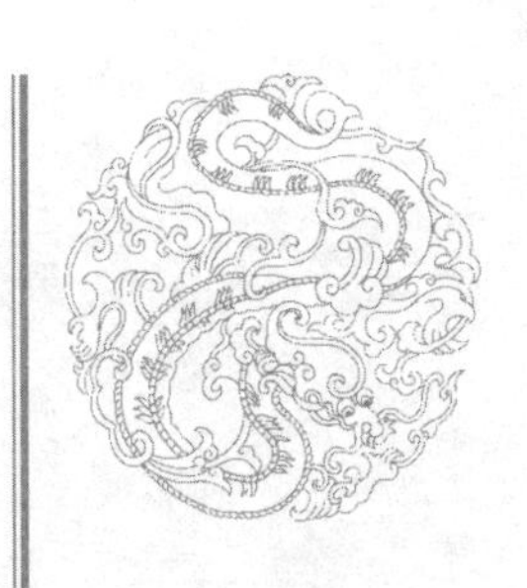

第一编 为人徒弟

王孟庸教授早年在北京中医医院师从近代名医姚正平先生。姚先生擅长内科杂病的治疗，对心、肾疾病亦有很高的造诣。姚老刻苦研读古籍经典，特别是《脾胃论》，多有心得。姚老对命门三焦气化学说指导肾炎水肿的治疗颇有创见。他注重命门与三焦的功能，认为三焦为命门之始，命门火衰必然导致三焦气化不利，这是产生水肿的根本原因。姚老还强调肾病的治疗关键首先在于维持命门的真阴、真阳，其次在于强调脾胃的运化功能，并创立了鸡汤疗法，取得了很好的临床效果。

第一章　姚正平先师对肾炎的看法（三焦气化）

第一节　命门三焦气化学说与肾炎水肿的辨证施治

三焦为人体水液循行的通路，借肺、脾、肾三脏阳气推动运行，而命门是五脏阳气之根本，故此水肿与三焦气化有密切关系。

命门虚衰，肺、脾、肾三脏阳虚，三焦气化不利所致的肿，为水肿虚证，为阴水，见于慢性肾炎、肾病综合征、急慢性肾功能衰竭的水肿，以宣肺、运脾、温肾、行气利水为治。湿热阻遏三焦，气化不利而致肿，是为水肿实证，多为阳水，见于急性肾炎、慢性肾炎急性发作的水肿。

肺阳虚，病在上焦，重用麻黄，根据病情酌用小青龙汤、越婢加术汤、麻黄连翘赤小豆汤、麻附细辛汤。

脾阳虚，病在中焦，重用黄芪，实脾饮、五皮饮加减。

肾阳虚，病在下焦，重用附子，真武汤、五苓散加减。

上中下三焦实为一个整体，肺脾肾三脏在水液代谢中功能密切相关，其本在肾、其标在肺、其制在脾，肾有聚水之功，肺有行水之用，关键在脾的运化。故此我们常常以一脏为主，而兼顾三焦，由于肾炎水肿时间较长，病情复杂，本文在各种典型病例中，详细讨论了三焦同治的情况。

（北京中医医院内科肾病组姚正平、王孟庸整理）

第二节　肾炎的探讨

我国古代医学文献中是找不到肾炎这个病名的，但是医学文献记载着我国劳动人民在两千多年来治疗与肾炎相类似的症状与体征的丰富经验，有的还有深邃的理论，一些治疗原则用于临床至今仍然是有意义的。

肾炎是一种多发病、常见病，青壮年及儿童的发病率尤高。在党的关怀下，为了攻克这个严重危害人民健康和破坏社会生产力的疾病，北京中医医院曾投入了大量的人力、物力，使我们有了大量接触肾炎患者的临床实践机会。多年来，我们边实践边学习，遵从毛主席"古为今用""洋为中用""推陈出新"的教导，用中西结合的方法探索肾炎治疗的客观规律，曾有过无数次教训，也获得了不少有益的东西，今把我们的看法提出来供大家探讨。

一、关于病因及发病学说

肾炎是一种涉及全身性变化的疾患，它的发病原因目前还不十分清楚，我们认为，风、寒、湿、热、皮肤疮疡、感染病灶等是引起肾炎的外在因素。但是"外因是变化的条件，内因是变化的根据，外因通过内因起作用"，我们观察到患者的内在因素，中医所谓"内虚"（脏腑、阴阳、气血失调）在发病学上比上述外来的感染因子具有更重大的决定性作用。"单纯的外部原因只能引起事物的机械性运动，即范围大小、数量的增减，不能说明事物何以有性质上的千差万别及相互变化。"肾炎病人临床表现错综复杂、千变万化，个体差异特别大。这就是体质因素起了决定性作用的有力证明。内伤七情、饮食失节、妊娠、劳伤、房欲过度是造成内虚的基础，风、寒、湿、热、皮肤疮疡、感染病灶是得肾炎的外因。疾病在发展过程中，还能使身体内部进一步功能失调，使病情反复和加重，必须予以重视。总之，肾炎致病因素是多种的，要认清它们（外因和内因）的关系，并从实践中去进一步探索规律。

因此，我们认为脏腑、阴阳气血失调和三焦气化功能障碍是构成肾炎的基础。现将我们的体会和认识分述于下：

1. 命门三焦气化学说

自古以来各家对命门三焦气化各持已见，至今无统一的认识。在我们临床实际中体会，所谓命门三焦是管理人体某部分功能的一种脏器。我们认为，肾炎与命门三焦有关，我们把各家学说综合为命门三焦气化学说，用于临床作为理论指导，获得一定疗效，尤其是肾炎水肿治疗中，更离不开命门——三焦。

命门与三焦的关系如下：

命门——身体内真阴真阳的根源，主宰身体各脏器的功能。

三焦——有名无形的脏腑功能的代号，能将水液精气充实全身各个空间如胸腔、腹腔和组织间隙。实际上代表全身各脏器对水液代谢的功能。

三焦功能全依赖命门之火（即肾阳）推动，对体内水液代谢起到作用，借肺、脾、肾三个脏器的阳气作为气化的动力。

人体水液代谢虽受制于脾，实际是依赖命门之火以温养脾土、蒸化水液，成为精气，以滋养肌肉（脾主肌肉）；肺有布化精微之功，内则滋润脏腑，外则濡润皮毛（肺主皮毛）；肾主水，阳气充沛则水气不能妄行，这表示肾能聚水亦能排水。肺肾之间借气化上下交通。肾有聚水之功，肺有行水之用，最后经膀胱气化作用，将水排出构成完整的水液代谢功能。

肾炎的排泄功能障碍，主要是肺脾肾阳虚、三焦气化失调而致，其本是命火（肾阳）衰微。

2. 阴阳、脏腑、气血失调

（1）阴阳失调

阴阳失调通常具体体现在脏腑当中。在肾炎各个阶段，所表现的五脏、六腑阴阳失调的性质和转变是不同的。

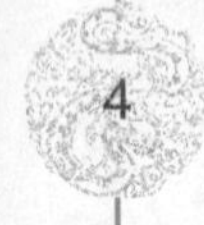

慢性肾炎阶段，通常反映的阴阳失调是肾中阴阳失调，以脾肾阳虚、肾气不足为本。水肿时，大多表现为肺脾肾阳虚、三焦气化不利。当疾病进展转变成为高血压时，临床上乃逐步出现阴虚症状，则以肾阴亏耗为主，水不涵木，引起肝阳上亢，而致上盛下虚。在治疗上，当滋阴涵木、潜镇肝阳。若阴阳亏耗而导致失调时，血压升高，舒张压常不易下降，则又当以滋阴为主、益阳为辅使阴阳协调，可收到较好的效果。尿毒症时，血压升高，此时当以填阴为急务，少佐助阳之品，因有一分真阴存在，阳气就不致无所依，而出现阴阳离决危及生命的现象。

（2）脏腑功能失调

脾肾两虚，是慢性肾炎在病理上最主要的问题。脾肾气虚是水肿的主要的内在原因。肾为先天之本，脾为后天之源，五脏六腑之气，赖命火及真阴以滋长，故房欲、劳伤均可造成肾虚。古代医家一致认识到“水肿一症，病皆本归于肾”。通过临床实践，不但肾炎在水肿时病理归之于肾，而且隐匿型及无水肿时的蛋白尿等，均应责之于肾。我们认为古有肾主藏精的说法，就是说五脏六腑之精，统藏于肾，肾气不足，闭藏失职，精气外泄，为蛋白尿形成的主要原因。

脾为后天之源，具有运化之功、制水之用，胃为十二经水谷之海，胃主纳谷，生化之源，对于阴阳的化生、气血的滋长，起到决定性作用。古人有“胃主纳，脾主化”和“万物中土生”的说法，因此脾胃与肾炎转变的关系是非常重要的。一旦运化失常不能制水，则水失堤防，即溢出而为水肿。如上文述及肾炎往往总是表现脾肾两虚，故在治疗时亦常以脾肾双补为法。至于开胃之药应经常使用，以滋化源，否则不易取得疗效。

肝肾同属下焦，肝主疏泄，肾主闭藏，它能通过调理气机而对水液在三焦水道疏通上起着一定作用。当脾肾不足，引起气血两亏时或阳损及阴，累及肝肾阴虚时，水不涵木，肝阳上亢，出现血压上升，症见头晕头痛、失眠等证，或因肝血不足，以致目不能视，肢颤，甚至出现肝风内动时，当以调肝肾、滋阴潜阳、养血柔肝为法。

此外气血双亏日久，常可出现心气不足，少气怔忡。水湿泛滥，高度水肿时，水气亦可上凌心肺，导致心悸、呼吸不利。肾炎在发展过程中，能使五脏六腑功能失调发生紊乱。如尿毒症酸中毒时出现的呕吐，即脾胃功能紊乱所引起。因此肾炎病在治疗过程中，应充分注意调整脏腑功能，这是重要环节。

（3）气血失调

气血失调是病程中的主要病理表现。肾炎每当水肿阶段首先表现气虚即脾气虚。脾虚日久，后天运化无能，相继出现血亏。在气血双亏之后，五脏六腑、四肢百骸失去温养，造成脏腑机能进一步失调，能使血色素降低，血浆蛋白低下，加重了水肿。由于血色素日见低下，肾脏血流量的减少，而致肾功能下降，严重时常可引起出血，如鼻衄、齿龈出血等。尿毒症恶化时可致消化道渗透性出血。这时补充血液治疗和大补气血之剂均难有疗效。故临床常在水肿严重时有气虚双亏表现的，当水肿消退后，争取早期治疗就当以补气血为主，因脾为后天水谷之海、气血之本。故健脾益气补血之法为肾炎调理气血的主要法则。

二、关于肾炎的辨证

肾炎的临床表现形式多种多样，往往是因人而异，它们之间存在着矛盾的同一性，也存在着矛盾的特殊性。对具体情况作具体分析是马克思主义最本质的东西，离开了具体的肾炎病人泛泛地谈肾炎是不能了解肾炎的实质的。所以，我们对肾炎的认识绝不能僵化在只知道肾炎有水肿、蛋白尿、血尿、高血压上。辨证的目的就是通过观察每一个肾炎患者的共同点和不同点，找出其一般规律和特殊规律，然后回到实践指导临床，在反复临床中不断地深化对肾炎的认识。

像肾炎这样一个复杂的疾患中，不但人与人之间的表现有差异，而且在各个不同时期也有不同的表现，我们根据毛主席教导"研究任何过程，如果是存在着两个以上的矛盾的复杂过程的话，就要用全力找出它的主要矛盾。捉住了这个主要矛盾，一切问题就迎刃而解了"。我们运用这一个观点在不同的肾炎患者和不同时期找出不同的主要矛盾，作为治疗的依据。

现在我们将肾炎分为几个不同阶段，然后根据脏腑阴阳、气血及三焦气化学说来分析辨证，再借助于现代医学客观检查辅助诊断，按理法方药订出治疗方案进行治疗。肾炎的主要症状是水肿，古人对水肿有很多分类方法，不易掌握。我们将它归纳为阴水和阳水两大类，运用四诊八纲来作水肿辨证，再将现代医学的物理检查和实验诊断结合以上辨证，能更确切地掌握病情，对治疗处方用药起到决定性作用，更好地评定疗效。特将水肿体征、实验室检查等列表分述，化验检查结果临床观察有如下经验，供辨证时参考（见表1）：

表1　化验检查结果临床观察

<table>
<tr><th>检验物</th><th>项目</th><th>中医辨证</th><th>备注</th></tr>
<tr><td rowspan="2">尿</td><td>蛋白
白细胞多
红细胞多</td><td>肾气不固、精气外泄
下焦毒热未清
①毒热内蕴感染病灶
②肾气不固精气外泄</td><td>包括泌尿系生殖系感染、盆腔感染等
急性扁桃体炎、咽炎、鼻炎等，除外膀胱炎</td></tr>
<tr><td>排泄↓</td><td>肾阴阳亏耗、开阖失司</td><td></td></tr>
<tr><td>血常规</td><td>血色素红细胞↓
白细胞计数↑
分类中性增高</td><td>气虚双亏、心脾不足
表邪里热</td><td></td></tr>
<tr><td rowspan="3">血生化</td><td>胆固醇↑</td><td>脾虚中焦运化失常</td><td></td></tr>
<tr><td>血浆蛋白↓</td><td>精血虚亏肝脾不足</td><td></td></tr>
<tr><td>非蛋白氮↑
二氧化碳结合力
下降水电解质紊乱</td><td>气血双亏肾阳亏耗
脾胃升降功能紊乱</td><td>如高度升高，为浊阴之邪内闭不得外泄</td></tr>
</table>

急性肾炎

急性肾炎多是由于感受风寒湿热、皮肤疮疡和感染病灶等所引起，以儿童及青年的发病率为较高。病属阳水范畴。通过临床病例的综合分析，将它分为两个类型，分述如下：

一、风寒型：感受寒邪，肺失宣达，三焦气化失调

症状：畏寒发热，咳嗽气喘，头面四肢浮肿明显或伴有胸水，口渴，尿少色黄褐，大便干。

体查：脉浮紧或沉细（脉为水隔），舌苔薄白。

辅助检查：尿常规：蛋白（+++）~（++++），红细胞20~30个，白细胞3~5个，颗粒管型1~3个。血压偏高。

立法：宣通肺气，通利三焦。

处方：麻黄10克、杏仁10克、生石膏12克、生甘草3克、射干10克、紫菀10克、桑白皮10克、冬瓜皮30克、茯苓15克、生姜10克、地骨皮10克、车前子（包煎）15克。

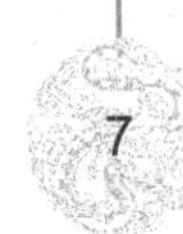

如有高度浮肿，麻黄用量可加大至15克；有胸水时去紫菀，改用苦葶苈子10克。

方解：此方属复方，系由麻杏石甘汤、射干麻黄汤及五皮饮加减所组成。用麻杏石甘汤外解寒邪，内清里热，并有宣通肺阳作用，使阳气外达调整三焦、皮肤组织间隙气化功能以消水肿。射干麻黄汤（麻黄、射干、杏仁、紫菀、生姜）温肺驱寒、开降肺气，以治咳嗽气喘，有开上流、利下流，调整三焦气化，通调水道下输膀胱作用。五皮饮：冬瓜皮、桑白皮、地骨皮、茯苓皮，佐车前子以调整脾肺，消除水肿。

二、风热型：感受外风，肺失肃降，三焦气化失调

症状：头痛发热，咽喉红肿疼痛（咽峡炎、扁桃腺炎），咳嗽气促，口渴喜饮，起初面部头皮、四肢轻度浮肿，逐渐高度浮肿，尿少赤涩，大便干。

体查：舌苔白中间黄，舌质红，脉沉滑数或弦大。

辅助检查：尿常规：蛋白（+++）~（++++），红细胞满视野或数十个，白细胞1~3个，颗粒管型3~5个，血压升高150±/100±mmHg。咽峡红有充血或后壁有滤泡，扁桃体Ⅱ~Ⅲ度大。

立法：清热解毒，宣降肺气，调整三焦。

处方：连翘10克、金银花30克、霜桑叶12克、杭菊花12克、薄荷3克、蒲公英15克、板蓝根12克、射干10克、杏仁10克、鲜茅根60克、生石膏12克、生甘草3克。

方解：此方系按桑菊饮加减而成。用连翘、金银花、蒲公英、板蓝根、射干清热解毒，治咽喉红肿疼痛，以消除感染病灶。桑叶、菊花、薄荷、杏仁疏解外风、宣降肺气，寓有清热平肝之意，除治咳嗽气促外，尚有平降血压，开肺利水之用。重用鲜茅根60克清热凉血利尿以消水肿，制止红细胞外溢，则尿蛋白可能阴转。

病案一：病灶性肾炎。系从各种感染病灶所引起的肾炎，如咽峡炎、扁桃腺炎、鼻炎及猩红热后等，其中以咽峡炎、扁桃体炎而引起的较为多见。毒热未清、阴虚内热迫血外溢。

症状：咽峡红充血，后壁有滤泡，或扁桃体肿大，有轻度浮肿或无浮肿，口干，尿少赤涩或如洗肉水色血尿。

体查：舌苔白薄，或无苔。脉沉细数或细滑数。

辅助检查：血常规：白细胞及中性粒细胞均升高。尿常规：蛋白（±）~（+++），红细胞满视野或数十个，长期不能消失，常可拖延一两年甚至可达数年持续不减。其他化验检查均在正常范围。

这一类由炎症引起的肾炎，在临床上甚为多见，如果我们不注意观察病人，不仔细询问病史，极容易忽略了原发病病灶，不能让病情从根本上得到治疗，则往往会使病情迁延不愈，治疗失败，必须引起注意和重视，尤其是咽炎、扁桃腺炎、鼻炎病灶引起的肾炎更应加以警惕。

立法：养阴清热，凉血解毒。

处方：生地10克、玄参10克、金银花30克、蒲公英15克、射干10克、板蓝根12克、小蓟15克、鲜茅根30克、生甘草3克，以鲜藕120克煎汤代水煎药。

方解：生地、玄参、金银花、蒲公英、射干、板蓝根、生甘草为养阴清热解毒之品，是治咽峡炎之要药，对扁桃腺炎效果显著，以治感染病灶。鲜茅根、小蓟为清热凉血之剂，用鲜藕120克煎汤可加强凉血清热之效能，以治血尿。

猩红热后——上方去鲜藕加大青叶；鼻炎——上方去射干、鲜藕，改苍耳子5克、辛夷5克。

病案二：过敏性紫癜性肾炎：风湿毒热入血、迫血外溢。

症状：下肢皮肤出现大块紫斑，有的呈小的出血点。全程血尿，或如洗肉水色血尿。重者伴有消化道出血。

辅助检查：尿常规：蛋白（+++）~（++++），少者（+）~（++），以血尿为主证，全血尿或如洗肉水色血尿，红细胞经常满视野，数十个，白细胞1~3个，颗粒管型或脓球管型。消化道出血时大便潜血阳性（+++）。

立法：清热解毒，除风湿法。

处方：柴胡10克、防风3克、当归10克、白芍10克、生地10克、川芎3克、金银花藤30克、茵陈12克、仙鹤草30克、茅根15克、乌梅炭15克、小蓟30克。

方解：以四物汤为主，用以和血。方中用柴胡、防风以除风邪，茵陈清湿热，金银花藤解毒，佐乌梅炭以起到脱敏作用。用仙鹤草、茅根、小蓟以止血。

如为过敏性皮疹、疱疹、荨麻疹所引起，去上方中仙鹤草、茅根、小蓟、乌梅炭、白芍，改用浮萍12克、生苡米12克、白藓皮15克、地肤子15克、赤芍10克。

慢性肾炎

慢性肾炎较为复杂，有一部分是由急性肾炎转变而成，但在临床表现上是以肾性水肿、蛋白尿、高血压为主。根据古代文献记载，结合临证经验，认为属于水气病和虚劳病的范畴。以脏腑、阴阳、气血学说和三焦气化学说，运用四诊八纲，作为辨证依据，再结合现代医学检查化验作为科学参考，用来辨证施治。

肾性水肿

水肿的发生和三焦气化功能有关。古人有"饮入于胃，游溢精气，上输于脾，脾气散精，上归于肺，通调水道，下输膀胱，水精四布……"的说法。这说明三焦气化功能，全赖肺、脾、肾三脏阳气化生水气，运行于体内空间和间隙之间。一旦三脏阳气虚弱，蒸化失职，便失去制约水气功能，水气因而妄行，发为水肿。如肺阳虚弱，肺主皮毛，则阳气不得外达皮表，则皮表气化为水，而皮层水肿明显，若脾阳虚弱，脾主肌肉，则在肌肉层水肿明显，外观皮厚色苍。肾阳虚弱则气化不利，影响了排泄功能，水气因而妄行，外则泛滥经络，内则浸渍脏腑，使水壅积。总之肺肾之间，藉气化上下交通，肾有聚水之功，肺有行水之用，其关键又在于脾之蒸化，故肺、脾、肾三脏在三焦是一个统一整体，万不可孤立看待。常藉诱因而发病。

1. 慢性肾炎急性发作性水肿

慢性肾炎急性发作性水肿大多是由活动过多、感冒后肺气不宣所引起。

病理：肺失宣降，脾运失职，三焦运化不利。

症状：咳嗽喘促，恶寒发热，咽痛，口渴，胸闷气憋，有汗或微汗，高度浮肿，以头面上半身为重，尿少色黄，腹胀便溏，食纳不佳。

体查：舌质正常，苔白，脉浮滑数。

辅助检查：尿常规：尿蛋白(+++)，红细胞10~15以上，白细胞2~4个，颗粒管型1~3个。

立法：宣通肺阳，开降肺气，运脾消肿。

处方：麻黄15克、生石膏12克、焦苍术10克、桔梗3克、杏仁10克、连翘10克、赤小豆15克、鲜茅根30克、生姜10克、甘草3克。

方解：本方以越婢加术汤为主。宣通肺阳，清里热，运脾，通利三焦以消水肿。加杏仁，开降肺气有开上源利下流的作用，以治咳喘而利水消肿；加连翘、赤小豆清热解毒利水协同桔梗、甘草治咽痛以消除病灶；加鲜茅根30克清热凉血利尿，除治血尿外尚能辅助利尿，有助于消肿。

2. 肾病型水肿

肾变期是慢性肾炎最复杂多变时期。以严重的高度周身水肿，大量蛋白尿及血清蛋白降低、胆固醇高为主征，往往无血尿、高血压及肾功能减退。这一时期常可持续数月或数年，经常容易反复发作，如果得不到治疗，最后病人可发展为进行性高血压及肾功能减退。

病理：脾肾阳虚，水湿泛滥。

症见：全身高度浮肿，腹部膨隆如鼓，四肢胀甚，食欲不振，肢凉怕冷，尿少色清白，大便溏，日约3~4次，腰酸痛。

体查：舌质淡，舌体胖大边有齿痕，苔薄白或白，面色皖白，或苍黄，脉沉细或沉缓。

辅助检查：尿常规：蛋白（++++），红细胞（–），白细胞1~3，白蛋白/球蛋白（简称白球比）0.5~2.5/0.03~0.05，胆固醇300~500mg/dl以上。

肾病型水肿按辨证又可分为偏脾阳虚及偏肾阳虚两类。

（1）偏脾阳虚

偏脾阳虚者面色苍黄，脉沉缓，舌苔白。

立法：温运脾阳，行气利水。

处方：生黄芪15克、党参10克、白术10克、茯苓30克、干姜5克、附片12克、厚朴5克、木香5克、大腹皮10克、柚葫芦30克、车前子（包煎）30克、桂枝5克、泽泻24克、草豆蔻5克。

方解：本方以实脾饮加减为主。白术、茯苓、干姜、附片、草豆蔻温脾助阳，因脾阳来自肾阳，故用附片；佐以参芪益气达表；厚朴、木香用以行脾气以利水；大腹皮消胀；桂枝、车前子、泽泻通阳利尿。

（2）偏肾阳虚

偏肾阳虚者面色黧黑或㿠白，脉沉细，苔薄白。

立法：温肾扶阳，利水消肿。

处方：生黄芪15克、党参10克、白术10克、茯苓30克、猪苓15克、生白芍15克、生姜10克、附片12克、木香5克、泽泻30克、肉桂5克、车前子（包煎）24克。

方解：本方以真武汤为主，佐以五苓散加味。白术、茯苓、生姜、附片温肾扶阳，培土以制水，用白芍以固阴，此阳中有阴之法，以矫术、附之刚燥。参芪助气走表，木香行脾气以助行水，用五苓散温化下焦、利水消肿。

病案：于×，男性，15岁。因全身高度浮肿反复发作半年余，经某医院治疗无效，来我院住院。

症状：头晕，恶心呕吐，不思饮食，尿少，腹胀，便溏，全身高度浮肿，腹大如裹，皮肤有裂纹，胸腔、腹腔均有积液，下肢按之凹陷不起，舌质鲜红，苔净，舌面点状糜烂，脉细滑无力。

西医诊断：慢性肾炎，肾病型水肿期。

中医辨证：脾肾阳虚，气血双亏，三焦气化不利，水湿泛滥。

治则：先予健脾益气，开胃消胀，以香砂六君子加味，症状好转但水肿如故，改真武汤合五苓散加减，尿量虽见增加腹水不减，经讨论认为系脾肾阳虚偏脾虚，中焦虚寒气机升降失司，改用实脾饮合五苓散。

处方：生芪30克、党参20克、白术10克、茯苓15克、附片10克、干姜10克、木香10克、厚朴10克、草豆蔻15克、陈皮10克、猪苓15克、泽泻10克、桂枝10克。

尿量大增。共服56剂，胸腹水全消，症状消失，肾功能改善，病情稳定，出院后水肿及肾炎迄今未犯，患者已参加劳动。

值得深思的是患者用实脾饮出现利尿现象以后，曾一度减去方中的木香、厚朴，尿量立即减少，后复加入，再次出现利尿现象，直至肿消，充分说明命门三焦气化学说，气行则水行之理论指导意义，也是温阳利水的效果。

3. 低血浆蛋白性水肿（肾病型水肿后期）

肾病肾炎如果长期得不到治疗或治疗不当（如反复使用利尿剂等），丢失和消耗了大量蛋白质，久病胃肠消化吸收功能下降，饮食补充蛋白质不足，这时可致患者血浆蛋白进一步下降，尿蛋白增多，浮肿进一步加深。这是肾炎的关键时刻，如果不好好控制，能使患者血压上升，贫血加重，肾功能下降，甚至出现危及生命的合并症，如胸腔、腹腔感染等等，故此我们把这一时期单列为低血浆蛋白性水肿，用于区别一般的肾病水肿。

辨证：精血虚亏，肝脾不足。

症状：高度浮肿，全身皮肤皖白光亮，按之凹陷不深（往往患者开始浮肿时只见体重增加和腹胀，不见明显的浮肿），有细微的皮肤皱纹，腹部膨隆胀满，尿量极少，用各种利尿剂效果不显著。

体查：经常有腹水或胸水，舌质淡，舌体肥大有齿痕，无苔。

辅助检查：尿常规：蛋白（++++），血浆白蛋白低至30g/L。

随着病情逐渐发展，治疗中相互矛盾的情况越发多见。例如高度浮肿，需要利尿消肿，但由于血浆蛋白低下、胶体渗透压降低，往往使用利尿剂效果不好。即使使用右旋糖酐、甘露醇等提高渗透压的血浆代用品，可使之出现利尿现象，但是尿量增多，24小时排出的尿蛋白总量也随之大大增加。故利尿后浮肿暂消，但再发浮肿时，反可使浮肿加重，如是造成恶性循环，致使肾功能下降；又如血浆蛋白低是本病的症结，一定要提高血浆蛋白病情才有转机，但是这类病人，有时血非蛋白氮升高，有人就不敢就蛋白这个问题在治疗中详谈；另激素本来可使浮肿消失，蛋白尿下降，但是由于激素能增加蛋白分解代谢，激发感染和出血性倾向，此时身体抵抗力已大大减弱，是激素造成多种合并症的内在根据。如腹腔感染、消化道出血等等，都能使病情急剧恶化，这方面我们是有过教训的。总之，在这个时期围绕着"蛋白"在治疗上展开了一对对的矛盾，互相牵制，用药困难重重，我们一定要沉着、镇静，始终抓住主要矛盾——血浆蛋白低，扎扎实实进行治疗，不急躁，不气馁，狠抓两个环节：一方面中药的重点放在补养肝脾、益气养血上，加强脏腑功能，促进化生精血来源，以达到自力更生的目的；一方面加强营养物质，补充所消耗的蛋白，以促进恢复。

（1）补养肝脾，益气养血法

处方：生黄芪30克、当归12克、熟地10克、白芍10克、党参10克、白术10克、茯苓15克、阿胶（烊化）12克、鹿角胶（烊化）12克、炙甘草3克、肉桂3克、紫河车10克。

方解：本方系十全大补汤加减。

用四物汤去川芎以和肝养血，四君子汤健脾益气。为了通过补益肝脾，以促进机体分解合成作用，产生体内所需之营养物质。用生黄芪、肉桂温养气血，阿胶、鹿角胶、紫河车等血肉有情之品以补益精血。此治本之法。

（2）补充蛋白

补充蛋白有两种方法：一是从血液中补充血浆、水解蛋白等；二是食用大量动物蛋白。

输入血浆蛋白和水解蛋白等，可以使尿量增加，一时能达到使症状缓和的作用，但是随输入、随检查，尿中蛋白也随之增加，不用几天补充的蛋白就排泄完了。虽然短期内减少了自身蛋白的消耗，达不到提高血浆蛋白的目的，但是也还是有一定好处的。我们认为给病人补充足够的动物蛋白，是解决实际问题的一个好办法，通过机体消化吸收和合成作用，使之变成机体最需要的东西。实践证明，补充动物蛋白后，尿量亦可以逐渐增加，浮肿可以逐渐消退，血浆蛋白亦可以随之升高。

补充动物蛋白的方法：

①鲜小母鸡一只（一斤半左右）切块加生姜3片，用白水慢火煮8个小时，得汤后去油，煮鸡肉时不加佐料和食盐。每次喝汤200毫升，一天两次，饭前1~2小时服。

②鲜鲤鱼一尾切段加生姜3片，不加佐料和盐，煮一小时，每次喝汤200毫升，日服两次，饭前服。

这里要特别一提的是这类病人非蛋白氮经常有所增高，按常规的说法，非蛋白氮是禁止高蛋白饮食的，需要给低蛋白饮食，我们过去看到许多尿毒症病人肾功能衰竭，吃大量蛋白的确会使非蛋白氮升高。但在低血浆蛋白性水肿这个新问题中，如何对待，我们自己过去的经验和书本理论知识在我们头脑中是有过激烈斗争的。是把过去的经验和书本理论知识看成一成不变的东西，生搬硬套于今天的实践，还是在新的实践中不断去丰富、修正和检验过去的经验和书本知识呢？这实际是两种认识论的反映。前者坠入了唯心论的先验论泥坑，后者才是唯物主义者客观世界的认识论。毛主席说："一切真知都是从直接经验发源的"，"客观现实世界的变化运动永远没有完结，人们在实践中对于真理的认识也就永远没有完结"，"我们要在实践中不断地开辟认识真理的道路"。从实际出发才能作出正确的判断，选择对病人有利的治疗方案。这类病人虽然非蛋白氮高，并非尿毒症肾萎缩时期所致肾功能衰竭而引起的蛋白质分解产物堆积，而是由于久病蛋白质缺乏造成身体内负氮平衡，大量消耗身体组织蛋白的结果，而且因为血浆蛋白低下、尿少，排泄功能障碍使非蛋白氮升高。表面看上去，补充大量动物蛋白似乎会使非蛋白氮升高，透过现象看本质，主要矛盾却是低蛋白血症。实际上大量补充蛋白质后纠正了蛋白质代谢的负氮平衡，机体本身组织消耗减少，促进了新陈代谢，使血浆蛋白升高，肾脏本身营养改善，肾功能恢复，反而使非蛋白氮下降。这是运用辨证法治疗肾炎的一点体会。

病案：雷×，男，52岁，军人。

因全身高度浮肿数月，腹胀、膨隆，恶心呕吐，尿少，经外地治疗无效而转入某医院住院。诊断为慢性肾炎肾病型，肾功能代偿不全，尿毒症。病情日趋恶化，恶心呕吐不止，腹大如甕，尿少，400ml/日左右，非蛋白氮120mg/dl，二氧化碳结合力22Vol%，胆固醇570mg/dl，白球比1.2克/2.4克，血压150/110mmHg，血色素10g，血红蛋白100g/L，尿蛋白（++++），红细胞20~30个，白细胞2~4个，颗粒管型0~1个。经乳酸钠葡萄糖等西药治疗效果不著，改服中药。

先用党参10克，茯苓15克，法半夏30克，陈皮5克，炒麦芽、稻芽各24克，生姜10克，伏龙肝60克煎水熬药。

次日吐止能进饮食，精神好转，改用实脾饮加五苓散，二丑粉60克冲服。次日连下大便三次，尿量未增，排气多，腹水不消，连续服用一周效不著，西药用喋啶克尿塞、输血浆、注射白蛋白，尿量稍见增多，尿蛋白24小时总量由9.6克升到19.8克，浮肿不退，加用强的松30mg/日，效仍不著，中药改用十全大补汤加阿胶（烊化）、鹿角胶（烊化）、紫河车，血生化、肾功能改善不大，非蛋白氮仍有上升之势，病势日趋恶化，尿仍少约400ml/日。实际面临动物蛋白问题，我们经过中西医反复讨论磋商，根据上述看法，决定给补充动物蛋白400ml/日。病人服后第二天尿量增至700毫升，四五天后增至1200毫升，六七天后增至1680毫升，浮肿逐渐消失。四周以后尿蛋白减至（++）。现在患者血生化正常，血压正常，非蛋白氮正常，病人已经下地活动。

肾性蛋白尿

根据临床观察，大部分蛋白尿患者，均有不同程度的脾肾两虚症状，其中尤以肾虚较为明显。因此说，蛋白尿发生的原因在于肾的封藏失职。古谓："肾主蛰藏。"就是说，五脏之精，均归藏于肾，肾气足则精气内守，肾气虚则收摄无权，而精气外泄。这里所说的"精气"包括先天之精与后天水谷之精。后者源于脾胃，使肾气充沛，又有赖于后天以补养。如脾气不足，肾之精气可以因之虚亏，闭藏失职，精气外泄，而形成蛋白尿。由此可以看出，蛋白质的外泄其本在肾，蛋白尿只不过是肾炎的现象，而且并非唯一的现象，所以治疗不能只着眼于消蛋白，而忽略了治疗之本。临床上常常遇到一些病人治疗了许久尿蛋白一点不降，使用健脾补肾的方法治疗后，全身情况改善。血生化各项指标完全正常后，尿蛋白往往可以逐渐下降至正常。

辨证：脾肾不足，阴阳两虚，肾气不固，精气外泄。

立法：滋阴助阳，健脾固肾气法。

处方：生、熟地各10克，山萸肉10克，生山药12克，生芪15克，党参10克，白术10克，茯苓10克，枸杞子12克，菟丝子15克，金樱子15克，鹿角胶（烊化）10克，肉桂3克。

方解：用二地、山萸肉、生山药以填阴，加肉桂以助阳，生芪、党参、白术、茯苓以健脾益气，枸杞子、菟丝子、金樱子、鹿角霜用以固肾气、收摄精气，使蛋白尿消失。

病案：徐×，男性，20岁。

因反复发作浮肿一年，乃于1962年5月23日来我院门诊治疗。因口干纳少，尿少黄，恶心腹胀，舌质淡红，苔薄白，脉沉细，按脾肾两虚、水湿泛滥，治以通阳利水法五个月不效，于同年9月26日入院治疗。

西医诊断：慢性肾炎，肾病型水肿期。

中医辨证：脾肾阳虚，水湿不化。经治疗后，浮肿虽见消退，肾功能逐渐恢复，尿蛋白（+++）未见减少。改用滋阴补肾、健脾固精气法以消除尿蛋白。

方用：生芪、党参、白术、茯苓、生熟地、山萸肉、山药、女贞子、枸杞子、菟丝子、鹿角霜（烊化）、巴戟肉、桑寄生、炒苡米、芡实米、炒谷稻芽等加减。

一个月后浮肿完全消失。出院后继续守方，浮肿未再复发，尿蛋白逐渐减少，以至消失，肾功能恢复正常。经正常活动及运动（游泳、骑自行车等）均未复发。已恢复工作。

肾性高血压

慢性肾炎高血压，一部分属肝肾阴阳失调所引起，此系由于久病，阳损及阴，肾阳虚亏，肝阳上亢，属上盛下虚，此证常在水肿消退后或将届晚期时出现；另一部分是属急性肾炎阶段为肾血管炎性后未能得到改善，此系由于毒热内蕴，消耗肾阴，肾阴损耗，肝火上升，此类多属急性肾炎患者未获彻底治疗，反复发作，拖成慢性阶段。

一、肝肾阴虚，肝阳上亢

症状：头晕头痛，耳鸣，五心烦热，视物模糊，夜寐不安，精神倦怠，口干，腰酸腿软。

辅助检查：尿常规：蛋白（+++），管型偶见，胆固醇高，血压160/110mmHg，舌质红，苔薄白，脉沉弦细数。

立法：滋阴补肾，柔肝潜阳。

处方：生赭石15克、生白芍24克、干生地12克、首乌藤15克、夏枯草30克、苦丁茶15克、草决明15克、珍珠母30克、枸杞子12克、霜桑叶12克、生龙骨15克、生牡蛎15克、淮牛膝15克。

方解：此方系建瓴汤加减所组成。

生赭石、生白芍、干生地、枸杞子、珍珠母、生龙骨、生牡蛎滋阴补肾，柔肝潜阳；苦丁茶、草决明、首乌藤、夏枯草、桑叶平肝软坚，柔软血管；淮牛膝引血下行。

二、真阴亏耗，命火式微，阴阳失调（此为肾炎已届晚期）

症状：头晕目眩，睡眠不佳，腰腿酸软，畏寒肢冷，夜晚手足心热。

辅助检查：面色苍白无华，血压180~200/120~130mmHg，脉沉细稍数，舌质淡，舌体肥大。

处方：生地12克、熟地12克、山萸肉12克、山药15克、生白芍30克、首乌藤15克、夏枯草30克、女贞子12克、龟板12克、枸杞子12克、远志肉10克、肉桂3克、茯苓10克、鹿角霜（烊化）10克。

方解：生熟地、山萸肉、山药填补真阴；肉桂补益命火，以调理阴阳；女贞子、龟板、首乌藤、夏枯草、生白芍、枸杞子、鹿角霜培育肝肾、滋阴软坚；茯苓、远志交通心肾。

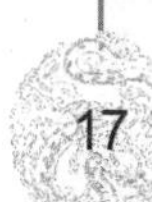

三、肾阴损耗，肝火上冲

症状：头晕疼痛，烦躁易怒，耳鸣口苦，咽干，手足心热。

辅助检查：尿常规：蛋白（+++），红细胞15~20个，白细胞3~5个，血压130~150/90~100mmHg，舌质红，苔薄白，脉弦数。

立法：滋补肾阴，平肝清热。

处方：干生地12克、五味子10克、山药12克、霜桑叶15克、杭菊花12克、生白芍15克、丹皮10克、苦丁茶15克、草决明15克、白茅根15克、贯众炭15克、珍珠母24克。

方解：干生地、五味子、山药滋补肾阴，霜桑叶、杭菊花、苦丁茶、草决明清热平肝，珍珠母、生白芍、丹皮、白茅根平肝泻火、凉血，贯众炭滋肾解毒。

肾炎尿毒症

尿毒症是由于肾功能不全，体内代谢产物排泄障碍而引起的血内含氮物质增高，以及水电解质的代谢紊乱。临床上出现一系列尿毒症现象，可以由多种疾病的后果而形成。现在所要探讨的尿毒症，只是对肾炎晚期症状而言，重点是谈慢性肾炎尿毒症。

祖国医学对此也有散在相类似的描述，如“肾阳式微”。肾关常阖而不开，遂成尿闭，因而有身瞤动，颠眩，视物不清，呕哕不食等见症。又谓：“肾气虚则厥”，“肾病，小便闭，三日腹胀，三日不已死”。这些说法，皆表明尿毒症见症与肾病尿闭有关，而肾病是本，尿闭是标，也就是说肾病是本质，尿闭是现象。

根据以上论述，尿毒症是由肾实质受损和排泄功能障碍所致。可引起代谢产物堆积中毒和水电解质紊乱。

肾实质受损：主要是由肾阴阳亏损、气血亏耗和肾血管硬化所致。

（1）肾阳式微、真阴亏耗，使患者生活能力低下，肾功能不全。

（2）气血亏耗：由于脾气虚亏，对水谷精微运化无能，生血资料缺乏，形成气血亏耗，肾脏因血液供应缺乏，水谷失于供给，致使肾功能日见衰退，损及实质。

（3）肾血管改变：由于肾阴阳亏耗、气血双亏，肾血管失于濡养，使肾血管改变成为硬化，而引起高血压。持续日久，可以波及心血管、脑血管和眼底，常可产生心力衰竭、脑血管疾患、眼底的改变，最后发展成肾硬化和肾萎缩。

（4）水电解质紊乱：由于脾胃升降功能紊乱而形成。乃代谢功能由失调逐渐变成紊乱以致排泄功能障碍，精神颓败，发生突变，出现昏迷、酸中毒现象。

治疗：肾炎尿毒症的治疗应属危重病抢救的范畴，首先解决酸中毒、呕吐，然后根据辨证论治，在不同的阶段，抓住主要矛盾，给予不同的治疗，常可收到暂时缓解，转危为安，使病人得救的效果。我们在治疗尿毒症中，从减轻病人症状和延长寿命方面取得了一些成绩，今后要加倍努力，使尿毒症由不治之症向可治之症方面转化。

酸中毒止吐，用和胃降逆、升清降浊法则，使不少严重呕吐的病得到缓解。

处方：茯苓15克、法半夏30克、陈皮5克、生姜10克、炒麦芽24克、炒稻芽24克。

用伏龙肝60克煎汤代水煎药，煎出药150~200毫升，每次服一小匙，每隔半小时服一次，频服。

方解：本方是小半夏加茯苓加味。法半夏、生姜降逆止呕，加茯苓健脾淡渗利尿，陈皮降浊和胃，炒麦芽、稻芽理脾开胃以进饮食，往往患者呕吐一止，饮食量增，精神振奋，有了治病信心，能下床活动，缓解病情，这一步骤是非常重要的。用伏龙肝降逆止呕，用量60克代水煎药，以期改善水质，容易吸收，达到吐止饮食能进，使病得到缓解。

呕吐止后，继续服六君子汤加减，健脾养胃巩固疗效。

处方：党参10克，白术10克，茯苓30克，法半夏24克，陈皮5克，炒麦芽、稻芽各24克，生姜10克。

急救方：因肾功能衰竭，防止心力衰竭。

①方用：白人参10克、五味子15克、麦冬15克、当归12克、仙茅12克、仙灵脾30克、炒知柏12克、肉桂3克。

②参附汤、独参汤：四肢厥逆，出汗心跳气短，呼吸短促，面色苍白。

③尿毒症：烦躁后呈半昏迷状态时高血压，随症加局方至宝丹一丸，或用牛黄清心丸二丸。

纠正酸中毒以后要根据病人的临床表现，分清是肾实质性的还是肾血管性的，进行辨证论治，分述如下：

（1）肾阳式微，真阴亏耗

症状：头晕耳鸣，四肢逆冷，心慌气短，口干，尿少，舌质淡，苔光而干，脉沉细无力，或虚大。

辅助检查：非蛋白氮70~80mg/dl，二氧化碳结合力40，酚红排泄率（PSP）35%以上。

处方：熟地10克、五味子12克、山药12克、党参15克、麦冬15克、茯苓30克、远志10克、枸杞子12克、石斛30克、肉苁蓉12克、附片5克、泽泻12克、肉桂3克。

方解：此方系桂附地黄汤，生脉散加减，用以恢复肾功能。熟地、五味子、山药酸甘化阴，用以填阴；党参、麦冬加上五味子即成生脉散，为养心气、助心阴佐肉桂助心阳，以防心力衰竭；枸杞子、肉苁蓉以补肾气，茯苓、远志交通心肾；附子、肉桂以助肾阳，泽泻滋阴利尿。

（2）肾性贫血，血虚精气不足

症状：头晕目眩，心悸气短，精神倦怠，视力减弱，夜不能寐，肢软无力，面色苍黄，舌质淡红，苔白，脉沉弱。

辅助检查：血色素下降6克左右，非蛋白氮100以上，二氧化碳结合力30左右。

立法：健脾益肾，双补气血法。

处方：生芪30克、当归身15克、生地10克、熟地10克、杭白芍10克、党参10克、白术10克、茯苓10克、炙甘草5克、枸杞子12克、陈皮5克、五味子10克、肉桂3克。

方解：生黄芪、当归为补血汤，取其益气补血。用四君子汤健脾益气，茯苓、远志交通心肾，五味子、枸杞子收敛肾气，杭白芍、生地滋补肝肾之阴，肉桂助阳温肾，以助气血之生长。

（3）肾血管改变：阴虚阳亢

症状：头晕头痛，头重足轻，烦躁易怒，精神呆滞，睡眠不佳，尿少面黄，肾血管早期硬化。

辅助检查：面色微红，脉弦大，血压160~180/110~120mmHg，非蛋白氮70~90mg/dl，二氧化碳结合力25~30，酚红排泄率35%以上。

处方：生赭石（包煎）15克、生白芍24克、干生地12克、首乌藤15克、夏枯草30克、苦丁茶15克、草决明15克、珍珠母30克、炒枣仁12克、生龙骨15克、生牡蛎15克、泽泻12克。

方解：本方系建瓴汤加减。生赭石、生白芍、珍珠母、干生地滋阴柔肝，首乌藤、夏枯草、苦丁茶、草决明滋阴平肝软坚，生龙牡滋阴潜阳，炒枣仁助胆安眠，泽泻滋阴利尿。

我们对中药配合激素治疗肾炎的一点体会

近年来，国内外大量开展用肾上腺皮质激素治疗肾炎，我们也做了一些中药配合激素治疗肾炎的工作。激素对慢性肾炎肾病型和蛋白尿有一定疗效，但是激素又有许多副作用，如感染、高血压、胃痛、消化道出血等，而且易于复发。我们应当用谨慎的态度，认真总结应用激素中正反两个方面的经验和教训，激素治疗中配合中药的目的是尽可能地发挥激素的治疗作用，尽可能地防止激素的副作用，巩固疗效，减少复发。

我们观察病人服激素的反应情况，从中医观点初步认为激素性质属纯阳，进入身体以后取代真阳（命火）的作用，以致真阴亏耗，真阳受制，所以我们主要是用于肺、脾、肾阳虚，三焦气化不利而致的慢性肾炎肾病型患者，脾肾两虚、精气外泄的蛋白尿患者。我们一般单纯用中药治疗阳损及阴、气血双亏的低血浆蛋白性浮肿。用激素要慎重，因易于出血和感染，阴虚阳亢或阴虚内热的高血压及血尿患者，我们体会效果不好。肾功能损害用激素尤为不好。

服大量激素以后，可出现一系列类似库兴综合征的表现，如面圆而赤，头晕头痛，心烦易躁，手足心热，精神失常，沉默寡言，夜寐不安，舌质绛红，舌苔黄白，脉来弦数躁动，血压升高等，此乃阴阳失调所致。

食欲奇亢，体形畸形发胖而疲乏无力，皮肤出现裂纹，胃痛，恶心，吐血等。真阳亢盛，胃府功能奇亢，脾运不良，胃能纳，脾不能化，肢体胖而不健，在一派虚证中给人以实证的假象。

接以上的病情分析，归纳为刚阳亢盛，伤及肾阴，脾虚胃亢运化不良，应以填补真阴为主（以抑刚阳），健脾益气消导之法为辅的治疗原则，以期收到既能减少激素的反面的副作用，又能发挥它正面有效作用的效果，有助于对肾炎的治疗。

处方：生地10克、熟地10克、山萸肉12克、山药30克、生芪15克、党参10克、炒白术10克、茯苓15克、生白芍24克、当归10克、枸杞子12克、菟丝子15克、金樱子15克、泽泻24克、鸡内金15克、焦三仙30克。

方解：本方填阴为主，佐以养血，益气健脾为辅，使之以消导和利尿为治。

最后我们提一提激素减量时的中药应用问题。

如前所述，用激素在体内动用和取代命门，表面是阴虚阳亢情况，实际是真阴亏虚、真阳亏损，所以吃激素时，可达到消肿利尿、消蛋白尿的目的，但是往往激素一减，外加的阳气少了，身体内固有的阳气（命门火）未复，三焦气化不行而致旧病复燃。

立法：滋阴助阳，健脾补肾。

处方：生地12克、熟地12克、山萸肉12克、山药15克、生芪30克、党参10克、白术10克、茯苓15克、生白芍24克、附片3克、枸杞子15克、菟丝子15克、金樱子24克、泽泻24克、鸡内金15克。

激素减量时，为了使尿蛋白不发生波动，浮肿不再复燃，应减得稳，减至半量以后，两周减一片，减至一片以后每周减一片，减到吃3天停4天，维持几周看看，然后递减。中药应补充命火，附片用量随激素减少而增加，由3克增至6～10克，如再出现尿蛋白，最好不加激素，而以中药调整机体，待尿蛋白消失后再减激素。

（姚正平）

第二章　名医经验点滴

笔者22岁时在北京中医医院肾病科工作，半年后得肾病综合征，姚正平教授以十全大补汤治愈。

笔者20世纪90年代得风湿（多发性结节性红斑），血沉90mm/h，打4周青霉素，吃3片激素，吃了3个月中药：独活寄生汤、青蒿鳖甲汤、五皮饮，后疾病向愈。

姚正平教授治中毒性痢疾，四肢逆冷，用附子、干姜、甘草、灶心黄土煮水喝；治人民医院一老年肾衰患者，腹泻至血管塌陷，针水难进，用伏龙肝、茯苓、法半夏、甘草。

痢疾，解血水样便，日无数，至脱水，附子理中汤一剂泻止，白头翁煎水代茶饮。

尿毒症者，腹泻日十余次血水至脱水，伏龙肝水煎法半夏、茯苓、白术、党参。

尿毒症、消化道出血，胃管下大黄川贝粉。

20世纪90年代会诊治人民医院一胃出血病人，用川贝、生大黄灌胃。

肾病抗纤维化用活血软坚祛湿之法，纤维化乃中医之痰湿瘀证。

老人持续高热不退，神志欠清，大便5日未解，舌苔厚腻，予调胃承气汤加菖蒲、郁金汤服，便通，热退，神志转清。

出国游团友患三叉神经炎带状疱疹，左面额肿，痛不可忍，国外治疗不便，用锦灯笼代茶和外敷。

小儿，久咳，忽半夜微喘汗多，无法就医，嘱花旗参、羚羊角粉各少许，二日便无大事。

晚期肝癌、肾功能不全、泌尿系感染患者，大量蛋白尿、脓尿，奇臭，用黄芪、紫河车、当归、鱼腥草、猪苓，扶正祛邪，使邪有出路，脓尿减轻、蛋白尿减少，不会因此引起恶化。

胃脘痛，遍治无效，平素有痛经病史，月经有血块、色黑，舌质暗，院医用桃红四物缓解。

刘赤选治钩端螺旋体病，用蒿芩清胆汤、西瓜汁。

盆腔炎，腰酸重痛如带五千钱，刘奉五以萆薢分清饮加柴胡2.5克，服药1周缓解。

赵锡武治一尿毒症病人，先用健脾方，胃口差等症状有改善，但非蛋白氮一直上升至100，赵老以姜桂麻黄汤，后病人烦躁，皮肤出盐霜，非蛋白氮降到60。

北医王叔咸经验：

（1）乙肝晚期、肝肾综合征患者，血制品不轻易用，乙肝免疫球蛋白产生抗体。

（2）静脉滴注针口周围发生静脉炎用如意金黄散外敷。

（3）极化液中胰岛素漂浮液体之上或黏瓶壁，最后一点不打进去，或者打到最后让病人进食，以防低血糖。

周振安，肝吸虫至肝纤维化者，予龟壳服一年，肝掌减轻。

吉良辰，脾肾阳虚水肿案例：真武越婢、人参附子汤加减：附子15~24~30~60克，麻黄12~20~33克，人参15~24克，效果平平。金匮肾气丸日3次，3个月尽208丸肿消。

吉良辰治阳痿例：生地60克、山萸肉24克、山药30克、枸杞30克、炒川断60克、紫霄花12克、柴狗肾2副，炼蜜丸，每丸重6克，日两次，早晚各6克。

赵绍琴治流脑案：患者体热，意识模糊，项强，大便5日未解，苔垢厚，用白虎汤加大黄30克未下，菖蒲郁金汤尽一剂而使许多黑色黏滞恶臭物排出而清醒。

许公岩治心衰水肿紫绀不得卧：麻黄15克、附子15克、细辛15克，汤3剂，肿消喘平。

上述案例较为偏颇，非常法也。但内经云“大毒治病，十去其六”。日前患者多处求医，混加用药，虚虚实实之弊，变生坏病。以此提醒自己谨言慎行，重新审视辨证施治基本理论、知用药浅深。

（王孟庸）

第二编 成长经验

王孟庸教授对肾脏疾病，如慢性肾炎、急进性肾炎、肾功能不全、肾盂肾炎、肾病综合征、IgA肾病、狼疮性肾炎、紫癜性肾炎、肾小球肾炎、糖尿病肾病、多囊肾、尿路感染、老年性尿道炎等肾脏疾病有着丰富的临证经验。在诊疗实践中，王老注重西医诊断与中医特色治疗的密切结合，善于寻找四诊信息的“关键点”，精于辨证论治。王老临证时详询病史，审证求因，务在明确病因的基础上辨证论治。同时王老也擅长运用经方治疗各种病疾，所选方剂和治疗病症，皆经反复实践，取其临床疗效卓著者方才编入。该篇病种多样、论述精辟。

第一章　人文关怀

善待慢性肾衰患者

世界卫生组织的最新数据显示，40岁以上的人，慢性肾脏病的患病率约为7%~10%。目前全世界已有100多万人靠透析生存，并以每年8%的速度增长。肾脏病的发展，呈现逐年增长的趋势。五十多年的肾病医生生涯中，我深刻体会到治疗此病之路漫长，须患者、亲人及医生共同努力，非此中人，难知其冷暖。我从医五十余载，对此病的临床感悟颇深，如何做到善待慢性肾功能衰竭患者，总结其治疗之法、用药之道，以飨同道。

慢性肾功能衰竭患者，血肌酐已不同程度地升高，甚至肾脏B超提示肾脏已缩小。从患者角度，他们有强大的生命力，无症状，能够支撑数年至数十年变化不大。当然，在这个漫长的过程中，存在诸多不稳定因素，均可造成病情急骤变化，如口腔溃疡、感冒、抗生素使用、不当的中药治疗、劳累超过肾脏负荷、医生过分直率的语言等。因此，如何祛除这些不稳定因素，是稳住慢性肾衰患者的关键，适当的言语治疗对患者起到支持保护作用，可提高其生活质量。

从医生角度，医者务必谨言慎行，稍有差池，会对患者造成极大的伤害，在治疗中，为每个病人寻找可治因素。

一、了解病史，避免不利因素

导致肾损伤的原因甚多，仔细询问病史及原发疾病，有针对性的治疗。

（1）近期有装修史或接触放射性、化学性物质史，尽早脱离此环境，改善居住环境。

（2）有相关原发病者，如糖尿病肾病、高血压肾病、狼疮肾等，须积极控制好糖尿病、高血压、系统性红斑狼疮等原发病，可延缓肾损害。如因磷酸盐结石沉积在肾脏，引起的慢性肾功能不全，采用温化结石法，拟用二仙汤加减治之。如高尿酸性肾病，也可看成肾内梗阻的症状，也是湿浊证，借用加减萆薢分清饮、猪苓汤通之，分清泌浊，可以使肾小管内积存的有形物冲刷出来。“通”过程中，对保护肾功能起了一定作用。

（3）警惕药物性间质性肾炎，因常常继发于其他肾炎中，致病的药物又常见，故起病时，极不易被发现。我们在临床中见一患者自行服用玛卡而致病者，血肌酐达420μmol/L，嘱停用并加用中药治疗后血肌酐明显下降。

二、注意治疗患者情绪

我们的患者人群大多为经西医治疗了一段时间，效果不佳者，往往已被告知无特效药治疗，甚至坐等透析。初诊患者，往往见其已四处求医，眉头紧锁，情绪不稳定，精神极度紧张，此时我们治疗的目的是使患者思想平复，舒展眉头，情绪稳定，让患者能吃、能睡。治疗要首先采用“非科学性”的谈话，加强心理疏导，使患者自身认识到生命力的顽强及自我强大的修复能力，可支撑数十年。其次，治疗不要逼急，嘱患者不必每天服药，1~2天服1剂中药，甚至待稍稳定后服2~3次/周即可，这样可起到一定的安慰剂效应，但注意重在坚持，治疗的疗程要长。再次，治疗中适当应用“解郁”之法，如菖蒲郁金汤。

三、少用药，避免药物损害

（1）慢性肾功能衰竭处于代偿期时，患者常无明显症状，治疗上以整体调节为主，增强抵抗力，并平衡各种不稳定因素，延缓疾病进展。同时要注意抓住尿质量，重视患者尿颜色、尿比重、夜尿等情况，慢性肾衰最早的症状就是尿颜色淡，甚如清水样，即尿清长，无臭味，夜尿多，查尿比重低，采用中药固肾气配合通淋之法，可使尿变浓，尿比重增加，夜尿减少。治疗上可加用巴戟天、五子衍宗等固护肾气，茼麻子、猪苓、萆薢等通淋，加强排泄，使得尿比重增加，促进肌酐恢复正常，适当地加用活血化瘀散结之品，如三七、丹参、浙贝母等。

（2）肌酐明显升高，处于尿毒症期时，患者见症繁多，往往有心血管、消化、血液、神经、骨及关节等多系统损害的症状和体征，如多尿、少尿、高血压、水肿、脱水、骨及关节痛，贫血、皮肤瘙痒、肌肤甲错、面色晦暗，恶心、呕吐、食少甚至水谷不进等症状，我们力求用药简单，主张减法治疗。单方治疗切入要点，见招拆招。如某男性肾衰透析患者，血管条件差，无法进针，出现腹泻，予灶心土、茯苓、半夏、白术、甘草煎汤服，3剂后症状消失。

对于老年慢性肾功能衰竭患者，基础疾病多，主张走中正平和之路，用药留有三分余地，关键时“托住”和“拖住”患者，治疗上遵循“小车不倒往前推”即可。

善待慢性肾衰患者，如何延长肾功能不全代偿期的时间，如何延缓疾病进展的步伐，对治疗疗效的判定标准不再是存活率，而是生存质量，如治疗中的病人能否上班、结婚和维持家庭等等。在临床中也遇到一些病例，引发我们对于治疗的一些思考：如某慢性肾功能衰竭患者，经过长时间的治疗后，患者肌酐维持在600μmol/L左右，已进入透析阶段，但患者因故3年未经任何治疗，完全恢复正常人生活。3年后来复诊时见面色㿠白，查血肌酐已达1450μmol/L，遂立即进入肾脏替代治疗。此病例不禁引发我们的一些思考，患者在进入肾脏病终末期时，血肌酐虽然明显升高，虽然殊途同归，最终都进入了替代治疗阶段，但患者享受了3年完全的正常人生活，其中的得与失是显而易见的，由此，作为医者，是否需对终末期肾病患者的治疗倾注更多思考，如何合理治疗，何时采取有效的干预措施，提高患者生存质量？

（深圳市中医院　王孟庸　谢静静）

第二章　理论心得

第一节　对中医及中医治病的一些看法

本次是以朋友和热爱中医、享受中医治病、快乐并心存忧患与彷徨的过来人身份与大家谈心。

半世纪来，中医发展世人瞩目。"非典"治疗，救治刘海若成功，是厚积薄发的结果。中药是心血管病日常治疗的主流。

中医处于弱势是不争事实，留给我们的病种越来越难。青蒿治疟始于广州中医学院，联苯双脂降酶始于关幼波用五味子，现在很多人并不知道原创者。对所谓中药性肾炎和中药毒性，中医自己发出的声音很少很少，散在各老中医心中的珍宝即将消亡。中医面临生存压力，难以自保，这并不是危言耸听。

本人是在一线摸爬滚打的临床医生。在我国风云变幻的60年中，除了没当过领导其他什么活都干过，从20世纪60年代各老中医之徒到90年代带徒之老师，故能理解前辈们的立场与焦虑，也理解青年一代面临的生存压力。

本人认为经典、师承加上悟性与努力是学好中医的根本。

上工治未病之工，是自称为工匠手艺，精巧、擅长。要有精品意识，对病人精心治疗，要使用地道药材，要慎重用药，要舍得下笨功夫。

能治危重病才能安身立命，为此必须多看贫苦大众，才能积累经验。

本人在名医荟萃的年代里浸润成长，也接受了系统的现代医学、医疗科研训练。我终生感激教我的中西医大家——姚正平、关幼波、王叔咸、郁仁存等前辈。他们以博大兼容的胸怀进行中西医平等交流，甚至争论，使我深受裨益。我珍惜我所学到的一切中西医知识，它们没有令我感到混乱和矛盾，只有深入去认知，使我有更广阔的视野去理解疾病。思维由混沌变清晰，由繁杂到简约，走中正平和之路，是不悖于阴阳大道的。

阴阳大道渊深，其理难明，从治理阴阳到顺应阴阳。

我曾理所当然地认为医生是治病救命的主宰，检查务必精细，治疗不遗余力，面面俱到是责任。但近年来从正反两面遇到许多案例，尤其是我本人的一场重病之后，使我领悟到其实人具有强大的自我调节能力，使自己的病体趋向和缓。医生顺其阴阳虚实，顺水推舟，事半功倍。而丧失信心恐慌疾病亦可使病如山倒，甚至付出生命。

一、自己病——中毒性黄疸性肝炎例

2004年8月至2005年10月，一场大病，来得蹊跷，好得意外。身患严重黄疸，在正规保肝治疗中，由黄疸再发展出痹证、肿证、痉证、厥证（高血压脑病）（见图1）。

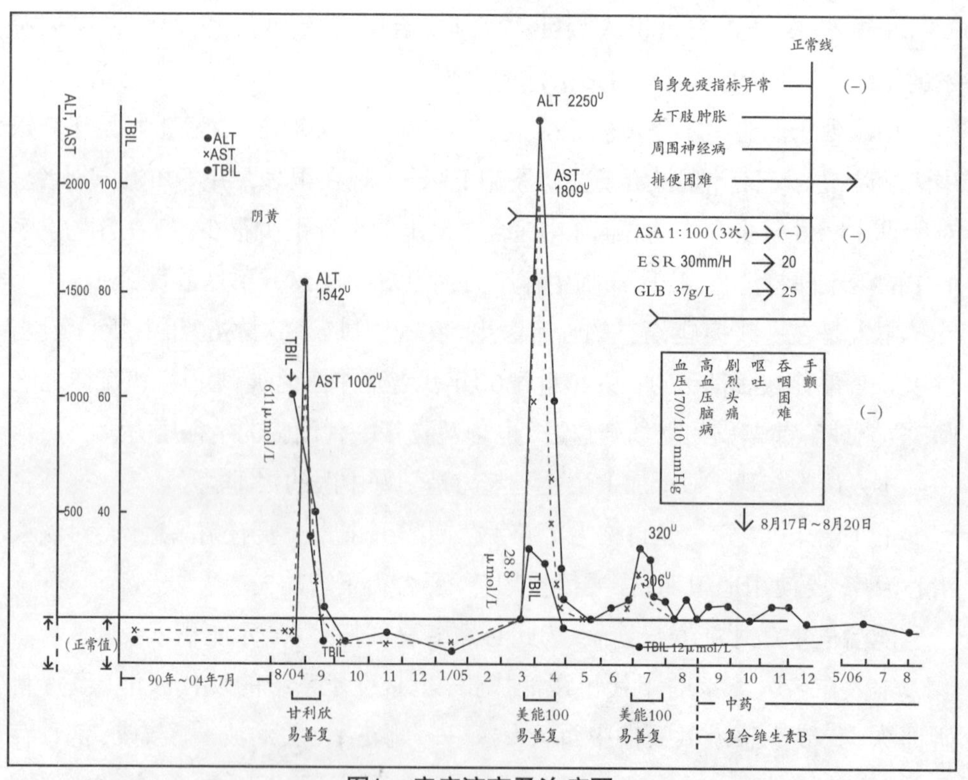

图1　疾病演变及治疗图

2005年8月开试中药，因可疑药物中毒性肝炎，用小方单方开始：

（1）黄芪30克、鱼腥草30克，1周。

（2）黄芪30克、鱼腥草30克、炒小甲（先煮1小时）15克，1周。

（3）黄芪30克、鱼腥草30克、炒小甲（先煮1小时）15克、茵陈15克、丹参15克，2周。

（4）黄芪30克、鱼腥草30克、炒小甲（先煮1小时）15克、茵陈15克、丹参15克、白芍10克、猪苓15克，8周。

同时服用维生素B族、维生素C。

8周后至1年内，除甘油三酯、胆固醇居高不下、大便困难、手麻外，一切生化风湿指标正常。2007年7月24日骨折，服用田七4片（2克）/日，后血脂逐渐正常。

我的体会是，人具有强大的自我调节及修复能力，医生不是主宰，以中正平和之心，用药留三分，顺应阴阳，顺水推舟，使身体趋于阴平阳秘，有意想不到的效果。

二、痰湿瘀浊综合征

改革开放30余年，颠覆了绵延数千年生活方式和饮食结构，使国人体质发生了极大的变化，故所患病的种类和症候表现与以前不同，势必影响辨证论治。

肥胖、高脂血症、高尿酸血症、糖尿病、高血压等疾病患者加起来在白领阶层中几乎达到半数。中医辨证共同点是湿浊痰瘀所致。

认识过程：我经过18年的思考与尝试，找出痰湿瘀浊综合征的病因、病机、主证、治则与方剂。治疗后可以纠正亚健康状况，并从痰湿瘀浊综合征角度对糖尿病、高尿酸血症、高脂血症、高黏血症、高血压异病同治。

1988年赴日工作，发现正常人群中不少舌体胖大红暗苔黄厚腻重证舌象，以为与酒有关。1991年入深圳，亦见到类似情况，但饮酒之风不盛，考虑与营养过剩有关，并收集相关症状。如体胖多汗，尿黄口臭，便黏，青年咽肿，脂肪肝，甘油三酯高，痤疮，40岁以上则关节痹痛、高脂、高尿酸、高血糖、高血压。治疗此类患者一度找不着方向，无论感冒、咽肿，祛湿清热化痰均找不到感觉，看到了湿、瘀、浊，但达不到病所，找了多种药物效果不灵。1998年见关幼波教授，说从水液精气运行中找，治痰、散结，治血分。首次确定用田七，再试各种散痰结之药。

1. 痰湿瘀浊综合征病机

甘脂厚味，美酒浓汤，饮食精微摄入过多，而消耗过少。已化为水液精微，精、气、血者，过分充斥于脏腑、经络、筋肉、四肢百骸，出现脑满肠肥、赘肉横生，舌暗胖大，面红多汗，鼻鼾如雷，骨痹，血浓如酱汁，还有高血色素、高脂、高血糖、高尿酸、高血浆蛋白、高血黏度，血气运行不畅，血瘀而生痰，伏于血分。身重，运动后轻松。超过水液与食物代谢能力的营养物质，腐变为内邪，为痰，为湿热，为浊气，出现舌苔厚腻、口臭、乳蛾、尿黄浊臭、石淋、大便黏滞、痰证、胸闷眩晕、腹胀胁满。

288例超过50%的见证为舌苔厚腻，舌体胖大，舌质暗红，面红油垢，超体重，身重疲乏（活动后减轻），多汗怕热，咽喉肿痛，口臭等。

2. 痰湿瘀浊综合征的治疗

关键在于血浓于酱汁，血瘀成痰，伏于血分。丹参、鸡血藤不满意。1998年确定以田七为主药后试过许多散结化痰药，口服田七片（云南白药厂出品100%田七0.5克/片）2~3片，日2次。海带汤，红白萝卜汤，全冬瓜汤，日本紫菜，柠檬茶加苏打片。便黏口臭者，素食3天，甲硝唑含漱。便干者，草决明茶。咽喉痛，锦灯笼茶。穿山甲用于打鼾者。

目前田七片单纯应用2~3克/日，未发现明显副作用（有个别报告月经不好）。现在一些白领服后体重下降，面色转润，轮廓清晰，腹部变小，肢胀、身重减轻，血脂在部分患者中下降，血糖用药减少。

以上成果是在未严格控制饮食、积极运动中取得。

三、气血阴阳虚损深浅与五脏所主

今以中医内科正版教材中五脏所主气、血、阴、阳的见证作若干图示（见图2）。

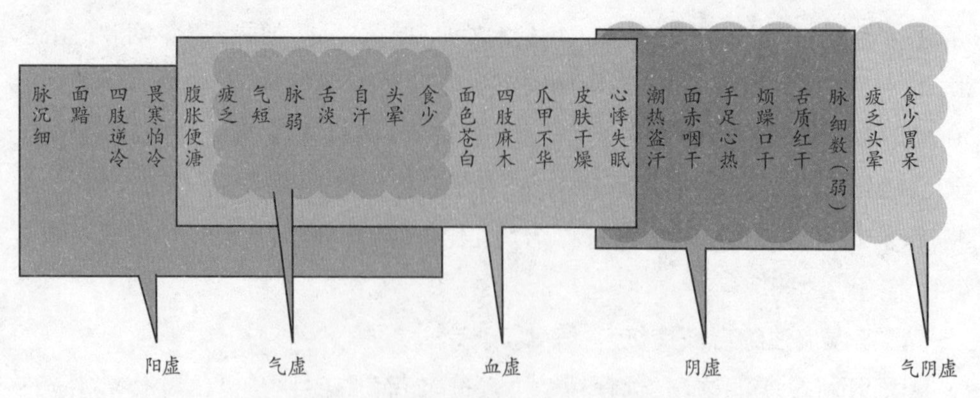

图2 气血阴阳虚损程度示意图

阴、阳、气、血虚损不在一个层面上。气虚见证最轻，为阳虚之渐，阳虚为气虚之极。血虚实际上是气血虚，阴虚症状与阳虚对立，亦常为阴气两虚。

阴阳之道在脏腑阴阳气血辨证中，掌握疾病的病位、性质、深浅、层次及用药分寸，按中医诊断学五版教材提供的见证图示之（见图3）：

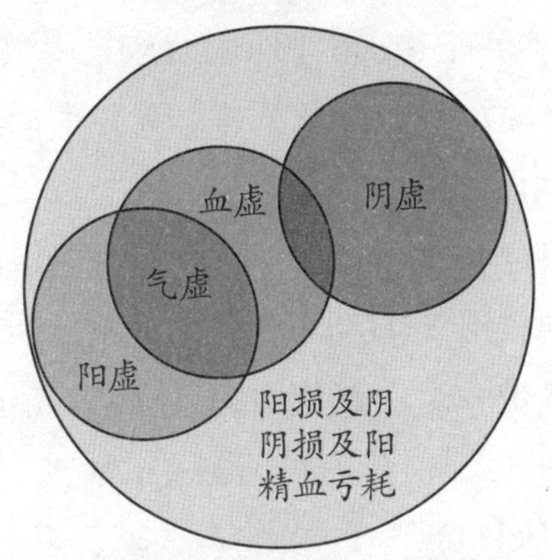

图3　气血阴阳虚损深浅示意图

五脏的所主不同，五脏的气、血、阴、阳虚损程度和性质不同。此处特别要提到糖尿病发作期，急速消瘦时的阳痿。补肾未有效，病经在脾，脾主肌肉，用滋阴生津之品有效。

如果阴虚分为三级：津液亏耗（肺、胃），阴液不足，精血亏耗阴损及阳（肝、肾）。阳虚分为三级：气虚、脾肾阳虚、阳损及阴而阴阳两虚。阴虚和阳虚之极，殊途同归阴阳两虚、精血亏耗。中和的治疗为补精血，但由阴及阳者以不用湿燥为宜，以免亡血亡阴；而由阳及阴者如阴水似可温阳化气、水化为津而阴水生。

四、辨证施治

辨证中、西医病名是不可避免的，也是必要的。无症状疾病无证可辨，如某些肾小球疾病；某些西医病名，显示极典型中医证候，如西丁罕氏病（阳虚精血亏耗）。

在辨证中，将中、西医两角度看到的证，相为补充和启发，对双方有益，甚至会擦出火花。

例：活血化瘀法广泛应用类固醇激素会引起患者见证起颠覆性变化。此药越来越广泛应用，50年来，几代中医不断用阴阳之法去认识它，掌握它。用激素时西医更注意实验变化，而中医掌握其辨证变化，用得更仔细，可能更巧。如何用阴阳之大道去认识它并制服它？以用类固醇激素最多的肾病综合征为例，在几代人的努力下，激素在中医手中，用量小，副作用小，复发率低，做得很好。

“非典”治疗中，广东省中医院中医附院较早用激素，可能因间质性肺炎借鉴免疫性肺炎的治法，故疗效好，致残率和死亡率低。

辨证是为施治，实用为要。

辨证分型法往往求全求细，而证型繁复，未必能清晰界定各型的阴阳虚实区别，且固定的横向分型与随时日动态变化的证不合，与本人的理念不同。

本人认为辨证应该是一个由繁化简的过程，首先定邪、正，定病位，用纵向思维二分法，将负责的见证一分为二，再一分为二，直到立法处方能承担的容量。今以淋证为例（见图4）：

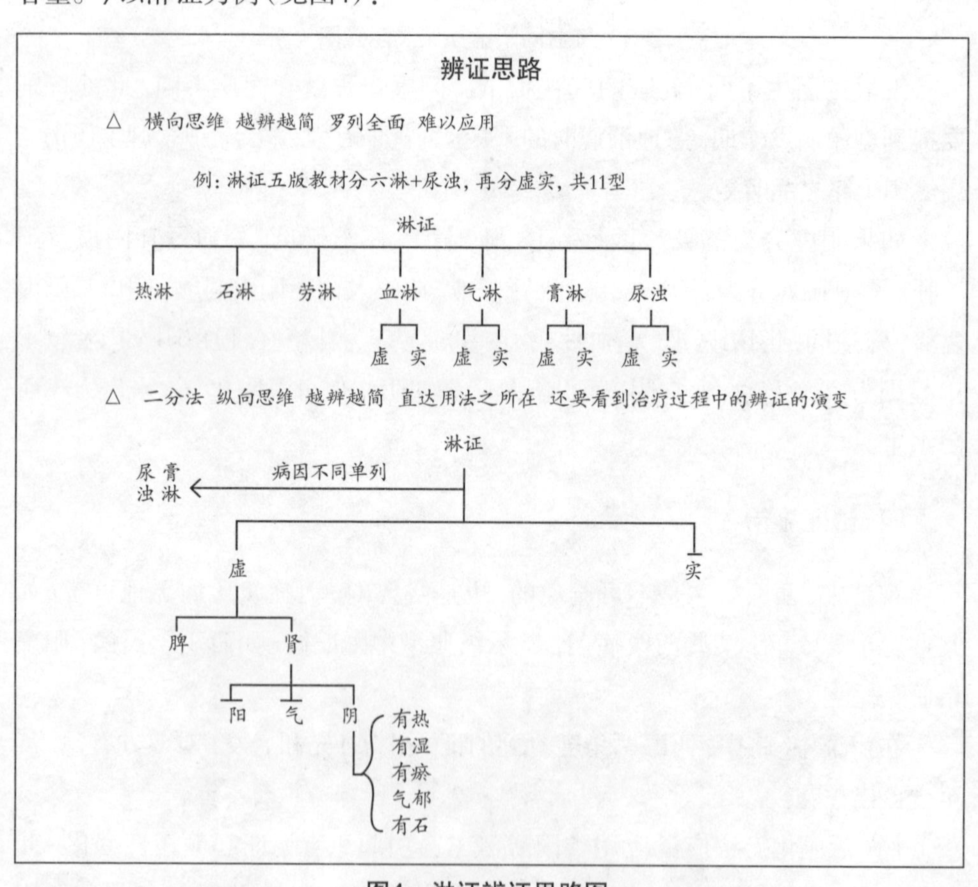

图4 淋证辨证思路图

《中医内科学》(5版)分为六淋+尿浊，虚实共11型。血淋、热淋常同时出现。各型虚证与实证，共同性很多，治疗大同小异，而石淋有虚证，故论证型繁复而未能界清阴阳虚实。

今将病因迥异的膏淋、尿浊单列出去。

膏淋即乳糜尿，尿为脂膏结块血，脂及蛋白极多，故所见患者消瘦，疲惫者多。经验方萆薢分清饮加红参10克，坚持6~8周，有效，膏淋戛然而止。

笔者认为石淋却与饮食相关。确有是证，而萎黄、骨痛、肾功能不全，结石黑亮似中药丸，用二仙汤水龟苓汤有效。

资深同仁应有同感，需来找中医抢救的严重患者，不是无法下手的疑难病就是无法就医的环境，今将见证分析过滤，分轻重缓急，确定自己所处位置能做到什么，做不到什么，分而治之。

第二节　辨证施治法的进展

自汉代张仲景在《伤寒论》中建立了六经辨证，奠定了中医辨证施治的基础，后经历代医家发展，形成了以四诊八纲为诊断依据的脏腑阴阳气血辨证系统。清代的温病学家又创立了以三焦、卫、气、营、血辨证法，对急性热病、时疫的诊治是飞跃的进步。

现代中医，在传统的辨证施治基础上，将“辨病”“辨药”相结合。“辨病”是用中医理论去对现代医学中各种疾病的病因、病理、实验室检查结果进行再认识，与中医的证联系，然后予以针对性治疗。例如，对有血管阻塞、血循障碍、高凝状态被认为与中医“瘀血证”有关，用活血化瘀法治疗。“辨药”是根据现代药理研究中药的结果去开拓新的应用范围。例如葛根汤(《伤寒论》方)主治太阳病(风寒表实证，项背强几几)，以往的医籍记载不外治疗外感、肩背痛、腹泻、皮肤瘙痒等。但根据药理研究，葛根有扩张心脑血管、改善微循环的作用，所以将此方用于脑血管病、暴发性耳聋的治疗，由此又发展为葛根提取物葛根黄酮片(商品名愈风宁心片)，成为目前中西医院治动脉硬化的主要药物。

今以活血化瘀法的应用为例。活血化瘀法现已广泛用于西医诊断有血管阻塞、血循环障碍、高凝状态、血管炎症的疾患。

肾小球肾炎、肾病综合征的患者，临床上可见典型的中医瘀血证候不多，但是由于本类疾病是肾小球毛细血管非特异性炎症，有增生、渗出、浸润、微血栓形成、微循环障碍。尤其是慢性肾炎高血压型及肾功不全时更为明显，在肾病综合征时，高凝状态很突出。此外，血尿、镜下血尿、尿毒症时的出血症状，离经之血谓之瘀血，也符合瘀血证。

因此，在第二届全国中医肾病学会慢性肾小球疾病中医辨证分型方案中，瘀血证的诊断标准，笔者参与讨论，增加了几条实验室检查标准。

（1）面色瘀暗，肌肤甲错。

（2）痛处刺痛，肢体麻木。

（3）舌紫暗，有瘀斑。

（4）脉细涩。

（5）尿中纤维蛋白降解产物阳性，血液流变学测定、全血黏度、血浆黏度升高。

北京中医医院还加一条，镜下血尿、血尿、出血。

用活血化瘀加清热解毒法治疗肾炎，山西省中医研究所1975年报告了66例，取得良好效果，以后各地报告很多，先师姚正平主张辨证加活血，将活血分理气活血、清热凉血活血、益气活血、攻瘀活血、行气活血等不同方法，分别用于虚实不同的患者。

血清纤维蛋白降解产物升高是肾小球血管内凝血与肾炎活动的指标，本院在慢性肾炎高血压型治疗，纤维蛋白降解产物阳性患者阴转方面做了许多工作。

动脉粥样硬化性心脏病、心绞痛、脑血栓等病中活血化瘀药应用更为广泛，研究更为深入。从20世纪70年代初用活血化瘀的冠心片以来，现在丹参片、丹参静脉注射液、川芎嗪静脉注射液已成为常规用药。其中川芎嗪成为脑血栓的首选药。还研制了中药气雾剂，治心绞痛。

但是，由于中医辨证理论与西医的差别，有时，辨病治疗也会失败。

本院收治41例高度水肿的肾病综合征患者7例合并泌尿系感染、尿培养大肠杆菌无法计数。这些患者中医辨证是典型的脾肾阳虚、精血亏耗，尿频、尿急、尿痛症不明显。但我们根据大肠杆菌感染，还是用了大量清热解毒剂，使患者不但菌尿不消失，而且肌酐清除率下降。回头再用温阳利水、填补精血剂，消肿后，菌尿也消失了。

对"辨病"→"辨药"，中医界有不同看法。但是，笔者认为这是近代的中西医界人士互相学习的过程，其成果是中西医互相渗透的结果。

第三节 如何才能较快地掌握中医辨证施治的基本方法

根据笔者多年的教学体验，西医学习中医时，最难接受的是与现代医学大相径庭、充满古代哲学名词的辨证施治法。笔者从临床实用性出发，用他们熟悉的层析法、二分法、类比法去简明地阐述中医辨证施治的基本内容，使之能较快地掌握这套理论，去认识和治疗疾病。

辨证施治法是中医诊断治疗疾病的最基本的方法，是本文讨论的重点。近年来，由于中医学与现代医学互相渗透，又形成了一种中西结合式的"辨病"施治法，本文略加介绍。

一、辨证施治法定义

辨证施治是按中医的四诊、八纲、脏腑、病因、病机等基础理论，对患者的症状体征进行综合分析，确定证候名目，称为辨证。然后拟定针对这一证候的治疗措施，是为施治（《中医大辞典》基础分册）。

二、证候识别

辨证施治的关键在于对证候识别的准确性。

证候是中医诊断学中一个特有的概念。某个证候代表在疾病过程中，包含着某种病机或病因相关的一组脉证。所以证候不是一个孤立的症状，也不是病名，而是同病异治、异病同治的根本。寒、热、虚、实、风、湿均是证候。

中医证候既不是病名，又不是单一症状，初学中医及"西学中"者最难以接受，名目繁多，难免混乱。在识别证候时，要先由繁化简，再由简到繁，再纵横排比。按层析法去观察各种证候，可以将其分成三级（见图5）。

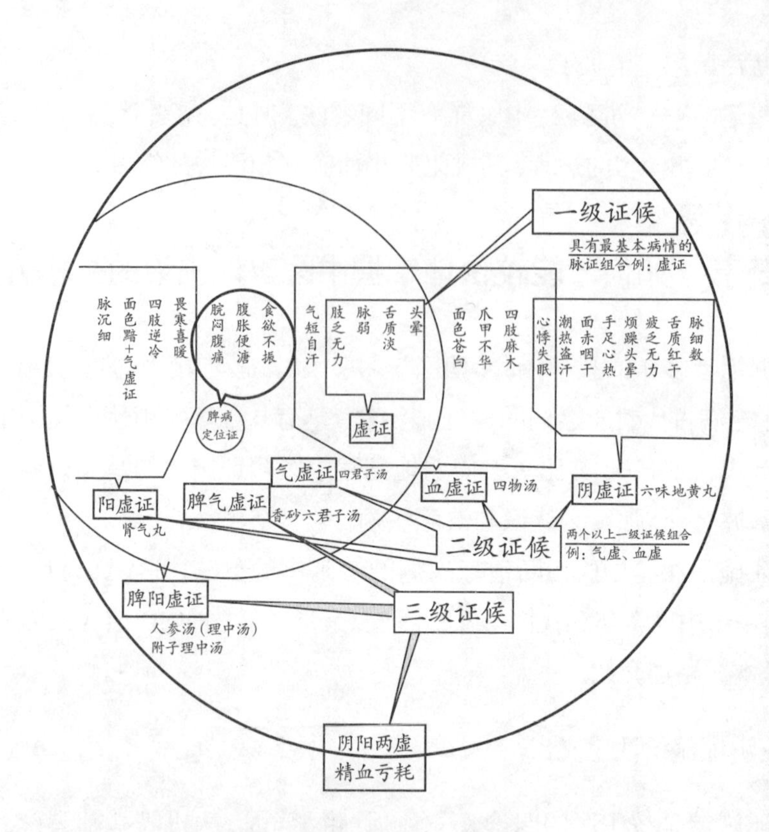

图5　中医证候分层剖析图解

一级证候（核心证候），寒、热、虚、实、阴、阳、气、血等证候属此范围。这些一级证候，只具有最基本的病理性质，尚不能作中医诊断依据去拟定针对性治疗措施。例如，舌质淡、脉弱可以组成虚证证候，但不能说明是气虚还是血虚。又如：面赤、咽干、发热、脉数可以组成热证证候，但看不出是虚热、实热。再如：怕冷、脉沉迟可以组成寒证证候，但不能诊断其为寒邪盛还是阳虚、虚寒证。故此，根据上述证候无法用药。

二级证候（基本证候），由两个以上一级证候组成。气虚、血瘀、阴虚、湿热、痰浊、风寒等证候属此范围。

三级证候（具体证候），二级证候加定位性证候组成，如脾阳虚、肾阴虚、肝气滞、风寒犯肺等证候。三级证候是符合中医诊断规范化要求的证候概念。

定位证候，是指具有五脏、六腑、卫、气、营、血等病位特征性标志的证候，与病位、脏腑功能密切相关。例如食少、胃胀、腹胀、便溏、便干等证可定位在脾（脾主运化，司消化）。

二级证候已经可以作为诊断的基本依据，确定治疗方向，但针对性较差。

例如，阴虚证用六味地黄丸。

五脏阴液组成有所不同，肺、脾（胃）阴虚以津液不足为主，用麦门冬汤、增液汤等滋阴增液之剂为合适；肝肾阴虚以阴精不足为主，用六味地黄丸、左归丸滋阴填精更为合适。不过，五脏之阴均来自肾阴，用六味地黄丸泛治一切阴虚证，也可以说是对证的。再如，阳虚证用金匮肾气丸阴中求阳，大体是对证的，但脾阳虚时，水谷不化，留滞脾胃，应该用人参汤（即理中汤）参、术、草、干姜温中化湿、运化脾胃。因此，虽然五脏之阳来自肾阳，金匮肾气丸用于脾阳虚时就不太对证。

现在，用下表中病位在脾的气血阴阳虚证，对三级证候是怎么拼成的举例说明（见表2、表3、表4）。

表2　一级证候表

证候	证候、脉证		
一级证候	虚	热	寒
	舌淡 脉弱	潮热、手足心热 面赤咽干	形寒肢冷 脉沉迟

表3　二级证候表

证候	证候、脉证			
二级证候	气虚证	血虚证	阴虚证	阳虚证
	气短疲乏自汗，动则甚	面唇苍白 皮肤爪不荣 头晕心悸手麻 舌淡 脉弱	遗精盗汗 舌红少津 脉细数	面黯/皖白 疲乏纳差完谷不化 尿少水肿/尿清长 舌淡胖

表4　二级证候表

证候		证候、脉证			
三级证候 （病位证候）		脾气虚证	脾血虚证	脾阴虚证证	脾阳虚证
（1）主运化 （消化功能）	食少脘闷	++	++	++	+++
	腹胀腹泻	+			+++
	大便干燥			+	
	消瘦萎软		++	+	+++
（2）主肌肉	疲乏无力		++	+	+++
（3）脾统血	便血吐血	++	++		
	面萎黄		++		+++

三、证候分类

中医证候虽然名目繁多，但按其性质与病因进行分类，不外正虚证、邪实证两大类。

正虚证，是脏腑的阴阳、气血功能失调所致，其病位在脏腑。

邪实证，外感六淫之气（风、寒、暑、湿、燥、火）、时疫之邪客于脏腑、经络、六经（伤寒病）、卫、气、营、血（温病）。或因脏腑功能失调、气血津液凝滞变生内邪所致。如气滞血瘀、痰饮水气、内湿、内风、内燥等。今将证候门类列表如下图（见图6）。

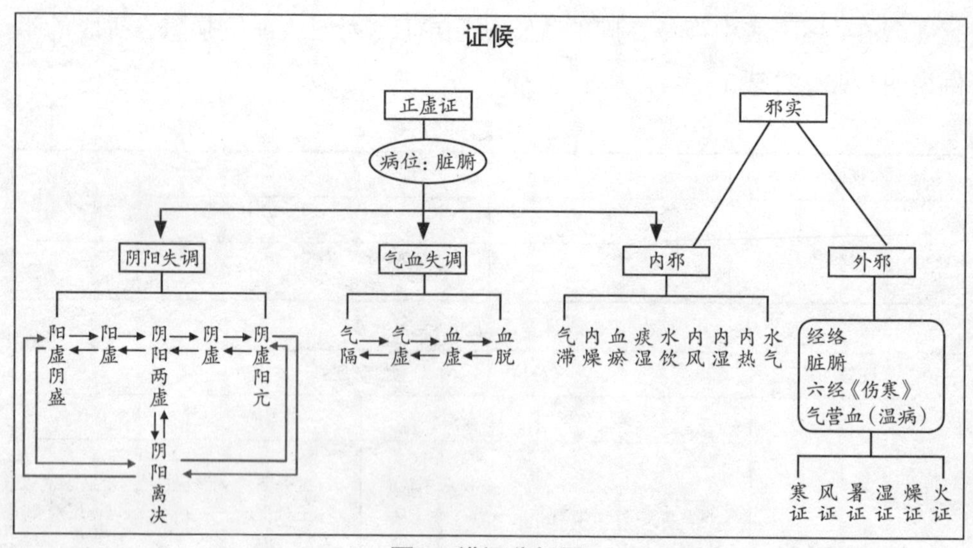

图6　辨证分析图

四、施治方针

中医辨证施治的证，不外正虚、邪实两大类。施治的总方针则应为扶正祛邪。在制定具体措施时，从以下三方面着手：

1. 针对病的性质

如：阴虚、阳虚、气虚、气滞、血瘀、水气、痰饮等等。对病的性质认识越细，用药针对性就越强。例如气虚证治疗离不开人参、党参、黄芪等；元气不足用人参，表气不足用黄芪更好。

2. 针对病因

例如，伤寒病，按伤寒六经辨证规律用药。温病按卫、气、营、血或上、中、下三焦辨证规律用药。虫证用杀虫药。瘿证用昆布、海藻等含碘药。内伤诸证按脏腑阴阳气血辨证规律用药。

3. 针对病机

（1）调理病变部位的气机：例如，病位在肺，肺喜宣降，喜润恶燥，司呼吸，应加宣肺降气、调理呼吸之药以调达肺的气机，如为虚证（气虚、阴虚等）用桑皮、杏仁、紫菀等；如为实证（痰热、风寒）用麻黄、葶苈子等。

又如，心主血脉、心藏神，喜动喜降，应加安神养心之药。病位在心的心阴虚、阳虚、气虚、血虚，均加酸枣仁、远志、柏子仁、五味子等药。

（2）引经药：在中药方剂学中，起引群药到病所的作用（是方剂配伍，君、臣、佐、使中的“使”）。经脉、五脏、六腑都有其引经药。此外还有引药下行，如肉桂引火归元；有载药上浮作用（升提作用）者如升麻、柴胡等。

五、辨证施治举例

1. 五脏气虚证辨证施治要点

（1）气虚证是指元气不足所致的脏腑功能减退和机体活动能力下降。因肺主气，脾为后天之本，气血生化之源，故与肺、脾关系最大。善治气者，治肺脾。

（2）气虚主证：①疲乏、困倦、气短、自汗，动则加重。②舌淡、脉弱。

（3）五脏气虚证诊断标准（三级证候诊断）：除具备气虚主证外，肺气虚时，可兼有反复感冒（痰咳，补肺汤、玉屏风散）；脾气虚时，兼有食少、脘闷、腹泻等证（四君子汤）；心气虚时，可兼有心悸、失眠、多梦等；肾气虚时，气阴两虚为多，可兼有尿频、腰酸、耳鸣等；肝喜条达，以气郁为主，气虚极少见。

（4）气虚证是脏腑虚证中出现较早的证候，可发展为气阴两虚、气血两虚（血虚证实际是包含气血两虚），也可发展为阳虚。阳虚患者均有气虚证的表现，气属阳，可以将气虚看成阳虚前期。

（5）善治气者治肺、脾，而以益气健脾为中心。代表方：四君子汤（局方）。

（6）中成药介绍：中成药以补气剂为主，极个别成药为气阴两补或有温阳作用。

四君子汤、星火健脾锭、人参汤（理中汤）治脾气虚，组成都有四君子汤成分，是益气健脾剂。星火健脾锭加鼓动脾胃运化的理气剂，人参汤加干姜温中散寒，有温脾阳作用。

2. 五脏血虚证辨证施治要点

（1）血虚证是由于种种原因的耗血过多或生血不足，而五脏六腑、四肢百骸失于濡养所产生的症状，心主血、肝藏血、脾统血，故与此三脏关系最大。

（2）血虚主证：①面苍白或萎黄，皮毛唇甲苍白不荣。②心悸、头晕、手麻、月经不调。③舌淡、脉弱。

（3）五脏血虚证诊断标准（三级证候诊断）：除具备血虚主证外，心血虚时，兼有失眠、健忘、怔忡等证（养心汤）；脾血虚时，兼有纳差、脘胀、肌瘘软无力等证，可有出血及月经过多（归脾汤）；肝血虚时，耳鸣、目眩、肢麻、筋惕、肉瞤，手足拘急，月经不调。极少见到肺血虚、肾血虚证。

（4）善治血虚证者治肝脾（心主血，以运行为主）。治血先治气，益气养血、养血调肝、养血归脾、养血活血。

（5）常用中成药物：四物汤，补血之代表方剂；归脾锭（人参归脾丸），用于脾血虚；八珍丸，益气补血；当归补血汤，益气补血；酸枣仁汤锭，用于心肝阴血不足，滋阴养血；妇宝当归胶，益气养血活血；十全大补汤、首乌延寿丸，补血益精，补肝、肾；天王补心丹、人参精、加味逍遥丸，用于阴血不足，血虚生热。

3. 五脏阴虚证辨证施治要点

（1）阴虚证是维持生命活动的物质基础不足所产生的症状。五脏均有阴虚。

（2）阴虚主证：阴虚生内热。

①潮热、面赤、五心烦热。

②面赤、烦躁、咽干。

③舌质红，脉细数。

（3）五脏阴虚证诊断标准（三级证候诊断）：肺阴虚者兼有干咳、咳血、咽干痒；心阴虚者兼有心悸、失眠、怔忡；脾胃阴虚兼有纳差、消瘦、便燥、唇干；肝阴虚者兼有烦急、肢麻、头晕、耳鸣；肾阴虚者兼有遗精、耳鸣、目眩、腰酸等。

（4）心、肺、脾阴虚，常兼有气虚；肝肾阴虚常同时存在。五脏阴虚均可发展为肾阴虚→肾阴阳两虚。肾为水火之脏，真阴真阳所在。

（5）善治阴者，阳中求阴；善治阳者，阴中求阳。

心肺脾（胃）阴虚以阴津不足为主，以滋阴增液药物治之，例如麦冬、生地、玄参、沙参、玉竹、石斛等。肝肾阴虚已伤及真阴，阴精不足以滋阴填精之剂，例如熟地、山萸肉、龟板胶。

（6）代表方剂：六味地黄丸、左归丸系列。常用中成药：六味地黄丸、八仙丸、杞菊地黄丸、耳鸣丸（左慈丸）、知柏地黄丸、左归丸。

4. 五脏阳虚证辨证施治要点

（1）阳虚证是人体脏腑活动功能显著减退，生命活动能力显著下降所致的症状。五脏阳虚均来自肾。

（2）阳虚主证，阳虚生外寒。

①形寒肢冷、疲乏、气短、便溏或五更泻。

②面色黯黑或苍白。

③舌质淡胖、脉沉细。

（3）五脏阳虚证诊断标准（三级证候诊断）：肺阳虚时兼有虚喘不得卧、青紫、水肿；心阳虚时兼有心悸、胸痹、青紫、痰浊；脾阳虚时兼有纳少、腹胀、完谷不化、水肿；肾阳虚时兼有尿少或尿清长、遗精阳痿、全身水肿。

（4）五脏之阳，来自肾阳（命门之火）温养，五脏阳虚均可发展为肾阳虚。肾阳虚时，可有五脏阳虚之症状。

（5）善补阳者阴中求阳。

（6）代表方剂：金匮肾气丸、济生肾气丸系列。例如：真武汤证，水湿泛滥；理中汤（人参汤），脾喜燥恶湿，水谷之海，本身津液水液就丰富，阳虚导致痰湿、痰浊。

第四节　调理阴阳法的临床应用

人体虚损疾病，是由脏腑阴阳气血失调所致，而阴阳失调是其根本。中医认为五脏之阴阳来源于肾。肾为先天之本，其阴阳之所舍，故调治阴阳失调，皆本于肾，所以调理阴阳法为补肾法，广泛应用于中医内科、外科、皮肤科、妇科、儿科、五官科等治疗中。

一、阴阳与阴阳失调证候分类

阴阳者，天地之道也，在古代哲学中代表自然界根本规律（道）。在中医学中，代表生命活动的基本规律，阴与阳，一寒一热，一静一动，一降一升，代表这一规律互相依存、制约、转化等。

阳虚以及阴阳两虚这一范围的阴阳失调，多用阴中求阳、滋阴助阳法，如肾气丸类，即金匮肾气丸、桂附八味丸、桂附地黄丸、济生肾气丸、右归丸。

在应用汤剂时，这类处方常用不断调整肉桂、附子与熟地之间的比例的方式，来适应阴阳失调的程度。

阴虚以及阴虚阳亢这个范围，用滋阴、滋阴潜阳、滋阴降火法，如六味地黄丸、知柏地黄丸、杞菊地黄丸、八仙丸（即麦味地黄丸）、耳鸣丸（即左慈丸加减）、大补阴丸、左归丸。

如阴阳虚甚，精血不足，用滋阴助阳、填精补血、健脾补肾法，重用血肉有情之品。

二、人参汤（理中汤）、附子理中汤、真武汤

1. 适应范围

阴阳失调中，由阳虚之极（阳虚阴盛、阴盛格阳、虚阳外脱）以及阳虚证构成这一适应范围。

2. 方药组成、功用、主证（适应证）

人参汤与真武汤均来自伤寒论，是温阳重剂，前者重在温脾阳，后者脾肾两治。人参汤由人参、干姜、白术、甘草四味组成，功用为温中散寒、健脾燥湿，用于脾阳虚、寒湿水饮停于脾胃者。加附子为附子理中汤，温中散寒作用更强。

真武汤由附子、白术、白芍、生姜、甘草五味组成，功用为健脾温胃、温阳利水。用于脾肾阳虚、水饮痰浊、水肿泛滥于全身者。

两方的主证（适应证）见表5。

表5　人参汤（附子理中汤）、真武汤主证表

人参汤（附子理中汤）主证	真武汤主证
①怕冷肢凉 ②食少腹胀喜暖 ③便溏 ④腹隐痛、恶心、吐清涎 ⑤面黄、浮肿（肢胀） 舌苔白滑腻、舌质淡胖 脉沉细、沉缓	①怕冷肢凉 ②食少腹胀喜暖 ③便溏下利清谷 ④腰酸膝软 ⑤尿少，高度水肿，胸腹积水或尿清长，夜尿多 舌苔白腻、质淡胖 脉沉细、沉迟
诊断标准： NO：1+其他两项+舌脉	诊断标准： NO：1+其他三项+舌脉
脾阳虚证	脾肾阳虚以及阳虚水泛证

注：证候诊断标准参考《中医大辞典·基础理论分册》的证候规范制定（下同）。

3. 人参汤（含附子理中汤）的临床应用

人参汤及附子理中汤，广泛应用于有脾阳虚的脾胃虚寒证的消化系统疾患，或因其他病引起的消化系统症状。

（1）虚寒泄泻：慢性肠炎、慢性痢疾、溃疡性结肠炎、肠道菌群失调证、胃肠功能紊乱等。

（2）虚寒腹痛：慢性胆、胰、胃、肠、阑尾炎症，肠粘连、肠道寄生虫证、溃疡病等。

（3）痰浊内凝，神经官能症（吐涎沫、神经性呕吐）、尿毒症酸中毒、糖尿病酸中毒。

（4）寒凝气结：便秘（少见）、雷诺氏病（当归芍药散同用）。

（5）脾不统血，消化道出血、衄血、肌衄、月经过多证。

举例如下：

（1）应用最多的是各种原因所致的虚寒腹泻。

（2）当急性菌痢、急性肠炎下利过度而亡阴于下，阳脱于上时，可用本方。

①林××，男，60岁。恣食生冷，吐泻不已，液状便日数十行，而致四肢厥冷、眼眶下陷、抽搐不已、头汗淋漓，用附子理中汤，三剂告愈。

②任××，女，54岁。本家密云张家坟村农民，1971年5月7日笔者诊治。饮食不洁物后，发热，便脓血，日二十余行，里急后重，发病第三日开始曾用白头翁汤治疗不愈。5月7日来诊，汗出淋漓，便血水样便日十余行，皮肤干燥脱水，眼眶深凹，表情淡漠，两腿抽搐，急予附子理中汤一剂，泻止。再进一剂，能进米水，但腹胀，以白头翁汤之剂善后而愈。

（3）治虚寒腹痛，中华全国中医学会、急性胃病证研究组研究的温中止痛口服安瓿，治虚寒腹痛，有效率90%，主要成分为理中汤。

（4）其余还有治寒凝便秘、痰浊内泛、脾不统血而出血，月经过多等，均有显著疗效。

4. 真武汤的临床应用

本方应用于阳虚证，已到阳虚之极，命火衰微，而阴寒内盛，变生痰浊、水气（水肿），甚至虚阳外脱证，故真武汤证，比人参汤证的病位要广（五脏阳虚，重在脾肾），病情更重。

真武汤用于脾肾阳虚、水饮停留、泛滥全身，可出现全身多系统疾患。

（1）水湿泛滥：肾性水肿（肾病综合征、糖尿病肾病综合征、慢性肾炎、急性尿闭）、心性水肿（冠心病、风心病、肺心病的心衰等）、肝性水肿（肝硬化腹水）。

（2）痰饮停留、肾不纳气：慢性气管炎、支气管哮喘等疾病出现的虚喘、痰饮内盛。

（3）寒湿流溢经络：寒湿头痛、腰痛、糖尿病神经炎的四肢麻木灼热痛。

（4）汗出亡阳、药源性急性肾上腺皮质功能不全、心源性休克、热病之后大汗淋漓、更年期神经官能症的自汗出。

（5）阴盛格阳、虚阳上浮：大热病后、真寒假热。

真武汤证中，脾肾阳虚、水湿泛滥是以肾性水肿最为多见，常与五苓散合用加强温阳化气利水，有时与实脾饮合用，增强运脾行气利水作用。

笔者自己观察了一组肾病综合征患者住院单纯使用中药治疗的效果，35例阴水患者用真武汤，或真武汤、实脾饮合方，消肿率77.1%。平均第2~14天开始利尿，47天消失。消肿同时，肾功能改善，血浆蛋白升高，血压下降。尤其是对顽固性迁延性水肿，糖尿病肾性水肿，用激素等治疗效果不理想时，本方很有临床意义，肾功能改善情况，也令人瞩目。

典型病例：

（1）肾性水肿

肾病综合征：肾功不全D级（美国心脏病协会标准）。

徐××，男，52岁。浮肿尿少持续2年，1982年5月19日入院。

主证：全身高度水肿，腹水征（+++），胸水（+），面色皖白，怕冷肢凉，皮肤干枯落屑，食少腹泻，下利清谷，尿极少，400ml/日。

查肾功：血尿酸14.52μmmol/L，肌酐442μmol/L，酚红排泄实验12.5%，纤维蛋白降解产物20μg，胆固醇25.86μmol/L，白球比1，肾图示中肾重度受损。

治疗：停药忌盐卧床观察5天，体重上升1kg。4月25日开始服药，用真武汤加实脾饮，用药后，尿量未见增多，但体重下降3kg，水肿明显消退，同时肾功能全面改善，肌酐降至190.9~238.68μmol/L，酚红排泄实验升至36%，血尿酸降至9.26μmol/L，腹围由89cm减至78cm，腹水消失，胸水（-）。

（2）心源性水肿

刘××，女，51岁，北京人民市场工人。

患者因阻塞性心肌病，反复心衰浮肿已4年。有慢性肾炎、蛋白尿十余年。1975年8月发作1次，面青唇紫，咳喘不得卧，心下动悸，尿少浮肿，四肢逆冷，脉沉细数不匀，苔白腻。笔者治疗两次效果不著，请许公岩教授会诊后，用附子20克、干姜15克、生姜15克、白术20克、甘草30克，每日1剂，嘱3日后复诊后。后家访时，发现患者水肿全消，正做棉衣。改金匮肾气汤善后。

（3）肝硬化腹水

梁××，男，24岁。有慢性胆道感染致胆汁性肝硬化，腹水征（+），精神萎软，黄疸，消瘦，怕冷，用真武汤加丹参治疗后腹水全消。

（4）虚喘

王××，男，56岁。哮喘多年，本次发作用大青龙汤治疗多日，大汗出，气喘欲脱，不能卧，四肢逆冷青至节，尿少，用真武汤5剂而诸症安定，以右归丸善后。

此外尚有神经官能症自汗不已，高热后大汗亡阳，急性尿闭，下利不已，寒湿头痛，寒湿腰痛，风寒湿痹（风湿、类风湿关节炎）及糖尿病等疾病使用真武汤的治疗记载。

5. 真武汤、人参汤（附子理中汤也包含在内）的应用注意事项

（1）两方应用对象不同，人参汤用于脾阳虚，属阳虚二级，而真武汤用于元阳不足、脾肾阳虚、阴水盛者，故两方应用的对象、病位和病情轻重均有不同。

（2）两方均为温阳重剂。应用时，中病即止，改用调理阴阳之剂善后，以防久用伤阴。

据所举病例可见，温阳药如对症，见效是很快的，如服数剂无任何反应，还可继服（可能是阳虚太甚之过）。如不对症，服药后烦躁、干渴、鼻衄等热象也很快出现。

（3）含附子之剂，剂量要由小到大。服药方法，隔日1剂为宜，或服两周停1周。煎药时，附子要先煎40分钟。笔者长期应用中，注意以上几点者，从未发生副作用。但煎药时间过短，则可出现严重副作用。例如，庞××，每剂药有附子10克，先煎40分钟，已服4周，无不良反应。某日家人代煎，仅煎15分钟，出现了Ⅱ°房室传导阻滞。患者停药后恢复正常。后患者因症状又出现，再次将原来剩下的药附子先煎40分钟继服两个月，无副反应。久煎可破坏毒性成分。另附子有积蓄中毒作用，尿闭者慎用。

三、肾气丸、六味地黄丸系列方

1. 适应证范围

肾气丸类适用于肾阳虚以及阴阳两虚者，六味地黄丸类适用于肾阳虚者。

2. 组成、功用、主证

本文列举的肾气丸类方有：肾气丸、济生肾气丸、右归丸；列举六味地黄丸类方有六味地黄丸、知柏地黄丸、杞菊地黄丸、八仙丸、耳鸣丸、左归丸。

本系列方最早的方剂是肾气丸，出自汉代《金匮要略》，但目前常用的是经宋代局方调整后的配方，由熟地、山萸肉、山药、丹皮、泽泻、茯苓、附子、肉桂等八味组成，是温补肾阳的经典方剂，但却用滋阴填精的熟地为君，附桂为臣，取阴中求阳之义。后世医家通过调整熟地与桂附的比例，用以作为调理阴阳的主方，用于阴阳两虚。宋代儿科名家钱乙，根据儿科特点将肾气丸去附子、肉桂，改为六味地黄丸，成为治肾阴不足的经典方剂。清代又由六味地黄丸衍生出知柏地黄丸、左慈丸、杞菊地黄丸等等，分别用以滋阴清热、滋阴平肝、滋阴潜阳等等。

明代张景岳，将肾气丸去掉茯苓、泽泻、丹皮（称为“三泻”）加补肾填精之剂为右归丸，去掉桂附及“三泻”加滋肾填精为左归丸。左归与右归丸，也有六味相同，分别补肾阴肾阳，也是取阴中求阳、阳中求阴之义。

3. 肾气丸、六味地黄丸系列方的适应证

肾气丸类的适应证，是六味地黄丸的反指征，而六味地黄丸的应用指征，恰恰是肾气丸类的反指征，两类处方，在调理阴阳中起到相反相成的作用（见表6）。

表6 肾气丸、六味地黄丸系列方的适应证表

桂附八味丸类适应证		六味地黄丸类适应证	
肾阳虚	**主要条件** ①怕冷肢凉面黯（阳虚主证） ②腰酸膝软耳鸣（肾虚主证） **次要条件** ③疲乏无力头晕 ④阳痿早泄不孕不育 ⑤尿少水肿/尿清长、夜尿多 ⑥舌质淡胖 ⑦脉沉细迟 **诊断标准** NO：1~2+其他两项	肾阴虚	**主要条件** ①五心烦热、面赤咽干（阴虚主证） ②腰酸膝软耳鸣（肾虚主证） **次要条件** ③烦躁失眠头晕 ④遗精盗汗 ⑤尿黄 ⑥舌质红 ⑦脉细数 **诊断标准** NO：1~2+其他两项
阴阳两虚	具有肾阴虚、肾阳虚见证 ①五心烦热而肢冷畏寒 ②面赤咽干不渴腰凉	阴虚阳亢	具有阴虚证诊断条件 其烦躁失眠、五心烦热等症状更突出，可有性欲亢进

4. 肾气丸类、六味地黄丸类方剂的临床应用

两类方剂虽为调理肾阴阳的代表方剂，但因五脏阴阳来自肾，所以这些方剂临床应用非常广泛，几乎内、外、妇、儿、皮肤、五官等各科均常用。本文仅举例说明。

（1）呼吸系统病

中医的哮证（支气管哮喘）、喘证（各种急慢性呼吸系统疾病所致呼吸困难），实证病在肺，虚证病在肾，因此虚喘之证，调理肾阴阳为重要方法。

上海第一医学院沈自尹氏等，用肾气丸、六味地黄丸类调理阴阳（补肾法）治疗两组哮喘史3年以上的患者，追访3年，与对照组比，补肾治疗组疗效显著（见表7）。此外，22例哮喘患者中，有少数显著减少复发。

表7 肾气丸、六味地黄丸类治疗哮喘患者临床疗效观察表

时间（年）	组别	总例数（人）	疗效%					有效率%
			基本控制	极显著进步	显著进步	进步	无效	
1957~1960	对照组	19	—	5.3	5.3	15.7	73.7	24.3
	补肾组	45	11.1	22.2	24.4	26.7	15.6	84.4
	P		<0.05	<0.05	<0.05	>0.05	<0.01	<0.01
1960~1963	对照组	18	—	5.6	5.6	16.6	72.2	27.8
	补肾组	22	26.1	34.8	13.0	21.7	4.4	95.6
	P		<0.01	<0.05	>0.05	>0.5	<0.01	<0.01

(2)泌尿生殖系统疾患

肾气丸、六味地黄丸系列方剂，广泛应用于泌尿内科、外科的许多疾患之中。今将其在肾小球疾病（慢性肾炎及肾病综合征）中应用频度及临床意义列表如下（见表8）。

表8　肾气丸、六味地黄丸在泌尿系统疾患中分型使用表

病种		肾气丸类适应证	六味地黄丸类适应证
肾病综合征	单用中药	脾肾阳虚轻、中度肿	/
	用激素	激素减至半量后或 服大量激素仍不消肿者	大剂量激素应用时 库欣氏征显著阴虚阳亢
慢性肾炎高血压型		阴阳两虚	阴虚阳亢、阴虚血热
肾功不全		阴阳两虚	阴虚阳亢
泌尿生殖系炎症		阴阳两虚	阴虚内热、阴虚阳亢
肾结石/肾盂积水		阴阳两虚	阴虚内热、阴虚阳亢
糖尿病肾		晚期脾肾阳虚	早期阴虚内热

典型病例：

①阴虚阳亢证

王××，男，28岁，工人。尿异常3年，以蛋白尿、血尿、伴血压进行性升高为主。1977年9月11日初诊，有高血压、糖尿病家族史。

见证：形肥而依，面赤发黯，头晕头热，烦躁，咽干，夜尿多，遗精不已，脉细数，舌黄暗。血压170～200/100～130mmHg，24小时尿蛋白2.1克，尿蛋白定性（++++），红细胞30～70/ul，内生肌酐清除率6ml/（min·1.73m^2），酚红排泄实验45%，纤维蛋白降解产物80μg。

中医辨证：阴虚阳亢。

西医诊断：慢性肾炎高血压型，肾功代偿。

用知柏地黄汤加四妙勇安汤活血。1978年1月查尿蛋白仅微量，纤维蛋白降解产物（-），血压140～160/80～90mmHg，遗精已止。1977年结婚后，有一子。

②阴阳两虚证

臧××，男，35岁。尿少、头痛3周。幼时患过急性肾炎，3周前劳累及感冒后出现尿蛋白（++），血压高。用降压药及青、链霉素治疗后，反尿少、血尿酸升高、血压升高，1982年8月17日入院。

症见：面色黯黄、头胀头晕，肢凉怕冷，呕吐，腰酸腿肿，尿少而日少于夜。

苔白，脉弦细，血压180～200/110～130mmHg。

中医诊断：眩晕、水肿（阴阳两虚偏阳虚）。

西医诊断：慢性肾炎急性发作，肾功失代偿，氮质血症，肾性高血压，不排除外药物性急性间质性肾炎同时存在（诊断依据见表6）。

治疗简况：入院先服降逆止呕之剂，4日吐止。8月20日改桂附八味丸汤剂（去附子，肉桂由9克减至6克，加仙茅、仙灵脾各15克，炒知柏12克，赤芍、丹参、桃仁分别10～15克）。第二天利尿，2周肿消，血压正常。9月下旬查尿蛋白4.3克，夜尿少，各项指标正常出院。1983年7月、1984年9月、1985年11月随访，尿蛋白波动在（±）～（+），血压正常，恢复体力劳动。三年来间断服本方。

以上两例均为慢性肾炎高血压型，例2是阴阳两虚型，用肾气丸消肿，血尿消失、血压下降、肾功恢复，纤维蛋白降解产物由10μg减至阴性。例1系阴虚血热型，用知柏地黄丸加四妙勇安汤，也血压稳定，肾功恢复、血尿消失，纤维蛋白降解产物由80μg减至阴性。

用这种调理阴阳法，对肾脏病具体的治疗意义见表9。

表9　调理阴阳法在各种肾脏病中应用情况

<table>
<tr><th colspan="2">病名</th><th>例数</th><th>观察期</th><th>用过真武汤例数/类</th><th>用过肾气丸类者</th><th>用过六味地黄丸类者</th><th>临床意义</th></tr>
<tr><td rowspan="3">原发性肾病综合征</td><td>激素抵抗型</td><td>51</td><td>5~12年</td><td>2例</td><td>38例</td><td>42例</td><td rowspan="8">中药配合激素治疗
（在原有的激素量基础上加中药）
1. 尽量减少激素用量
2. 减少激素副作用
3. 防止反跳发生
4. 促进病情缓解
5. 帮助脱离激素
6. 同下面单用中药的1~5项
单纯中药治疗
1. 利尿消肿
2. 稳定血压
3. 改善症状
4. 保护肾功
5. 减少复发
6. 治疗各种病灶感染
（1~6：促进缓解　稳定病情）</td></tr>
<tr><td>激素依赖型</td><td>25</td><td>5~12年</td><td>/</td><td>14</td><td></td></tr>
<tr><td>单纯中药</td><td>56</td><td>5~12年</td><td>14</td><td>21</td><td></td></tr>
<tr><td rowspan="2">继发性肾病综合征</td><td>SLE</td><td>24</td><td>2年</td><td>/</td><td>22</td><td>24</td></tr>
<tr><td>糖尿病肾</td><td>22</td><td>3年</td><td>12</td><td>16</td><td>2</td></tr>
<tr><td colspan="2">高血压型肾小球肾炎</td><td>148</td><td>4~23年</td><td>/</td><td>64</td><td></td></tr>
<tr><td colspan="2">慢性肾盂肾炎</td><td>74</td><td>1年</td><td>1</td><td>21</td><td>52</td></tr>
<tr><td colspan="2">肾功不全D~F级</td><td>41</td><td>6年</td><td>1</td><td>17</td><td>12</td></tr>
</table>

（3）在心血管系统疾患中的应用

冠心病心绞痛的中医治疗，目前，一般认为肾虚是基础，气滞血瘀是标实。

治疗高血压患者时，阴虚血热、阴虚阳亢者用知柏地黄丸加活血剂，阴阳两虚者用肾气丸、右归丸加活血剂。

此外，济生肾气丸治疗心性水肿，治疗病窦综合征等疾病也有一定疗效。

（4）内分泌系统的应用

实验研究证明，温阳药（肾气丸等类）可对垂体——肾上腺轴有双向调节作用，使增生或萎缩的垂体、肾上腺恢复正常，可以发挥类皮质激素样作用。可防止在应用外源性激素治疗时出现反馈性的肾上腺萎缩。因此温阳药广泛用于急性肾上腺皮质功能不全（药源性肾上腺皮质危象）、慢性肾上腺皮质功能不全（阿狄森氏病）。

由于补肾药还可调节垂体——性腺、甲状腺等内分泌腺体的功能，所以甲亢时，阴虚阳亢多见，用六味地黄丸类药。甲状腺机能减退时，脾肾阳虚多见，用肾气丸。更年期综合征时可应用补肾药。此外，辨为肾消证的患者（糖尿病、尿崩症），可出现饮一溲一，用肾气丸治疗，疗效突出。

笔者对107例激素依赖/抵抗的肾病综合征患者，在强的松治疗量时，以滋阴补肾（知柏地黄丸加减）治疗为主，撤减激素中，渐渐演变为肾气丸及右归丸，发现这一类治疗对减少激素应用量、诱导缓解、减轻库欣氏征、减少合并证、减少反跳复发、防止脱离激素综合征均有显著效果。上海第一医学院以同样方式对哮喘患者撤减激素也有相同的效果。以此推以广泛调理阴阳法在SLE的治疗中也发挥了很大作用，减少了严重合并证发作。

（1）牙齿痛、眼睛痛之虚火、实火鉴别诊断（见表10）

表10　牙齿痛、眼睛痛之虚火、实火鉴别诊断表

虚火	实火
①疼痛多，红肿少 ②牙龈不腐烂，齿根不宣通，亦不动摇 ③目睛痛夜甚，眼角不生眵，不流泪，不生翳，异常怕光	①红肿热痛，炎症显著 ②牙龈糜烂气臭、齿根外露、动摇欲脱 ③目痛尽甚，流热泪，眼眵，巩膜泛赤生翳，甚则眼睑亦肿
桂附八味丸主之	桂附八味丸忌用

本人曾按张氏诊断方法，按咽部局部症状辨证，治疗1例久治不愈、局灶性肾炎伴慢性咽炎反复发作、睾丸炎的患者。病例如下：

病例：张××，男，32岁。咽干痛、反复发热已半年。

患者咽痛，每20余日发热1次，持续3~5天，用多种抗生素治疗后仍发作，1976年5月初诊。

症见：咽干痛，夜甚，发作快，消失也快，发作时干痛不已，不影响吞咽，咽部充血发暗，无水肿。舌质红，无苔，脉细略数，腰凉，无力，尿中红细胞

10～20/ul，肾功正常。先后予黄连解毒汤、大柴胡汤、竹叶石膏汤、知柏地黄汤治疗4个月，仍如期发热不误。1976年6月底又发热，继而发现睾丸肿大、红肿热痛，持续6天，赶上唐山大地震，撤出野外症状加重，笔者在其他办法久治不愈情况下，根据咽痛性质辨证属虚火，试用肾气丸加细辛，服1剂即止了咽痛，3天后热退，1周后睾丸消肿，以后每周3服，共服40余日，半年后生殖功能正常，妻子受孕，观察至今，未再发热。

（2）几种难治的内眼疾患，调理阴阳，取得显著效果

用左归丸、杞菊地黄丸为主的治疗法，使老年性白内障患者视力增高；中央性视网膜脉络膜炎者104例中，痊愈30%，好转28%；30例视神经萎缩者中，有效58.8%。用肾气丸类治疗视网膜色素变性而进行性夜盲、视野缩小者144例，视力提高者80%，视野变大者54%。

四、参茸丸、参茸补血丸、海马补肾丸

（1）适应范围：由阴虚、阳虚、阴阳两虚或气虚、血虚、气血双亏而久治不愈，终致阴阳气血亏耗者，应用此类峻补之剂。

（2）药物组成：本组方剂，药味繁杂，其组成规律大致是这样，在滋阴补肾的左归丸、六味丸及补益气血的十全大补、人参养荣、人参归脾汤（均含有补血的四物汤、补气的四君子汤）的基础上，加填精血、壮肾阳的血肉有情之品。参茸丸，有蛤蚧、虫草，重在肺肾双补；参茸补血丸、归脾汤基础加填精血之剂，大补气血，重在心肾；海马补肾丸，有大堆血肉有情补肾药。

第五节　从虚损证的异病同治看逻辑思维与辨证

一、现代逻辑思维与辨证施治

辨证施治是中医诊断治疗学的核心；关键在于正确地识别证候，才能施治无误；实则是初学者，西学中同道最怕的部分。笔者试着用现代逻辑的排比、层析，不断把证候化简，一层层去认识它。

按中医证候规范，如气证、热证等为一级证候，不知气虚、气滞、真热、假热，不可指导用药。阴虚、阳虚等为二级证候。无病位，无病因，治疗针对性不

强。具有针对性施治意义的证候叫三级证候，是包含有与某种病因、病机、病位相关联的一组舌、脉、症状。如肺脾气虚、湿阻三焦等。辨证的证，就是证候。一个病如感冒有风寒袭肺、风热犯肺、暑湿遏表三种证候。有三种治法叫同病异治。《中医内科学》5版教材56个病名中，有15个病以虚损证候为主。针对虚损施治，佐以病因和兼证治疗，叫异病同治，避免了每个病分几个证候再找几个方的繁复不堪。

二、虚损证的辨证思路

中医证候可分正虚证、邪实证，进而再分为虚损，因虚生内邪、外邪之类。

虚损为五脏之虚。五脏虚不离气、血、阴、阳。笔者用排比法，以气、血、阴、阳虚证候为横坐标，以肺、心、脾、肝、肾定位证候为纵坐标，排列组合成符合证候规范的证候，去针对性施治，可以事半功倍。

（1）气虚证见证：疲乏、困倦、气短、自汗、脉弱、舌淡。肺气虚，动辄气喘者补肺汤，反复感冒，用玉屏风散。脾气虚，食少腹胀，用四君子汤。心气虚：心悸多梦，生脉散主之。肾气虚，尿频、腰酸，五子衍宗丸主之。

（2）血虚证，包括有气虚的全部见证。症见：面色苍白或萎黄、皮毛爪甲不荣、疲乏心悸、头晕、手麻、月经失调，舌淡、脉弱等。心血虚，失眠、健忘，用养心汤。脾血虚，无力、出血、月经多，用归脾汤。肝血虚，麻木、耳鸣、目眩，用四物汤。

（3）阴虚证见证：潮热、面赤、五心烦热、舌质红、脉细数。肺阴虚兼干咳、咳血、咽干，用沙参麦冬汤。心阴虚见心悸、失眠、怔忡，用天王补心丹益气养阴宁心。脾（胃）阴虚，纳差、便燥、唇干、胃胀，用益胃汤滋阴增液。肝阴虚，烦急、肢麻、头晕、耳鸣。肾阴虚，腰酸、遗精、尿频、目眩。肝肾同源，肝肾阴虚常同时存在用左归丸。

（4）阳虚证见证：形寒肢冷、疲乏、便溏、面黯、舌质淡胖、脉沉细。肺阳虚，虚喘不得卧，用麻附细辛汤肺肾两治。心阳虚，心悸、胸痹、青紫、痰浊，用拯阳理劳汤。脾阳虚，完谷不化、水肿，用附子理中丸。肾阳虚，尿少或尿清长、遗精、阳痿，用金匮肾气丸。

脏腑阴阳气血辨证要点：

（1）脏腑阴阳气血相互维系。气属阳，血属阴，气血同源，阴阳互根。

（2）气血阴阳虚损中，以气虚为最轻最浅之证，可发展为气阴两虚证、血虚证（包含气血虚见证）。阳虚证、阴阳两虚/阴阳两虚加精血亏耗（气血阴阳俱损）是最重最深之证。

肺、心、脾、肝、肾，五脏证候中，病在肺较浅，病在肾较深。肾阳虚，五脏阳虚；肾阴虚，五脏阴虚（见图7）。

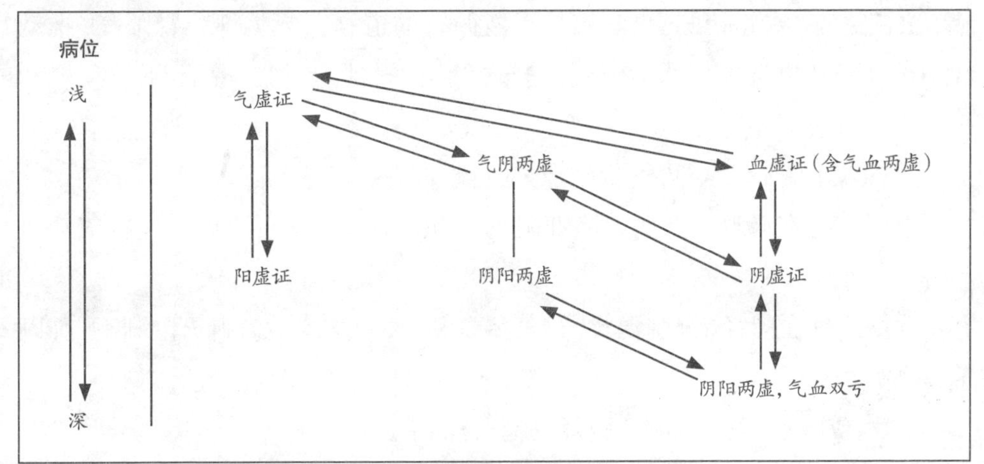

图7　气血阴阳虚损深浅位置示意图

（3）气血同源。善治气者治肺脾、善治血者治肝脾（肺主气，肝藏血，脾胃后天生化之源）。血虚实为气血虚，故益气养血同用。

（4）阴阳互根。善治阳者阴中求阳，适用于阳虚以及阴阳两虚者，金匮肾气丸为正治。以调节桂附、熟地剂量来调理阴阳。但有脾喜温燥，脾阳虚用温燥的附子理中丸。阳虚阴盛高度水肿用实脾饮、真武汤，也是阴中求阳。善治阴者阳中求阴，适用于阴虚以及阴虚阳亢者，六味地黄丸正治，内热用知柏地黄丸，阳亢，用左慈丸、左归丸。

五脏阴阳亏耗有发展过程。菟丝子用于补肾气；巴戟、仙茅、锁阳用于肾阳虚、性功能下降；附子、肉桂用于命门火衰。

滋阴增液药如沙参、麦冬、生地、玄参，用于阴虚中津液亏耗，病位在肺、心、脾（胃），常与气虚同时存在，用生脉饮、天王补心丹等滋阴填精；熟地、山萸肉、龟板、阿胶，用于肝肾阴虚、真阴不足。

阴虚与阳虚发展最后均有阴阳互损、精血亏耗，要用龟板、鹿角胶、鹿茸、紫河车等血肉有情之品。

第六节　三焦气化学说与水肿病机

姚正平先师开口必讲“饮入于胃，游溢精气；上输于脾，脾气散精，上归于肺，通调水道，下输膀胱，水精四布，五经并行”，是说水液代谢（除血以外的正常液体）过程并非一脏一腑可完成，推出了一个虚拟器官——三焦。“三焦者，决渎之官，水道出焉”，三焦是水液循行的道路，借肺、脾、肾阳气，推动上、中、下三焦共同完成水液吸收、输布、利用、排泄全过程。在此肺、脾、肾和三焦是一个整体。

水液循行，气行水行、气行血行、血行水亦行。

阳水：病在肺脾。仍视为诸邪阻遏三焦气化不利，当清化三焦行气活血利水。

阴水：重在脾肾。健脾温肾、行气活血利水，可加麻黄宣肺开上利下。肺以宣为补。

阴水或阳水，均可肺脾、脾肾、肺脾肾同治。

使用宣肺清热利水及温阳利水法治疗肾衰患者，在消肿过程中，患者尿量不多，水分消失了；体重下降不多，水肿消失了；尿蛋白未减少，血浆蛋白升高了；伴面色转润，食欲旺，毛光色泽，血肉充盈。说明这种治疗能改善蛋白质营养状态，通过三焦气化将水肿之水吸收利用。消肿后，水占的体重变成了血肉。

近3年来，加强填精散结药（穿山甲、紫河车、阿胶等）减附子量，治疗效果令人兴奋。

第七节　肾病从脾论治小议

一、肾病综合征

肾病综合征病因和病变是多元化的，治疗方法也不同。其共同特征为起病急，病程长，持续大量蛋白尿，急速发生蛋白质营养不良，引发脾虚证并不断升级。这种脾虚现象是其他疾病少见的。

初发病例病程经过：

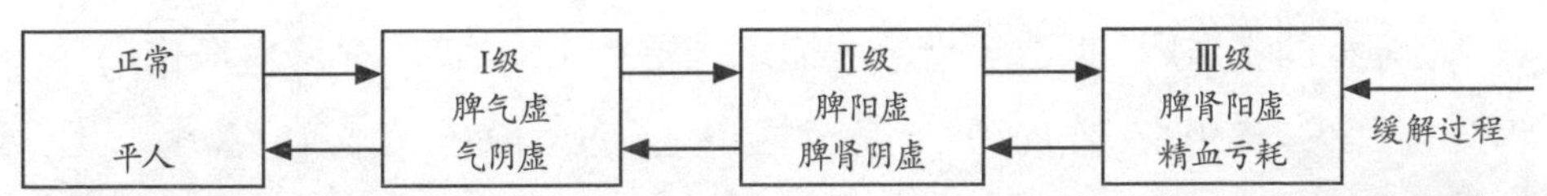

脾虚程度与血浆白蛋白下降程度成正比。笔者曾收集107例该类患者，其中I级、Ⅱ级、Ⅲ级的白蛋白水平分别为30.8±4.1g/L、24.62±3.4g/L、18.22±2.6g/L（$P<0.01$）。

病程长短与脾虚程度有关。脾虚Ⅲ级者，均为持续水肿半年以上未能缓解者。这类病者以氮平衡计，缺少蛋白质高达2~3kg。

尿蛋白是蛋白缺乏的主要原因之一，由于还受药物、食欲、营养、水肿、年龄、体质等影响，有时与脾虚程度并不一致。

健脾药应用于患者，能在蛋白尿改善之前提高血浆白蛋白至正常，脾虚证改善，说明这类药物有改善脾肾吸收合成蛋白功能，激素及免疫抑制剂控制蛋白尿后2月左右，血浆蛋白才正常。两者作用点不同，提示互补的可能性。

健脾药的应用，改善了本病患者生存质量。一些难治性肾病得到缓解，对减少感染与复发也有一定作用。

二、尿毒症

尿毒症期，肾小球滤过功能降至5ml/（min·1.73m^2）左右，双肾萎缩严重而无透析条件者，用中药治疗41例中，肌酐5~8mg者存活23个月，大于8mg者，存活9个月。

主要治疗方法，以救胃气为主，加活血降浊之剂。用六君子汤去甘草加丹参，以提高生理机能和对内环境失控如酸中毒、高钾的耐受性，除重大合并症外，以不变应万变，喻重病轻取之义。

降浊气活血，用丹参、大黄等。脱水消瘦者，大黄慎用。

重大合并症要对症治疗。心衰者用苓桂术甘汤加葶苈子。血压高者加降血压药。

注意：尽量少用药；入水量及饮食要控制；抗生素、利尿剂慎用。附子可积蓄中毒，久用要防止心律紊乱。

三、IgA肾病

IgA肾病，免疫球蛋白（IgA）存在肠胃道及呼吸道黏膜，发生感染后出现血尿、不等量的蛋白尿，近数年借治血痢之药治疗本病，有明显降血尿作用。

处方：白头翁30克、陈皮10克、马齿苋30克、赤芍10克、茵陈15克。

四、高尿酸肾病

高尿酸血症是与嘌呤代谢障碍有关的代谢性疾病。其中15%出现高尿酸肾病，以间质性肾病与多发肾结石为主。

笔者对高尿酸血症患者作了4年的流行病学与社会学调查，复习了文献，发现该病数十年中发病率变化很高，说明除遗传因素外，饮食结构变化，营养过剩及一些人为因素的影响也很重要。

20世纪70年代，对本病知之甚少，80年代有不少报告，90年代在中老年城市干部中发病率8.0%～28.3%。深圳市4年检查结果，1993～1994年最高，分别为18.10%（3429例）、17.30%（2942例），1995年减为10.55%（2872例），而1996年最低，4451例占4.09%。

在调查中常发现高尿酸血症、高血压、高血糖、高脂血、高黏血症并见，形成三高、四高、五高症，并伴有脂肪肝、胆结石、肾结石、高钙尿证。上述指标“一荣俱荣，一损俱损”，其共同的临床见症有舌苔厚腻，舌质胖胀，面红油光，疲乏身重，多汗怕热，手掌红厚，大便黏滞，尿黄浊臭，肥胖口臭，痤疮痛风等。上述见证与中医痰、湿、瘀、浊有关，其痰、湿为病较通常所谓的范围更大，可流注于气分、血分、骨骼关节及各脏腑中。笔者将此称为痰瘀综合征。笔者用半定量积分法，将上述阳性见证按发生几率高低，给予不同的分值，分别定为1～6分，最高得分46分，大于24分即诊为本综合征，见表11。

表11　痰瘀综合征症状计量诊断计分法

症候	分值	例数	百分比（%）	症候	分值	例数	百分比（%）
舌苔后腻	6	238	82.6	痰核喉蛾	2	64	22.2
舌质胖胀	6	211	73.6	肥胖	2	69	23.4
面红油光	5	196	68.5	口臭	2	58	20.1
疲乏身重	5	183	63.5	眩晕	1	38	11.4
多汗怕热	4	142	49.3	胸闷	1	33	11.1
手掌红厚	3	104	35.3	痤疮	1	32	10.3
大便黏滞	3	101	35.0	腹胀	1	30	10.3
尿黄浊臭	3	89	30.9	痛风	1	30	10.3

治疗：①运动。②控制饮食：低热量、低蛋白、低嘌呤饮食，进食马齿苋、话梅、车前草、茄子可以调节pH值，使其保持在6.5～6.8范围。另外，猪苓、虎杖、琥珀、芒硝能够增加尿酸的排泄。③西药对症治疗。④中医辨证治疗，以调理脾胃、运化痰湿为要。

第八节　肾病综合征（N.S）蛋白质营养不良的从脾论治

肾病综合征（N.S）是慢性消耗性疾病，病因与病变多元化，治法与预后不一样。但不管其组织活检证实是否为一种类型的肾小球病变，N.S临床共同特征为起病快、病程长。持续大量蛋白质，引起急速发生与发展的蛋白质营养不良。与此平行出现急速发生并不断升级的脾虚损证，如脾气虚、脾阳虚或脾肾阳虚、气血不足/命门火衰、阴损及阳、精血亏耗。我们称之为急性虚损的现象极少见于其他病。我们从刚刚发病的患者中，看到其辨证在数日至数月中的演变过程。而在本病趋向缓解时，演变过程逆转（受到激素及其他免疫抑制剂干扰者不在此内）。

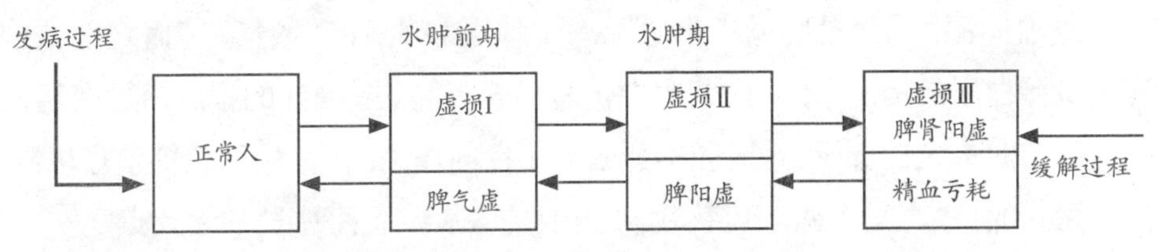

我们看到初发者最早见证为疲乏、困倦、气短、食少、恶心（水肿前期：肺脾气虚），数日继而腹胀，水肿、便溏、面白、喜暖（阴水I级：脾阳虚），再则怕冷、肢浮、高度水肿按之如泥、尿少（阴水Ⅱ级：脾肾阳虚、精气亏虚）。要迁延数月后，可有面色㿠白、高度水肿随体位下沉、舌绛、皮肤干燥脱屑（阴水Ⅲ级：脾肾阳虚、精血亏耗）。

N.S患者的虚损程度，与血浆蛋白下降程度呈正相关关系。笔者收集的107例患者中，虚损Ⅱ级、Ⅲ级、Ⅳ级的血浆蛋白水平分别为30.8±4.1g/L、24.62±3.4g/L、18.22±2.6g/L（$P<0.01$）。

病程、持续水肿与大量蛋白尿时间长短，与虚损程度有关。虚损Ⅳ级者都是病程很长、持续高度水肿与蛋白尿半年以上者。北医潘式早年用氮平衡法观察N.S的蛋白代谢，发现持续高度水肿3个月者，体内蛋白缺乏可达2～3kg。这是惊人数字。

N.S患者的虚损程度，与尿蛋白定量却未发现明显的正相关关系。尿蛋白丢失是蛋白质缺乏的主要原因，与尿蛋白持续时间、每日定量有关。但蛋白质缺乏还与营养、食欲、药物（每40mg强的松消耗5克蛋白/日）、年龄、体质等影响蛋白质生成的因素有关。例如年青食欲好、体质好、消化吸收好、病程短者，与年老、体弱、食少、营养不足者，在尿蛋白定量差不多时，其血浆蛋白的丢失和虚损程度，前者轻，后者重。血浆蛋白水平是蛋白代谢出入正负平衡指标。

N.S从脾治的意义：N.S发展虚损Ⅱ~Ⅳ级均有水肿，分别用健脾消胀（五皮饮、香砂六君子），健脾益气、行气利水（实脾饮加重剂黄芪），健脾温肾、行气利水（实脾饮重用附、桂），健脾温肾、补益气血（十全大补加五苓散），健脾益气、填补精血（十全大补、龟板、鹿角胶、紫河车）之法，所有方中甘草均不用。这些消肿方法、尿量增加不多，但体重下降，水肿渐渐退去。消肿中尿蛋白改善不明显，但血浆蛋白明显升高，肾功改善，同时面色转润，手足转温，皮肤弹性恢复，消肿后肌肉仍然丰满，虚损程度渐渐由重变轻，生活综合质量大大提高，感染减少。

气血同源，均来自后天生化之源——脾。健脾温肾、益气、养血之剂，在仍有大量蛋白尿的情况下，其血浆蛋白仍有显著提高。虚损证的程度由重变轻，提示它们有促进蛋白合成，改善蛋白质营养不良的作用，在肾病综合征治疗机制是独一无二的，没有哪个西药可替代，是中医在N.S治疗中，中药的切入点之一。

回顾中医治疗N.S的报告已有44年，激素治疗和中西结合治疗N.S也有近40年。60年前单纯中药治本病时，脾肾阳虚者多。加强的松等肾上腺皮质激素后，患者的见证可以很快由阳虚转为阴虚，并伴湿热、瘀血，用益气养阴、清热利湿法多起来了。70年代于家荀氏提出活血化瘀法，影响深远，成为常规之一。80年代，肾活检开展，针对性的治疗加强，中西结合更广泛、成熟。90年代，肾移植用的肝素、环孢A也被N.S治疗时借用，疗效进一步提高。到了今天，我们能见到的N.S患者，几乎都是辗转治疗，对激素等不敏感，或有禁忌证、合并证者，或膜性肾病、膜增殖性肾病，常有持续高度水肿及极低的血浆蛋白。因此健脾补肾、填补精血之剂又重新具有重大临床意义。

但蛋白质营养不良只是N.S许多病因病机之一种，治疗时，要兼顾各种因素，现在黄芪注射液点滴，对提高血浆蛋白，改善蛋白质有一定效果，与丹参注射液等一起应用或用肝素开路更好。曾见过一例糖尿病肾病高度水肿者，250毫升盐水加黄芪注射液50毫升点滴3日后，发现尿少，肾功下降，可能与高黏血症有关。

第九节 "坏病"——医源性疾病的防治

"坏病"之病名，出自张仲景《伤寒论》，原意为伤寒病者，因被误汗、误吐、误下、温针不当（汗、吐、下、温针几乎概括了当时对热病治疗的措施）而致病情恶化或新变化者，是我国最早的医源性疾病的记载。元明医者还明确提出药邪之说。今借坏病之名，将现代医源性疾病统之。

中医辨证施治以人为本，而不仅仅针对病，中医学燮理阴阳、调和气血、取冲和之道，深谙"药不可用尽"，"大毒治病、十去其六"之理。对患者见证和药物反应及任何反常变化敏锐发现，及时善后，防止坏病发生。故此在许多慢性病、重症治疗中，中医对患者生存质量的改善是被公认的。

我国肾病的中西医结合治疗史已40年。从开始中药与激素、环磷酰胺等免疫抑制剂、雷公藤制剂等同用时，就从中医角度，对上述药物应用过程中人体脏腑阴阳气血功能影响，做了细微的观察，尤其是在激素治疗流程中与中药配合问题已形成了共识。环磷酰胺、雷公藤可使患者恶心、呕吐、面黯、手指背侧黧黑、指甲黑色布纹、闭经，前者还可致脱发。此属脾肾两伤、气血亏耗、冲任失调，用二仙汤、当归补血汤、乌鸡白凤丸、紫河车等益气扶阳、养血调经之品而使上述见证减轻，粒细胞降低及肝功损害减少。本病中西医结合治疗时至今日已经能够拿出有个体针对性、药物剂量小型化、品种简单化的治疗方案，这是预防上述药物发生坏病的关键。

肾病临床中最常见的"坏病"有激素所致的库欣氏证，免疫抑制剂所致肝损伤、粒细胞减少，抗生素所致的霉菌感染，清热通淋排石剂久用所致肾小管浓缩功能损害，外阴清洁剂不当应用致尿道口损伤，也可见急性脱离激素综合征，儿童与孕妇过食钙质、鱼肝油所致双肾钙化、肾功不全，农药、肾造影剂、大戟、木通所致急性肾小管坏死，青霉素、速尿、倒扣草等药所致药物性间质性肾炎等。上述医源性疾病早期发现与治疗可以缓解，诊断失误、错失病机则危及生命。药物性间质性肾炎比较容易误诊，原因一是对本病认识时间不长，我国是1986年由刘玉春教授与笔者首次在《中华内科杂志》上报告9例；二是在某种肾脏病基础上药物过敏所致，这些药物，如青霉素、雷公藤片、速尿等又是最常见药物，故不易发现；三是嗜酸性白细胞尿，不做尿白细胞分类是不能发现的，往往误以为感染，继续用抗生素。因此当一个肾脏病患者用药中，突然肾功恶化，伴嗜酸性白细胞尿、淋巴结肿大、荨麻疹等过敏症状，可致本病。及时用短程的激素加黄芪、冬瓜皮、萆薢、丹参、猪苓各15克，益气、消肿、活血，能很快复原，但错失病机则会造成永久性肾损害，至今仍陆续见到不少这种病人。

肾脏病患者种类繁多，病程漫长，预后不一，故住院患者与尿毒症透析或换肾者共处一室，造成心因性损害程度是我们健康人不可想象的，因此而造成病情恶化者亦有，并长期困扰肾病专业医生们，也使我们尽力在现有条件下，避免医源性不良因素干扰治疗。

近来，由于某些中药引起肾损害时有报道，比利时医者提出“中药性肾炎”的病名，据文献报告，应与一般其他药物所致的药物性间质性肾炎无本质区别。中药是一大门类，有上万种药物。因某种中药所致的肾脏疾病便叫做“中药性肾病”是欠严谨的，在未发现“中药性肾病”有特殊的临床与病理特征时，这种叫法似乎难以成立。

第十节 “中药性肾病”辨

现在有些纸质与电子传媒，以中医的名义推广假医、假药、春药、性药，广告漫天盖地，实在是欺骗之行，我们真正的中医虽有心反对却无能为力，罪名却由中医承担。

不法企业及商人有钱、有关系却不懂中药，搞减肥药成药，搞中药加西药的成药，结果生产的含关木通减肥药在国外出现服用者死亡案例，比利时将其定为中草药肾炎。其实关木通、黑白丑、大戟、甘遂、芫花引起肾功衰竭于六七十年代已有许多报告，在肾病界早已极少使用。

关于药物性间质性肾炎，1986年笔者曾报道1例药物导致急性肾小管坏死，不是关木通特有，常用青霉素、别嘌呤醇、止痛药等数十种药物亦可致此，为何不叫青霉素肾炎、别嘌呤醇肾炎呢？中药数以万计，外国人叫中药性肾炎，为什么国人也沿用这一名词，常见不少关于本病的报告，而不见有什么声音做客观的反映。

现在研究中药毒性风生水起，益母草、大黄、仙茅、细辛、附子、苍术，甚至首乌、冬虫草。药物有毒性是平常的，研究的目的是什么？应就研究目的给出说明。

附子是中医不可缺少之品，如果禁用不堪设想。附子的药理作用和毒性作用剂量相近，很多中毒案例都是对药物安全剂量、煎煮方法、服药时间长短及毒副作用不了解造成。与洋地黄情况类似，洋地黄通过多年研究，仍是不可替代的治心衰的药。我们为什么不能深入研究这些有毒有效之药？

《伤寒论》指"若误汗、误吐、误下，或温针不当"，病情恶化者为坏病，是最好的医源性疾病记载。

中医理念以人为本，取冲和之道，深谙"大毒治病十去其六""扶正祛邪"之理，善于观察及调整患者服药反应。一直以来，许多重病、慢性病中，中药副作用小，改善生存质量是公认的。

数年前，比利时医生提出"中药性肾病"（吃某种中药减肥保健品，含关木通），一时国内中西医界竞相研究大小会议及文献，其中有一些报告是不公平、不科学的。

所谓"中药性肾病"相关药物是关木通，而中药门类上万种，不可叫"中药性肾病"，国人更不应沿用此名。

所谓"中药性肾病"与其他中西药物，如青霉素氨苄、速尿、别嘌呤醇、雷公藤等等，引起的急性肾小管坏死，或药物性急性间质性肾炎的病理与临床是一致的，不具有特征性。正如不能叫"青霉素性急性肾小管坏死"或"青霉素性急性间质性肾炎"或"青霉素肾病"，也不能叫"中药性肾病"。

但是关木通是有肾毒性的。早在六七十年代就有多起急性肾小管坏死的个例报告。中医肾病界对它早有警惕，数十年应用很少，同时不用的还有毒性大的芫花、甘遂、大戟、商陆、黑白丑等。八九十年代以来肾毒性、致敏性的药物报告渐渐增多，均在密切关注中。

"中毒性肾病"事件提醒我们要注意中药的毒性和致敏性，注意慢性病治疗中药量与疗程控制。

面对纷乱的中医药市场，要慎用不公开成分的中成药（尤其是通淋药），不用含朱砂成分的成药，某个地区成药含金石成分较高者不宜轻试。对所谓补肾保健品，一定要注意含春药者必有毒。

第三章　临床研究

第一节　桂附八味丸在肾炎中的应用

桂附八味丸是慢性肾小球肾炎常用方剂。慢性肾炎是多源性疾病，临床分型多种，其辨证，正虚有脏腑、阴阳、气血失调；邪实有六淫侵袭、内风、内热、湿浊、瘀血。中西医均有多种方案治疗，肾气丸仅用于阴阳失调偏阳虚者。

本方出自汉代张仲景《金匮要略》。目前常用的是宋《局方》调整后的配方：熟地、肉桂、附子、山萸肉、山药、泽泻、牡丹皮、茯苓（应是桂附地黄丸）。

本方是温补肾阳经典方，都重用熟地（经方用干地黄，后药方用熟地黄）滋阴填精为君，配桂附温肾扶阳为主，配群药调和阴阳，水火既济。用于慢性肾炎时，为了充分发挥本方调理阴阳的特长，通过随时调整熟地、桂附的剂量与比例，并作适当加减，将本方适应范围从脾肾阳虚扩大到阴阳两虚。而后世名医钱乙、张景岳等由桂附八味衍生出地黄丸系列，如六味地黄丸、左慈丸、杞菊地黄丸、左归丸、右归丸等。

应用本方的指征为：怕冷肢凉，面苍白或暗黑，腰酸腿肿，疲乏头晕，尿少或夜尿多，脉沉细者。其反指征为面赤怕热、脉弦大等阴虚或邪实者。桂附的剂量要由小到大，中病即止。

我组1980年以后报告过的各型患者199例中，4~12年观察期间，曾在某阶段用过本方者101例。我们初步看到本方对慢性肾炎作用主要是有两方面：其一为对抗超生理剂量的肾上腺皮质激素造成的肾上腺萎缩，使激素依赖和抵抗者得以撤除激素，继续缓解，防止反跳和复发；其二为改善肾功能，减少蛋白尿。

因用过激素患者症状体征变化很大，本方的应用指征、目的和意义与其他患者不同，另具文讨论。本方通过典型病例讨论肾功能改善问题。

典型病例：刘××，男，55岁。

尿少水肿两个月，因水肿加重，恶心呕吐，视物不清，1982年10月12日由某院转入我院。

主证：尿少，水肿，腰以下甚，腹胀满，疲乏身重，怕冷肢凉，呕恶不食，舌质淡胖，苔厚腻，脉沉细。

血压140~150/50~56mmHg，高度水肿，胸腹水（+++）。尿蛋白11.2克/日，尿蛋白电泳示非选择性蛋白尿，血清肌酐239μmol/L，内生肌酐清除率33~47毫升/分，酚红排泄率（PSP）22.5%，双肾图低水平延长线，尿纤维蛋白降解产物5mg……内生肌酐清除率100毫升/分，PSP50%，肾图正常，尿纤维蛋白降解产物消失，尿蛋白减至5.4克/日，改健脾剂，疗程共7个月，完全缓解。1996年仍健在，尿蛋白（-）。

西医诊断：慢性肾炎，肾病型，水肿期，非选择性蛋白尿，肾功能B级（AHA）标准（见图8）。

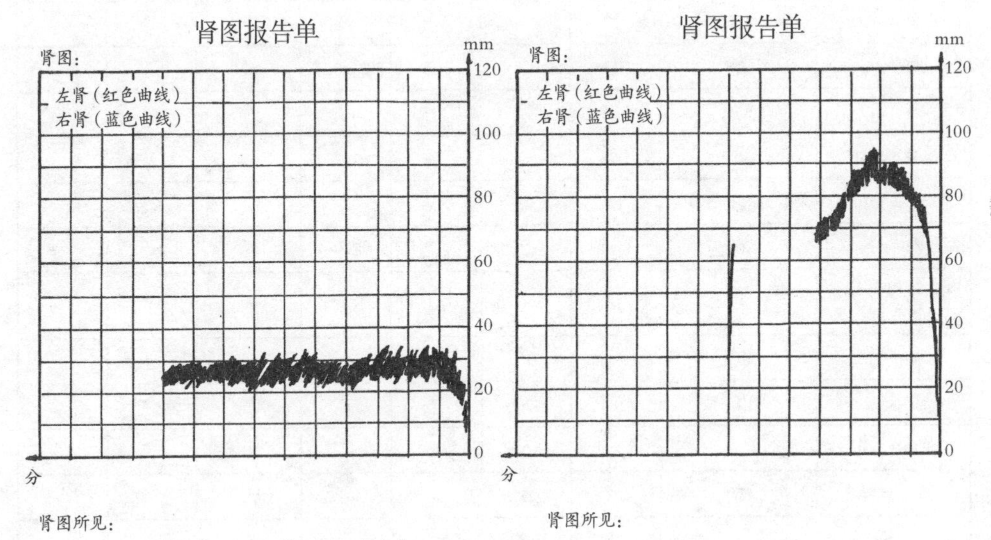

图8　肾图报告单

治疗过程如表12所示。

表12 治疗过程表

阳性特征 理化检查	水肿期	水肿消退期					恢复期	
	1982年 10.14~10.31	11月	12月	1983年 1月	2月	3月	4月	5月
水肿	++++	+		±		(—)▲		
胸腹水征	+++	(—)▲						
体重kg	78	68▲						
腹围cm	98	78▲						
尿蛋白定量 克/日	95~11.2	10.2	11	5.4	9.5	1.6	0.08~0.6	(—)▲
S·D·S大分子						(—)	(—)▲	
中分子	++++			++++		(—)	(—)▲	
小分子						++		
血沉mm/h	110				48		6▲	
白球比	3.8	3.3	4.5	4.5	5.1~6.3▲	5.7▲	8.2▲	
胆固醇 mg/dl	550	435		325		320	225▲	200▲
血尿素氮 mg/dl	25	17.5	27	26	16▲	9.5	10.5	
血尿酸 mg/dl	8.5			8.6			1.2	
血清肌酐 mg/dl	2.7	1.4▲	1.8	1.2	0.9			
内生肌酐清除率 毫升/分	47	33	40		100▲			
尿补体3	微量		0▲					
PSP %	22.5		37.5	50			62.5▲	
FDP μg	5		▲					
溶菌霉 u	5		▲					
肾图	双低水平延长线		正常▲					
肾B超(左肾)	11×6结构模糊					9.5×6▲		
肾B超(右肾)	11×6结构模糊					10×6▲		
治疗方法	温阳行气利水——滋阴助阳——滋阴健脾——清解法——►桂附八味丸主之							

注:“▲”表示恢复正常的第一次结果,以后结果从略。

一、桂附八味丸对慢性肾炎的作用

根据我们的资料，观察期为4～12年的199例各型患者，用过本方或本方为主者共101例。我们初步认为，本方对慢性肾炎的主要作用有两个方面：一是可以对抗肾上腺皮质激素治疗所致的人体肾上腺皮质萎缩，二是对抗由此而引起的一系列副作用。因而对激素的撤除，抵抗型患者撤除激素，诱导缓解，减少复发与反跳，有重要意义。但是，激素撤除除了引起肾上腺皮质功能不全外，还可引起许多其他问题，例如各种感染、过敏等等，症状体征变化很大。故以我们的病例看，有2/3的人在某阶段可用本方，还有1/3患者完全不可应用本方，其应用本方的适应指征和反指征均与其他患者不同，需另具专文讨论。另一方面，本方可以改善肾功能、减少蛋白质，对本病患者趋向稳定与缓解起了重要作用。

二、桂附八味丸的临床意义

从以上病例和我们治疗过的一些其他病例可以看到，从各种生化指标看，本方对肾功能的改善是多方面的，在各型慢性肾炎中，应用很广泛。

（1）利尿消肿，改善氮质血症，减少蛋白尿。本方用在慢性肾炎肾病型或混合型，水肿大部分消退时，因脾肾阳虚同时存在，故此加健脾养血之剂。特别是对高龄组有高血压、肾功损伤的难治性病例有一定效果（例1）。对非典型肾病综合征的隐性水肿也有效，这两组病例用其他方法治疗效果不太好。

马××，男，24岁。因尿失常，踝部浮肿，四肢胀3年，1968年11月4日初诊，舌质淡，脉细，尿蛋白定量3～4克/日，血浆蛋白6克左右，胆固醇6.2～7.8mmol/L，肾功正常，先后用过中西药物多种（包括免疫抑制剂、肾上腺皮质激素），无效。1970年2月用桂附八味丸去附子加五苓散，体重渐减，尿蛋白下降，改滋阴健脾之剂，1971年4月，突然蛋白尿消失，保持缓解，结婚，生一子，至今未复发。

（2）稳定血压。慢性肾炎混合型、高血压型及肾功不全都有血压高的症状。肾性高血压有阴阳两虚和阴虚阳亢两个类型。本方用于阴阳两虚者，阴虚阳亢绝对禁用。

肾性高血压是肾功恶化的重要因素，本方降压作用有的与利尿消肿有关，但多数无明显水肿者，血压下降时，有尿纤维蛋白降解产物明显下降和肾功改善，我们观察到纤维蛋白降解产物阳性患者中，16例用本方加活血剂，9例血压降至正常，或接近正常，同时纤维蛋白降解产物由20～40μg降至正常，而7例血压变化不大者，纤维蛋白降解产物改善不明显。

（3）改善肾小管功能。服本方患者，肾血流量改善（肾图改善，尿量增多，氮质潴留减少），肾小球滤过率增加。而肾小管功能有全面改善。肾阳虚主证夜尿多、小便清长，与肾小管浓缩功能有关，随着夜尿减少，尿溶菌霉、尿补体3消失，肾图改善。1982年入院肾功代偿或失代偿者中，13例夜尿多者，日夜尿量比例由1∶1左右升至1.5∶1左右者5例。慢性肾小管功能损害是很少药物可治的，故应用本方很有临床意义。

吴××，女，29岁。因蛋白尿持续不缓解，1995年6月去广州做肾活检，证实为系膜增殖性肾炎、局灶性肾小球硬化。因精神紧张，血压持续升高伴恶心，血尿素氮升至10mmol/L，血清肌酐升至194μmol/L，用车前子、牛膝、熟地、肉桂、炒知柏，尿量增多、血压下降，肾功能恢复，险情解除。

（4）肾炎经常有慢性咽炎、牙龈炎、眼结膜炎等病灶感染。通常是实火所致，但是肾炎患者病程长、脏腑阴阳气血失调，病情复杂，虚火所致也不少见，最常见为阴虚火旺者，用知柏地黄丸、杞菊地黄丸，此处不多说明。但是阴阳两虚、虚火上炎患者也时有发生，如诊断明确用济生肾气丸、桂附八味丸效果显著；如辨证错误，反应也不小。

湖北名医张梦侬氏1975年在《新中医》第一期就咽喉作痛、口舌生疮、牙齿痛、眼睛痛的虚火、实火辨证，作过详细的报告，成为我20年来临床的指导。其指出治虚火除外用药要小剂量开始，中病即止。常用方为桂附八味丸加细辛微量（1克左右），牛膝为引经药物（见表13）。

表13 张梦侬氏咽喉作痛、口舌生疮的鉴别诊断表

虚火	实火
1. 发病慢 2. 经过数日或数月 3. 患处暗红或淡红 4. 患处微肿或不肿 5. 患处不热，唯双足长冷、冬季如冰 6. 一般微痛，饮食不碍，也有饮食津液梗阻的 7. 溃疡多，少有红肿热痛	1. 发病快，以红肿热痛为主，病程较长 2. 经过数日或旬日 3. 患处鲜红或深红 4. 患处明显红肿高突 5. 患处有灼热感，个别病时发热 6. 一般剧痛，甚至影响咀嚼吞咽 7. 溃疡突起红肿，甚则腐臭糜烂
桂附八味丸加减主之	桂附八味丸禁用

第二节　四妙勇安汤加味在慢性肾炎高血压型及肾功不全中的应用

四妙勇安汤，是我院（北京中医医院）名老中医、皮外科专家赵炳南老中医治脉管炎的常用方。1973年，先师姚正平曾用此方去甘草与清营汤合方，治疗一输异型血所致的溶血和急性肾衰的尿闭。近十余年来，笔者将此方用于某些肾功恶化较快的慢性肾炎患者，发现对血压稳定、尿纤维蛋白降解产物下降，肾功恢复有一定作用。

一、方药组成及方义

玄参、生地、银花、当归各30～90克，丹皮、地骨皮、地榆炭各15克，连翘、车前子、牛膝各10～15克，三棱、莪术各10克，大黄10克。

口舌生疮、舌绛、吐衄血、斑疹者加犀角，大便干者大黄可加量，腹泻者可酌减。

本方是滋阴清热、凉血解毒、活血化瘀之重剂。四妙勇安汤去甘草之后，加三棱、莪术活血攻瘀；加生地、丹皮、地骨皮滋阴凉血；血热发斑出血者加犀角。清营汤之义，清营解热。

二、适应证：用于瘀血证有阴虚血热者

（1）头痛头晕。

（2）面红口干，五心烦热。

（3）咽喉肿痛，渴能饮水。

（4）大便干，尿少赤。

（5）舌质红绛，脉数/细数。

（6）尿血、镜下血尿。

（7）尿纤维蛋白降解产物阳性/高凝状态。

（8）病史短，有进行性血压升高，肾功不全。

符合以上3条以上者，可用本方治疗，随病情轻重，调整剂量。

典型病例一：王××，男，28岁，工人。

尿异常3年，急性扁桃体炎后发现蛋白尿、血尿、血压进行性升高，1977年9月21日初诊，有高血压、糖尿病家族史。

见证：形肥面胀，面黯颧红，目窠微肿，头晕头热，烦躁口干，咽干痛，腰痛若折，夜尿多，舌质暗，脉细数。

检查：血压170~200/110~130mmHg，尿蛋白（++），红细胞30~70，蛋白定量2.1克/日，内生肌酐清除率62毫升/分，血清肌酐177μmol/L，酚红排泄率45%，双肾图轻度延长，尿纤维蛋白降解产物40μg，B超肾大小正常，血尿素氮正常，血糖、糖耐量正常。

西医诊断：慢性肾炎高血压型，肾功B级。

中医诊断：眩晕（阴虚血热、瘀血停滞）。

治疗经过：四妙勇安汤加味治疗，并连续服复方降压片2片/日，每日3次。至1977年11月，血压稳定在病前水平（130~150/90~96mmHg），纤维蛋白降解产物降至20，尿中红细胞减少至0~5，后服知柏地黄丸善后。至1978年1月尿蛋白阴性（–）微量，纤维蛋白降解产物（–），血清肌酐106μmol/L，内生肌酐清除率80毫升/分，酚红排泄率68%，肾图正常。血尿消失，随访至今，尿糖正常，肾功正常，血压升高趋势：140~160/90~110mmHg，血糖降低，结婚后，育一子。

瘀血证，根据我们对肾功正常恶化至尿毒症时的观察，在慢性肾炎肾功正常时，典型的瘀血见证，如面黯、舌紫、肌肤甲错、腰刺痛、出血等较少见，但是随肾功恶化，渐渐至尿毒症晚期，几乎每天都有瘀血证。

本方适用于病程较短者，典型的瘀血证虽不多，但均有尿-FDP明显升高，是肾小球毛细血管内凝血，微血栓形成的重要指标，有尿血、镜下血尿、离经之血，为之瘀血。在肾小球毛细血管炎症急速发展中，用本方使病情缓和、血压下降、纤维蛋白降解产物下降、肾功改善，说明肾小球毛细血管炎症控制。

笔者曾报告过25例纤维蛋白降解产物阳性者，其中5例用四妙勇安汤，2例纤维蛋白降解产物阴性，血压恢复正常，肾功改善，2例恶化。

第三节　加减萆薢分清饮在慢性肾功不全中的应用

萆薢分清饮是治疗膏淋、尿浊的主要方剂之一。20余年来，我院（北京中医医院）肾病组同仁在名中医肾病专家姚正平教授、张子珍主任医师的指导下，将本方广泛应用于各种泌尿系感染、泌尿系结石等疾患中，发现在分清通淋过程中，对肾功能改善，该方有一定作用。我院张子珍老中医生前就将本方用于治疗慢性肾炎合并泌尿生殖系感染者。笔者初步发现，本方不但对泌尿系感染所致的肾功不全有作用，对慢性肾炎所致的肾功不全也有一定治疗意义，对各种原因所致的慢性肾功不全患者均有改善肾功、延缓病情恶化的作用。

一、药物组成

萆薢12克、乌药10克、益智仁15克、上肉桂3~5克（尿少、尿闭可用9~15克）、炒知母10克、炒黄柏10克、石菖蒲10克、车前子10克。

方解：上方是以朱丹溪萆薢分清饮为基础，加《兰室秘藏》的滋肾通关丸所组成。

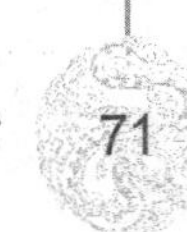

方中以萆薢为君，入膀胱经，分清泌浊、利湿通淋；益智仁为臣，温肾阳、固肾气、缩小便。两者以通为主，但有开有阖。佐乌药理气通淋，石菖蒲芳化湿浊，既可通利小便、治癃闭，又可止遗淋白浊、止尿频。肉桂、炒知柏有温阳化气、滋肾通关、清利湿热的作用。一寒一热，既可温阳化气，有利膀胱气化，又不生热象，又可清利湿热而久用不伤胃气。

二、在肾功不全中的适应证选择

由于本方配伍巧妙，寒热并用，有开有阖，而以利湿通淋为主，可广泛应用于各种证型的泌尿系疾患患者，而兼见膀胱湿浊者。

本文选取的是由于慢性肾炎、肾盂肾炎、多囊肾等多种原因所致的肾功能不全的患者中，中医辨证系阴阳两虚湿浊阻滞膀胱气化者。

主证：①腰部重坠痛，或酸胀痛持续不已。②苔白腻/黄腻。③尿涸，尿频、急、热、痛/尿道口不适。

次证：①尿沉渣中管型、红细胞、白细胞多或渐增多。②高血压进行性增高。③肾功进行性恶化。④同位素肾图示完全梗阻图形，排泄延迟，但并非尿路结石等引起者。⑤静脉造影，肾显影不良。

具备一个主证、1~3个次证，即可应用本方。

本方应用时，可根据不同的正虚证，做适当的加减。例如，阴虚内热加大补阴丸；阳虚加二仙汤；瘀血证加四妙勇安汤。

注意：纯阴虚内热者不用本方，而用知柏地黄汤、四妙勇安汤加萆薢、乌药。

三、典型病例介绍

（1）典型病例一：郑××，女，52岁。

水肿尿少，烦渴不已，于1983年8月19日入院。

患者1983年3月发病，尿少水肿，用对症治疗不愈。1983年5月来京，诊为肾病综合征（N.S），在某院用强的松40mg/日治疗无效，水肿加重，肾功恶化，于1983年8月19日转入我院。

入院时，患者仍用强的松40mg/日。

症见：面色㿠白，两颧浮肿，高度水肿，按之如泥，肌肤甲错，爪甲凹陷，恶心呕吐，大便干，尿少500ml/日，舌质绛红，脉沉细数。

体查：体重68kg。全身高度水肿。胸腹水（+++），血压160/110mmHg。

辅助检查：血色素14.3克，尿蛋白（++++），红细胞、白细胞、管型0~6，尿糖（±）~（+++），尿蛋白定量1.87克/日，血糖126~164mg/dl，血胆固醇285mg，白球比1.97/29.6克，血尿素氮28~32mmol/L，血肌酐230~248μmol/L，血尿肌酐清除率44毫升/分，尿纤维蛋白降解产物10μg。

西医诊断：肾病综合征Ⅱ型，肾功能AHA B~C级；激素抵抗；糖尿病。

中医辨证：脾肾阳虚、精血亏耗、水浊泛滥。

治疗经过：入院后，以每周10mg的速度撤除激素。入院第一周，未用中药，以取得自身对照的数据。

1983年8月26日~9月23日，宣肺，健脾，温肾，通阳利水。用实脾饮加真武汤。开始两周还加用麻黄12克。服此方期间，尿量渐增至1000~1500ml/日，体重由68kg减至60kg。胸腹水消失，水肿减轻。但膝以下仍肿（+++）~（++++）。消肿同时，肾功、蛋白尿无改善，激素撤除后，血糖、尿糖不消失，血压未下降。

血清肌酐221~256μmol/L。

1983年9月26日~10月21日，症见：腰部坠重痛，恶心，朝食暮吐或暮食朝吐，尿黄稠多沫，苔白腻粗糙，舌质边红，脉沉细。用萆薢分清饮加减、小半夏加茯苓汤。服药第三天开始，腰痛加重。10月3日、5日、6日连续出现大量蜡样管型尿。于10月7日出现利尿高峰，尿量达2500~2800ml。10月13日后逐渐减至1200~1500ml/日，体重减至55kg，水肿消退，腰痛突然停止。10月28日血尿素氮24mmol/L，肌酐221μmol/L。11月24日血肌酐168μmol/L，血尿素氮20mmol/L，予健脾补肾、益气养血、理气化瘀之剂。1984年3月24日出院时，血肌酐159~168μmol/L，血尿素氮18~21mmol/L，尿蛋白2.2~3.0克/日，尿糖（++），肾图完全梗阻图形消失，纤维蛋白降解产物（–），血压140/90mmHg。

1986年9月复查：24小时尿蛋白定量1.6克，肌酐177μmol/L，血尿素氮14mmol/L，血糖11.3mmol/L，尿糖（++++）。在农村已参加劳动2年。

最后诊断：糖尿病，肾病综合征，肾功能失代偿逆转为代偿。符合部分缓解标准。

（2）典型病例二：杨××，男，51岁。

腰痛头晕7年，加重半年。1986年1月7日初诊。

患者有头晕、腰痛。1979年查血压140/100mmHg左右，1981年查尿蛋白（++），有红白细胞、管型，血压最高达170/120mmHg。近半年来夜尿多，无力。

见证：面色萎黄，头晕耳鸣，腰酸胀痛，久坐若折，尿频，夜尿多，腰冷膝软，舌质边红，苔白黄粗糙，脉沉细弦。

体查：血压160/110mmHg。尿蛋白（++），红白细胞管型2~3。肾区叩击痛（±）。无水肿。血色素12.3克，血尿素氮28mmol/L，肌酐203μmol/L，血胆固醇、白球比、电解质正常。尿纤维蛋白降解产物5μg。肾图示双肾排泄功能延缓。肾B超大小正常，结构紊乱。

诊断：慢性肾功不全AHA—B级。原发病为肾实质疾病（肾炎或肾盂肾炎不能确定）。

中医辨证：阴阳两虚，下焦湿浊内阻，肾气不固。

治法：用萆薢分清饮加减加五子衍宗汤。

服药一个月后，面色滋润，血压控制在140/90mmHg左右（每天早晨服复方降压片1片）。腰痛好转，尿频、阴囊冷湿好转。3月1日以后至今，血尿素氮

<18mmol/L，血清肌酐<133μmol/L，血压稳定，夜尿减少为一次，精神体力恢复。目前24小时尿蛋白定量0.6克/日，血压130~140/80~90mmHg，尿中沉渣很少，面色红润，坚持上班工作。

（3）典型病例三：贾××，女，48岁。

腰痛4年。1984年5月22日初诊。

患者1980年患泌尿系感染，后来经常腰痛，有时尿热，但无尿频、尿痛。1983年11月开始夜尿多，血压偏高。

初诊时症见：面色正常，腰酸胀坠痛，少腹冷，夜尿多，两腿软，疲乏无力，尿热。

体查：血色素13.4克，尿蛋白（++）~（+++），红细胞10~20个/HP，白细胞3~8个/HP，管型1~3，尿纤维蛋白降解产物0，溶菌霉9，血尿素氮28~32mmol/L，血肌酐212μmol/L。肾图示双肾功能中度延缓。肾B超探查大小正常，右肾结构紊乱。

诊断：慢性肾盂肾炎，肾内进行型，慢性肾功不全AHA—B级。

中医辨证：阴阳两虚、下焦湿浊内阻。

治法：用萆薢分清饮加减加赤小豆当归散。

服药初期，一度腰部胀痛加重，尿频、尿量增多，尿中出现颗粒管型、透明管型由3~5至10~20不等。1984年6月11日复诊，血压稳定，尿沉渣红白细胞、管型消失，腰痛亦减轻为酸痛。1984年7月血尿素氮首次降至20mmol/L以下，血清肌酐177μmol/L左右。1986年3月以后血肌酐降至71~133μmol/L，尿蛋白降至（+）~（++）。症状基本消失，改用知柏八味丸加滋肾丸善后。肾功一直正常。

四、讨论

萆薢分清饮本来是治疗慢性泌尿生殖系统炎症、下尿路梗阻的常用方剂。我院（北京中医医院）名老中医、肾病专家张子珍大夫，在生前治疗慢性肾炎患者时，主张在中医辨证施治基础上，加萆薢、乌药。张老认为，男性，尤其年龄大的男性常合并前列腺炎、前列腺肥大，加萆薢、乌药、肉桂、炒知柏温阳化气、利尿通淋、清热利湿，可有助慢性肾炎缓解。

笔者在临床中发现，一般慢性肾炎、肾病综合征有腰酸乏力，很少有腰痛。出现腰痛持续不已者，有瘀血证、湿浊证两类最多见。瘀血者，视其正虚邪实情况，可分别用四妙勇安汤、大黄䗪虫丸、当归芍药散、附子大黄汤等；而湿浊证就要用加减萆薢分清饮。

湿浊证系湿浊阻滞下焦，膀胱气化不利、清浊不分，不通则痛。以上3例均有显著的持续的腰部胀痛或重坠痛，尿中有较多的红白细胞，尤其是管型较多，舌苔白腻或黄腻。

加减萆薢分清饮有温阳化气、分清泌浊、利尿通淋的作用。突出的是一个“通”字。例一和例三，用本方后，一度出现腰痛加重，尿中管型大大增加，例一出现大量蜡样管型尿，持续4天。当笔者已不敢再用本方时，突然出现利尿现象，消肿、腰痛减轻、肾功改善。3例用本方后尿沉渣中有形成分渐次减少，血肌酐渐恢复正常。

笔者根据自己的临床经验和以上病例分析初步认为，慢性肾炎、肾盂肾炎等疾病发展过程中，肾小管内沉积了大量的蛋白、红白细胞、管型等有形成分，造成梗阻，可能是肾功恶化的原因之一。肾内梗阻的症状，也是湿浊证，借用加减萆薢分清饮通之，可以使肾小管内积存的有形物冲刷出来。“通”的过程中，腰痛由轻加重，后由重减轻至消失；管型等有形物排出增多至减少而消失，对保护肾功起了一定作用。

下焦湿浊证，只是肾功恶化的因素之一，治疗中还必须配合其他药物同用。尿毒症期后（血肌酐＞442μmol/L以后）有实证，用实药，仅少数病例可改善症状，一般无明显效果，故不用本方。

第四节　中医辨证论治淋证案

在中医辨证教学中，要求对每个病辨得越精细越好。而临床所见之病例往往是千头万绪，有许多种病纠结在一起。辨证要旨是删繁就简，以当前用药为切入点。

以淋证为例，教科书中淋证分热、气、血、劳、膏、石等六淋，虚实共11型（热淋、石淋无虚证），其间颇多重叠烦乱，故先将病因、病机不同的膏淋（乳糜尿）除外，再将病机治疗不尽相同的石淋除外。

淋证限于泌尿系感染范围内，以虚实为纲：实证（急性泌尿系感染、慢性泌尿系感染急性发作）以热淋为主，可有血尿、瘀血、夹湿、夹痰等；虚证，肾虚、脾肾虚，可有夹热、夹血瘀尿血、夹湿、夹郁等。这样一分为二，纵向思维，清晰易辨。

淋证（尿路感染）是个很常见的病，病因也不复杂，但是由于症状多涉及隐私，故也是个麻烦的病，而且其反复发作难以除根，又是一个令人头痛的病。而数十年中医肾科同仁努力，在泌感治疗中，除杀菌外，开拓了扶正祛邪、通淋去毒的一扇窗，改善了患者的生存质量，保护了患者的肾功能。

由于过去曾经主张长程地用多种抗生素交替治疗以应对其反复发作，故早在六七十年代，就已经有许多尿中长期带有＞400/ml大肠杆菌耐药菌株的肾盂肾炎患者。在那个年代，笔者有幸参加了这些患者长达数月的住院治疗和长程追踪观察。当时用多种抗生素治疗，细菌阴性维持不到4周，就又照旧生长，治疗失败了。一位有医疗背景的患者说："我的肾脏是大肠杆菌的培养基。"其顽固程度与当今超级细菌可一拼。

这种患者发热、尿频等症状可能是发作性的，但是尿热、尿臭、腰部酸痛，则多是持续性的。单纯抗生素治疗无效后，经过空窗期（尿培养两次阳性）改为用中药健脾滋肾、利湿解毒通淋，间断在必要时用抗生素后，患者症状改善较多，尿通畅，腰酸腰胀等改善，有少数人尿细菌转阴持续多年。

病例一：2003年2月，某女，28岁，医生，反复尿路感染2年，1年内频发恶寒高热，用抗生素控制，时汗出怕风，疲乏，恶心气少，腹胀、腰痛，尿热，时有尿频。

柴胡20克、当归15克、连翘15克、赤小豆15克、萆薢15克、乌药10克、猪苓15克、阿胶（烊化）10克、车前子15克、鱼腥草30克、五味子10克、黄芪20克。

发热时加荆芥穗、防风，平时加枸杞子、菟丝子、金樱子。治疗半年渐渐不再复发，尿培养3次阴性，结束治疗服龟苓汤、鱼腥草蒜泥鱼汤，后结婚生子，6年余未复发，发作时不能服浓汤甜品及大蒜等刺激性食物，无症状、无细菌之后可服。

瘫痪、高度水肿、各器官功能衰竭时，几乎均有严重尿路感染，甚至造成致命的影响，在诸症杂陈危在旦夕时，用补托排脓、解毒通淋药扶正祛邪，令邪毒有出路。

病例二：某男，80岁，偏瘫多年，肝癌手术后，肾功能不全，近期低热，尿浊、脓状、腥臭，人已极度消瘦羸弱，不能用抗生素治疗。

方药：黄芪50克、茵陈30克、猪苓30克、柴胡15克、紫河车10克、当归15克。

服药后尿逐渐变清，腥臭味减轻，解除了脓尿造成的致命因素，服药3周停药。

病例三：某男，28岁，糖尿病继发肾病综合征、低蛋白血症、肾功能不全、高血压、高度水肿、腹水，尤以下肢为甚，尿淋漓失禁，臭黏手，无力站立行走。

方药：黄芪50克、桂枝10克、白术10克、丹参15克、白芍10克、五加皮15克、大腹皮15克、茯苓皮10克、木通10克、厚朴10克、当归15克、鳖甲（先煎）10克、炮山甲（先煎）10克、三七（粉冲服）5克。

服药14服，体重渐渐下降8公斤，下肢腹部消肿明显，已能站立，但突然恶寒高热，尿絮状物增多，精神疲怠，尿白细胞达6720/μl，加抗生素，并用例一托补排脓方，去茵陈加土茯苓30克，一周后热退尿清，浮肿又加重，继服第一方治疗中。

糖尿病肾病高度水肿是极其难消退的，糖尿病肾病与其他肾病综合征症状区别是：尿量较多，怕冷不明显，笔者大多用此方治疗膜性肾病、乙肝肾，对消肿、改善营养不良、提高血浆蛋白有一定好处，一些乙肝性肾症、膜性肾病达到缓解。

老年性尿道炎和尿道综合征均属中医劳淋范畴，尿培养可能无菌，尿常规可能正常或少许白细胞，但症状多多，有尿频、尿急、尿道口不适、干涩，故尿痛、尿热较少。

用滋肾养阴，清热通淋之品是常规。在此要特别提到的是肝郁气滞，很符合气淋症状，许多人伴焦虑、烦躁，甚至患上抑郁症，反复就医，过度用药，造成不良循环，用此疏肝解郁，必要时抗抑郁治疗，使症状一并缓解。

1. 石淋

各种清热通淋化石的排石汤大同小异，均有效，故不赘方，为防利水伤肾，宜服1~14天后，数日再服，并多饮水，饮透水，适用于泥沙样结石、鱼子样结石，及位于肾盂、输尿管、膀胱，直径小于8mm的坚硬有刺的草酸钙样结石和鳞片状磷酸钙结石。

预防尿路结石复发是医生要责，故告诫患者："结石生在下游（尿路），病因多在上游（摄入食物不当）。"一定要掌握草酸石、尿酸石、磷酸石等相关饮食宜忌，已有许多资讯就不赘述。

病例四：某女，36岁，妊娠4个月至小孩周岁，每日饮猪大骨浓汤3碗，突然腰痛血尿，双肾盂巨大嵌入式磷酸钙结石，并肾功能不全。

病例五：某男，7岁，农场人，草莓季，每日食草莓，数月后肾绞痛，尿出坚硬有刺结石。

中药碱化尿液治结石有悠久历史，尿酸石往往多发，鱼子样、泥沙样或松散结块，在碱化尿液中可溶解，用钾、钠、镁、铝盐试验，pH为7时溶解度最高。

而中医从《神农本草经》以来历代文献中均提到平时很少内服的滑石、芒硝、硝石、硼砂、青盐等含钾、钠、镁、铝盐的单方或复方用以治疗结石，而并未用过最常用的高钙的生石膏（含水碳酸钙）。现在滑石、芒硝经常出现在排石汤中。本人常用柠檬六一散（柠檬、罗汉果、滑石、甘草）代茶治尿酸石。

温化结石法：多年前路先正教授曾提出温化结石法，因无相关病例，故不甚了然，近数年，注意磷酸盐结石，较为复杂，除过食含磷食品外，还与内分泌和代谢紊乱有关。近数年注意到一种黑褐油亮的结石，为磷酸尿酸结石，很容易排出，呈油泥状或者固粒状，其中一例甚至排出数十粒胡椒大小，酷似中药蜜丸的结石。

所有病例均有肾功能不全，高磷低钙伴不同程度腰酸、骨痛、夜尿多，尿清长等，是为肾阳不足气化不利所致，故结石很易排出，不用通淋药，五苓汤加仙灵脾、仙茅、猪苓、阿胶、当归、熟地、桃仁、红花为基础方。患者均有结石排出，持续数月，虽然肾功能未能改善，但结石未复发，骨痛有好转。

2. 膏淋（乳糜尿）

膏淋较少，但在深圳亦时有发生，本月治疗一例系1997年治愈复发者。尿为脂膏糜豆腐状，大量营养物质从尿中丢失，尿检脂肪（++++），蛋白（++++），患者消瘦，面色偏暗，疲乏者多。

先师留下经验方，系红参或白参10克加萆薢分清饮，有效时尿中脂膏会突然消失，体重增加，面色转润，服6周无效，则再服也无效。个别患者服药时有抽筋等症状。如不加人参则不见效果，原因不明，具体方药如下：

红参10克、萆薢15克、当归15克、乌药15克、益智仁10克、车前子15克、赤芍10克、白术15克、茯苓15克、石韦15克。

第五节　对慢性肾炎高血压型分型的诊断标准和治疗原则的初步意见

本辨证分型范围仅限于慢性肾炎高血压型，包括肾功能“正常”—代偿—失代偿期（AHA标准A~B级）。

依据：我组对148例慢性肾炎高血压型患者辨证分型治疗长达23年的追踪观察资料（附于后）。

一、阴虚血热型

辨证：邪热灼阴，血分蕴热。

分型指征：符合3条以上者，可以定型。

（1）头痛，头晕。

（2）面红口干，五心烦热。

（3）咽喉肿痛，渴能饮水，大便干，尿少赤。

（4）舌质红，脉数。

（5）尿血或镜下血尿。

（6）尿纤维蛋白降解产物（U-FDP）阳性。

（7）病史短。

临床常见素体健壮的青年患者，面色红润。除高血压，蛋白尿、镜下血尿、U-FDP阳性等客观指标外，无任何症状，或仅有便干舌红，可按本型治疗。

治疗原则：清热养阴，凉血解毒，活血化瘀。

参考方剂：四妙勇安汤、清营汤加减合方。

二、阴虚阳亢型

辨证：肝肾阴虚，虚阳上亢。

分型指征：第4条加其他2条，可以定型。

（1）头晕头痛。

（2）面红口干，五心烦热。

（3）烦躁失眠，胸胁胀痛。

（4）腰酸疲乏，双膝酸软，遗精早泄。

（5）舌质红，脉弦大。

治疗原则：滋阴填精，潜镇虚阳，养血活血。

参考方剂：大补阴丸、建瓴汤、左归丸加减。

三、肝郁气滞型

辨证：①阴血不足，肝火有余，气滞血瘀。

②肝经火旺，耗伤脾气，脾运失健。

分型指征：第2、3条加其他两条可以定型。

（1）头晕头痛。

（2）五心烦热、烦躁失眠。

（3）口苦咽干目眩，胸胁乳房胀痛。

（4）肢胀尿少或形体肥胖少气。

（5）月经紫暗或闭经，舌质暗，月经期前后血压波动，症状加重。

（6）舌质暗红、暗而胖，脉弦。

（7）本型症状与更年期综合征、原发性高血压极易混淆，故此，首先必须具有典型的肾炎史和确诊慢性肾炎的必要指征，才能列入本型。

治疗原则：平肝理气，养血活血，运脾消胀，以调理气机为先。

参考方剂：加味逍遥丸、柴胡疏肝汤、五皮饮、防己茯苓汤等。

四、阴阳两虚型

辨证：阴阳两虚，气血失调。

分型指标：符合3条以上者可以定型。

（1）面色黄暗。

（2）腰酸膝软、头晕疲乏。

（3）怕冷肢凉、手心热。

（4）尿少肢肿或夜尿多。

（5）舌质淡、脉细。

治疗原则：滋阴助阳、养血活血。阴损及阳者，注意育阴填精；阳损及阴者，注意健脾益气。

参考方剂：桂附八味丸，左归丸、右归丸为基本方。

五、四种证型的鉴别诊断及临床验证

在进行资料统计时发现，以上四个证型患者，不仅见证有阴阳虚实之别，而且在年龄组分布、病因、病程经过、疗效、预后等方面有所区别，从而反证了以上四个证型的客观存在，是分型鉴别诊断的重要依据。

（1）慢性肾炎多见于青年，男性多于女性。本组多数病例均是如此。唯有肝郁气滞型期以30～40岁的中年女性为主（男：女=2：20）。其病因统计，阴虚血热发病与扁桃体炎、猩红热有关者10/15例，肝郁气滞发病与妊娠有关者9/22例，且症状与血压波动与月经周期有关者几乎100%。

四型患者多数有镜下血尿，但阴虚血热型最为显著。尿纤维蛋白降解产物阳性者，阴虚血热最高（9/11例）；其次为阴阳两虚、阴虚阳亢型（共40/45例）；肝郁气滞者最低（2/12例）。

（2）证型的鉴别与动态观察，偏阴虚的三型中，阴虚血热型以邪实热盛为主，故以咽喉肿痛、尿血便干、口渴舌绛为主证。阴虚阳亢以上“盛”下虚为特点，实则是虚证，以面红脉弦大、烦躁手心热、腰酸膝软、遗精失眠为主证。肝郁气滞型则虚实相兼，阴血虚而肝火有余，以口苦咽干目眩、五心烦热为主证，又可因肝火旺过伤脾气而疲乏肢倦、尿少浮肿等脾运不健之证。以上三型在长期观察中未见互相转化，是三个独立证型，但均可阴损及阳而成阴阳两虚型（最早的阳虚症状为腰凉、夜尿多）。

阴阳两虚型与以上三型鉴别无困难。

（3）辨证分型的疗效：将四个证型按肾功能分组，分别统计其疗效（见图9）。

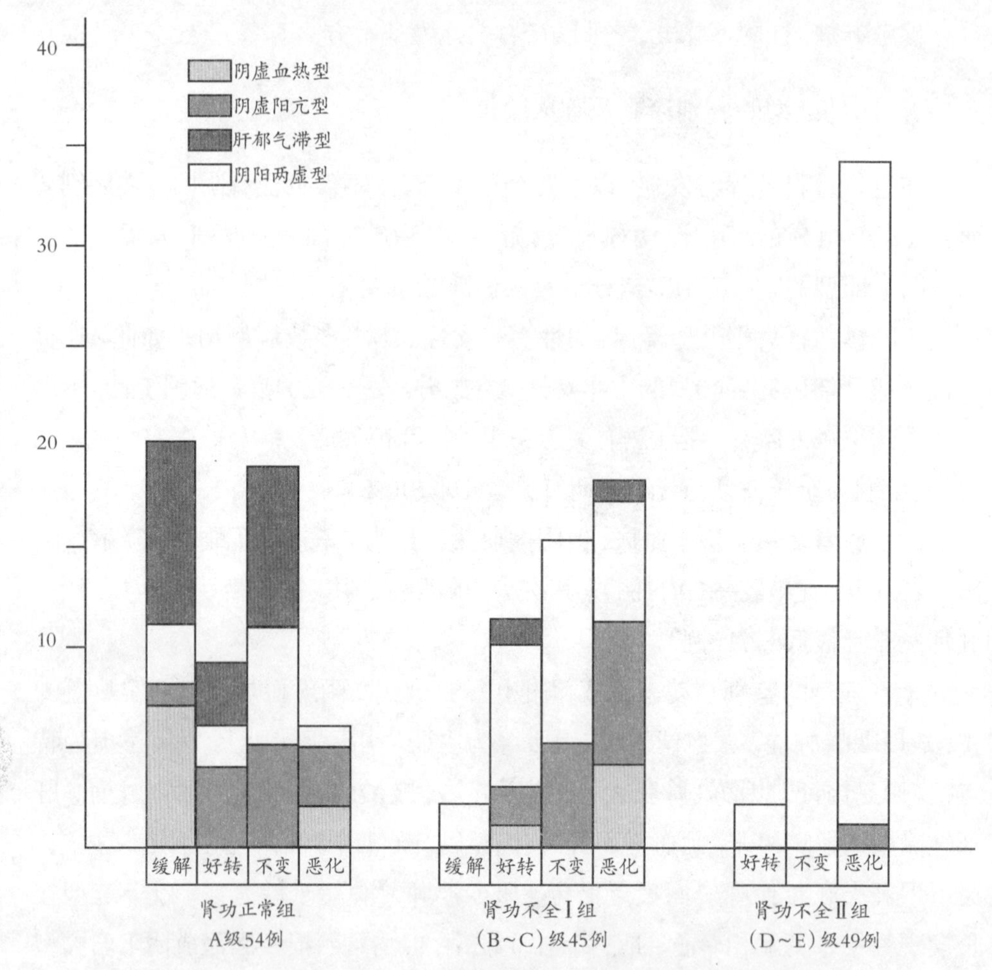

图9　四个证型按肾功能分组统计疗效图

①各证型在不同肾功能组中分布不同。肾功正常54例，四型分布较均匀。肾功不全I组，阴阳两虚超半数（24/45）；肾功不全Ⅱ组以阴阳两虚为主（48/49）。因肾功能损害程度不同者疗效悬殊，故此各证型疗效有所不同。

肝郁气滞型（22例）：肾功正常91%，不全I组9%，故此疗效最好。

阴虚血热型（15例）：肾功正常66%，不全I组34%。

阴虚阳亢型（27例）：肾功正常44%，不全I组51.4%，不全Ⅱ组4.6%。

阴阳两虚型（84例）：肾功正常14.3%，不全I组28.6%，肾功不全Ⅱ组57.1%，肾功不全总计>85%，是以疗效最差。

②肾功正常（54例）：各型疗效也有所区别，阴虚血热型基本缓解70%；肝郁气滞型缓解45%；阴阳两虚型缓解25%；阴虚阳亢型缓解仅为8.3%。

（4）四型的转归

四型转归各有特点：以初诊时肾功正常者为例，阴虚血热10例，平均观察9.8年，保持缓解60%，未缓解者迅速恶化，不到两年死亡，最明显的两极分化。肝郁气滞20例，平均观察13.2年，继续保持缓解达到缓解者50%，未缓解者仅2例恶化C～D级，转阴阳两虚，无死亡，故本组病例预后最好，发展最慢。阴虚阳亢12例平均观察13.8年，仅1例保持缓解，发展慢；由肾功正常发展至死亡者8例，平均存活16年。阴阳两虚者12例，平均观察11.2年，仅1例保持缓解，发展较慢，死亡7例，平均存活8.3年（见表14）。

表14　四个证型的比较表

	阴虚血热型15例	肝郁气滞型22例	阴虚阳亢型27例	阴阳两虚型84例
性别比例（男：女）	9：6	2：20	19：8	66：18
发病年龄	<25岁	30～40岁	<25岁者多	<25岁者多
病因	扁桃体炎10/15	妊娠有关9/22	无特殊	无特殊
病程	短	长	长	较长
血尿/镜下血尿	显著	一般	一般	一般
尿纤维蛋白降解产物阳性	9/11	2/12	4/6	36/47
平均观察年限	9.8年	13.2年	13.8年	11.8年
肾功正常→死亡时间	1.9年<5例	无死亡例	15.9年	8.3年
预后特点（肾功正常例）	两极分化 保持缓解60% 未缓解迅速恶化死亡	预后最好、发展最慢 保持缓解50% 未缓解仅2例恶化	缓解少、发展慢 保持长时间 肾功稳定	缓解少 发展较慢

小结：笔者通过对本文148例本病患者的观察，初步探讨了本病的中医辨证规律、分型原则，提出了肾功正常—轻度失代偿期（A～B级）中医辨证分型及分型指征，并通过分析资料不同证型患者在年龄组、性别、病因、不同肾功能组中的分布及疗效、预后等方面均有所不同，从而反证了四个证型的客观存在。

以上工作证明了本文所提出的四个证型基本符合笔者提出的辨证分型要求，即指征明确、简便易行、便于总结疗效和中西交流、经得起长期观察考验。

其中阴虚血热型是1976年以前未认识的，当时按阴虚阳亢治疗，无1例好转，自从分出此型以后，本型用清热凉血活血为主法治疗，缓解达70%。故说明分析正确重要性。

望今后临床中不断修正，提高分型准确性。

第六节　慢性肾功能不全尿毒症期中药治疗6年观察

近年来，有关慢性肾功不全中医治疗的文章不少，但缺乏长期观察的资料，因此对中医治疗该病的存活时间，至今无报告，为此，我们选择了初诊日期为1978年1月1日~1982年12月31日的患者41例作观察对象，其肾功能损害程度，按美国心脏病协会（AHA）的肾功标准，为D~F级，血肌酐442~1414.4/μmol/L，肾小球滤过率已损失80%~95%，肾图示低水平延长线，B超探测，除多囊肾外肾脏均有缩小，说明本组病例肾脏已有不可逆的病变。而且，肾损害至AHA-D~F级，是透析与肾移植的适应证。41例患者中原发病为慢性肾炎者占63.4%。

本文旨在观察中药对本组患者的肾功、症状体征、活动能力的影响及中药治疗的存活率。

一、一般资料与原发病

41例中，男女比例：21∶20。

年龄：小于30岁者4人，大于50岁者10人，余者在两者之间。

原发病病程：9个月~20年不等。

原发病：41例中，慢性肾炎26例（63.4%）、肾盂肾炎10例（24.4%）、肾小动脉硬化3例（7.3%）、多囊肾2例（4.9%）。其中，慢性肾炎与肾盂肾炎共占87.8%。

二、症状与体征

41例均有不同程度的贫血、恶心、呕吐、厌食；75%的患者血压高，半数有不同程度的水肿或脱水，25%的患者有出血倾向、骨营养不良、神经精神症状。具体如表15。

表15　不同症状与体征例数表

恶心	41例	心脏扩大	9例
呕吐	39例	水肿	19例
厌食	39例	脱水	9例
腹泻	4例	出血倾向	12例
气短心悸	20例	血红蛋白37~60g/L	5例
腰酸痛	26例	血红蛋白61~80g/L	22例
骨及关节痛	15例	血红蛋白>80g/L	10例
抽搐震颤	8例	血压<140/90mmHg	9例
嗜睡	8例	血压150~180/90~110mmHg	11例
精神异常	1例	血压190~230/110~160mmHg	21例
周围神经炎	1例		

三、肾功能测定

本组病例初诊时各项肾功能检查结果见表16。

表16　治疗前各项肾功能检查结果例数表

血肌酐（SCr）μmol/L 例	442~696.8 26例	707.2~1052 13例	1060.8~1414.4 2例	共计41例
肌酐清除率　ml/（min·1.73m²） （CCr）例	10~25 24例	>5~10 10例	<5 7例	共计41例
尿素氮　mmol/L （BUN）例	<17.8 1例	17.8~35.5 30例	35.5~58.2 10例	共计41例
二氧化碳结合力　mmol/L （CO_2CP）例	>24.7 2例	15.7~24.8 26例	9.4~15.7 13例	共计41例
尿量　ml/24h 例	>1500 30例	1000~1500 9例	<1000 2例	共计41例
肾长径测量　cm （B型超声）　例	>9 3例	7~9 18例	<7 9例	共计30例
肾图无功能低水平线 例	37			共计37例

四、肾功不全程度分级

本文沿用国际常用的1971年美国心脏病协会《肾脏病程度分级标准（AHA标准）》，对本组患者进行分级，该标准分三部分，肾功能级（根据SCr、CCr的水平，分A~F级）、症状级（I~D级）、活动能力级（1~4级），以肾功能指标为主（见表17）。

表17　肾功、症状、体力分级表

<table>
<tr><td colspan="8">AHA肾功能级</td></tr>
<tr><td colspan="2"></td><td>D　26例</td><td>E　13例</td><td>F　2例</td><td colspan="3"></td></tr>
<tr><td rowspan="4">AHA症状级</td><td rowspan="2">Ⅲ
29例</td><td>D-Ⅲ-3 15例</td><td>E-Ⅲ-3 6例</td><td>F-Ⅲ-3 1例</td><td rowspan="4"></td><td rowspan="2">3
24例</td><td rowspan="4">AHA体力级</td></tr>
<tr><td>D-Ⅲ-4 5例</td><td>E-Ⅲ-4 2例</td><td></td></tr>
<tr><td rowspan="2">IV
12例</td><td>D-IV-3 1例</td><td>E-IV-3 1例</td><td></td><td rowspan="2">4
17例</td></tr>
<tr><td>D-IV-4 5例</td><td>E-IV-4 4例</td><td>F-IV-4 1例</td></tr>
</table>

注：①肾功能血清肌酐μmol/L　内生肌酐清除率ml/（min·1.73m^2）

D	442～696.8	10～25
E	707.2～1052	5～10
F	1060.8~1414.4	<5

②症状级

Ⅲ	恶心、呕吐、脱水、水肿、心衰
IV	出血倾向、低钙、抽搐、震颤

③体力级

3	生活自理、散步、轻微家务
4	半卧床、卧床、生活不能自理

五、治疗情况

本文的病例，因肾功能损害严重，往往有心血管、消化、血液、神经、骨及关节等多系统损害的症状和体征，因此治疗相当棘手。为了避免“治一经，损一经”，我们力求用药简单，主张减法治疗。

41例均以门诊中药治疗为主，12例用西药降压。除4例合并心衰外，一般患者不用强心利尿、消炎、纠正酸中毒的西药。要求患者进优质、低蛋白饮食。当有水肿、心衰、高血压时，限盐与水，但因病程长，患者在这方面合作多不满意。

六、中医辨证施治要点

慢性肾功不全的辨证要点是正虚邪实。

慢性肾功不全发展到尿毒症期时，其正虚证，有肾气衰败、阴阳失调、骨失所养、二便失司所致的多尿、少尿、高血压、水肿、脱水、骨及关节痛等，有脾肾衰败的呕逆绝谷，有气血壅滞、气血双亏、血燥等气血失调证，如贫血、皮肤瘙痒、肌肤甲错、面色晦暗等，几乎同时存在。邪实证有毒热、湿热、水气、湿浊、瘀血、痰饮、内风等内外诸邪，同时或交互出现，给治疗及守方带来困难，但在这庞杂纷乱的邪实证中，由于二便失司、秽浊壅滞、上犯中州而致的恶心、呕吐、食少甚至水谷不进，是大伤元气的，并可造成患者恐怖感，及时治疗是甚为重要的。

因此，笔者认为，本病的辨证要点是脾肾衰败、阴阳失调、气血双亏。其病情发展由肾及脾，但其治疗要则却是先力保脾胃，再缓缓固肾。

具体治疗，采用两步法：

第一步，救胃气。

降逆汤（北京中医医院名老中医姚正平教授经验方）主要成分：茯苓、半夏、陈皮、生姜、炒麦芽、石斛等，煎成100~200ml，频服。

本方服后，一般服2~3天即可止吐，开始进食，酸中毒症状缓和，体力与情绪好转，为下一步治疗打好基础，对酸中毒耐受性增加，使我们治疗的患者，在二氧化碳结合力30Vol%左右时，敢坚持中药治疗，不用碳酸氢钠。

第二步，扶正祛邪。

审时度势，分别予以理脾胃、调阴阳、和气血、化瘀浊、通二便等方法，分主次治之。例如诸多邪实证中，水气凌心而咳喘肿憋、心衰合并肺部感染、肝风内动而抽搐昏厥（低钙血症、尿毒症的神经精神症状）是急症，放在重要地位。其次就是治湿浊上泛、恶心呕吐（酸中毒），然后再治其他正虚邪实之证。

今将本组有效经验方及其适应证介绍如下：

（1）调理阴阳汤：以二仙汤、金匮肾气丸为基础加减而成。主治肾阳虚、阴阳两虚证的慢性肾功不全，肾性高血压患者。症见：面色黧黑，手足凉，腰酸，骨及关节痛，夜尿多，脉沉细，弦细。根据其阴阳虚损程度，调理肉桂、附子用量。

（2）活血潜阳汤：主要药物有生龙牡、生赭石、三棱、莪术等。主治阴虚阳亢型的慢性肾功不全、肾性高血压患者，症见：面赤而垢，头热腰凉，头晕头胀，颈部强直，脉弦硬。

（3）四君子汤加当归补血汤：主治气血双亏证的肾功不全、肾性贫血患者，症见：面色萎黄、唇淡、头晕、心悸、出血倾向。因脾胃虚弱，慎用太滋腻之品。

（4）《兰室秘藏》滋肾通关丸：肉桂9~15克，炒知柏各10克。主治癃闭或尿少、无尿，急性肾功不全少尿期，尤为适用。

（5）金匮肾气丸加五子衍宗丸：主治尿清长、夜尿多等肾小管功能不良。

（6）生脉饮加五苓散：主治饮停心下、上凌心肺、咳喘肿憋等尿毒症心衰、肺部感染。

值得指出的是，当患者恶心、呕吐已止，无明显脱水的情况下，上述各方中，均可加入逐秽浊、通大便之剂，使邪有出路，使大便保持每日2次左右。用酒大黄9~15克入汤剂，或生大黄15克灌肠，切忌引起脱水。

七、治疗效果近期观察

（1）近期疗效，以肾功能是否好转为准。

近期好转者21例（51.2%），其血尿素氮下降7.1~24.9mmol/L，16例血清肌酐下降61.9~406.6μmol/L，内生肌酐清除率升高>15%[3~17ml/（min·1.73m²）]。

无变化者8例（19.5%），其血清肌酐、内生肌酐清除率、血尿素氮的变化，均<15%。

恶化12例（29.3%），血清肌酐上升44.2~1060.8μmol/L，内生肌酐清除率下降3~7ml/（min·1.73m²），血尿素氮上升1.8~29.9mmol/L（见图10）。

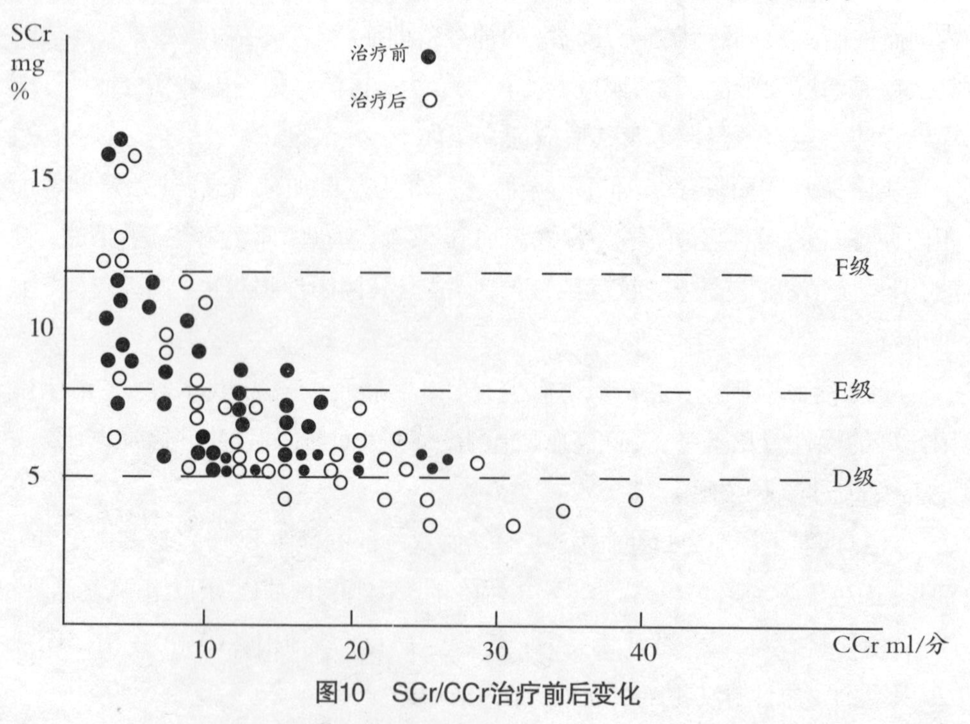

图10　SCr/CCr治疗前后变化

（2）症状体征及活动能力的变化。

41例治疗前后症状体征变化见表18。

表18 治疗后的症状体征变化情况表

	合计	症状消失	症状改善	症状不变	症状恶化	备注
恶心	41	27	14			
呕吐	39	31	8			
厌食	39	22	17			
气短心悸	30	7	14	3	6	
高血压	32	9	10	7	6	
充血性心衰	10	0	2	3	5	
贫血	40	0	15	5	21	
嗜睡	3	1	2			
骨关节痛	20	0	10	10		
水肿	11	0	2	4	5	
脱水	9	1	5			
酸中毒	36	2	11	12	11	
出血倾向	12	0	4	6	2	

41例中，血压高者32例，治疗后，收缩压下降20～80mmHg者19例，舒张压下降10～50mmHg者17例。有9例恢复正常水平。

41例血色素在37～105g/L之间，其中血色素升高10～20g/L者共10例；30~50g/L者5例。下降10～20g/L者14例，30～40g/L者7例。

39例有不同程度酸中毒。15.72mmol/L＜二氧化碳结合力＜24.26mmol/L者26例，8.98mmol/L＜二氧化碳结合力＜15.72mmol/L者13例。近期有13例明显好转，二氧化碳结合力提高至＞20.21mmol/L→正常。酸中毒的症状改善的病例更多。9例脱水者恢复。

（3）活动能力变化情况。

根据AHA标准，本组病例的治疗前体力活动级均为3～4级，治疗后，近期有20例提高了1级（其中8例一度恢复8小时工作），4例因心衰下降了1级，75%的病例（30例）近期能生活基本自理，做简单家务、散步、练气功等，过上了接近正常人的生活，见表19。

表19　体力活动级治疗前后对照表

体力级别	治疗前	治疗后	AHA体力活动级客观记述标准
1级	0	0	与平时一样
2级	0	8	整日工作（除重体力劳动以外）
3级	24	22	生活自理、轻微活动（简单家务、散步、练气功）
4级	17	11	卧床、半卧床
5级	0	0	昏迷、半昏迷

八、六年远期效果观察

本文所计算的生存时间，是从初诊日起，至死亡或中止中医治疗时止（中止中医治疗原因有病程加重、肾移植或透析、下落不明等）。因肾功损害程度与预后关系很大，故生存时间观察，将AHA-D级者与E～F级者分为两组。

（1）生存时间：AHA-D级者26例，平均生存23.3月（607月/26人），存活3人。E～F级者15人，平均存活时间为12.8月（192月/15人）。原发病为慢性肾炎者，D级与E～F级存活期分别为20.8月（354月/17人）、12.4月（112月/9人），与平均数接近。而肾盂肾炎则分别为28月（224月/8人，其中3人存活）、16.5月（33月/2人），似高于平均数。

（2）生存率（见图11）。

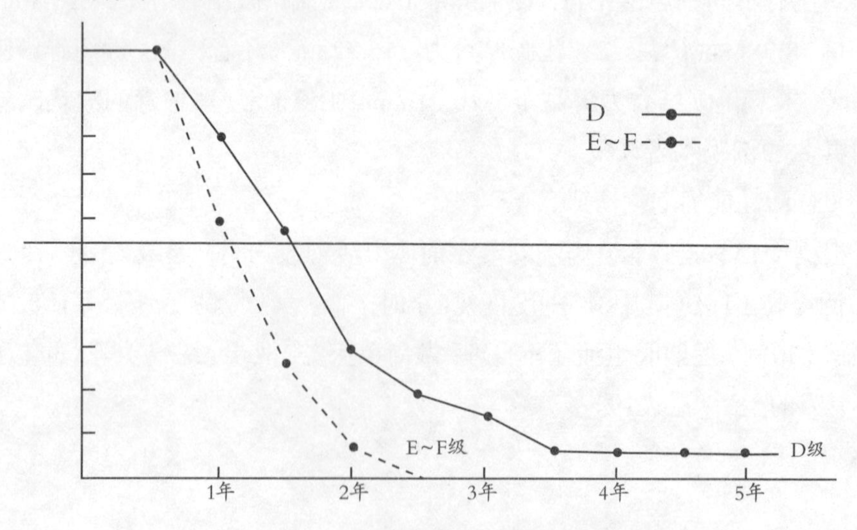

图11　41例尿毒症5年存活率

D级生存率，半年100%，一年80.8%（21例），一年半57.7%（15例），2年30.7%（8例），3年15.4%（4例），5~6年者3.8%（1例）。

E~F级生存率，半年100%，一年58.3%（8例），一年半26.6%（4例），≥2年者4.6%（1例）。

讨论：本文首次报告了已具备透析或肾移植指征的尿毒症期患者，在门诊条件下，用中药治疗至死亡或恶化需入院时，能存活多久。肾功AHA-D级者，半数存活期为20.8个月，其中1例肾盂肾炎者从1978年9月存活至今。肾功AHA-E~F级者半数存活期为12.6个月，其中1例肾盂肾炎者存活了31个月。41例患者，近期有半数肾功改善、贫血好转、血压稳定，8例一度恢复了8小时工作。

治疗尿毒症的有效方法，公认首推肾移植与透析，我国1972~1984年，已做肾移植10010例，透析3000余例，发展之快世界瞩目，但尿毒症发病率很高，每年由慢性肾功不全发展到需要透析者约为3~6人/10万人口，也就是说，我国每年可有3万~6万尿毒症新病例。因此，不但有幸接受肾移植与透析者仅为极少数，就连住院内科治疗也很困难，大部分患者，是靠门诊中西医治疗维持生命的。从本文病例看，中医治疗尿毒症是简、便、价廉而行之有效的一种方法。

九、影响生存的因素

在6年半观察中，已有38例患者死亡或中止中医门诊治疗，其原因分析如下：

（1）突然恶化者12例，这些病例，平时维持较好，甚至可以工作，因合并证或意外事故而恶化，如心肌梗塞（2例），肺部感染（4例），中毒性菌痢、背痛、子宫大出血、脑溢血各1例，误服药物1例，另1例舌外伤者，缝合4针，因不能进食，突然恶化死亡。

（2）肾功进行性恶化者17例。

（3）心衰加重者9例，这是晚期尿毒症者，肾功损害及贫血均较严重，加上门诊对水盐控制不好，休息不能保证，故心衰发生比例较大。

（北京中医医院内科肾病组　王孟庸　张淑玉　张子珍　崔贵珍　朱志慧）

第七节　单纯中药治疗肾病综合征的方法及疗效、应用价值

一、发病过程与辨证施治

肾病综合征是慢性消耗性疾病，青壮年发病前身体健康者多见。发病后由于大量蛋白尿丢失，临床上在数日至数月中，出现急性虚损演变过程。最早的症状是疲乏、困倦、气短（气虚）；随而食少、恶心（脾气虚），再则怕冷肢冻、腹胀便溏，尿少水肿，咳喘（肺脾肾阳虚）；迁延不愈，出现面㿠白、舌绛、皮肤干燥脱屑（伴精血亏耗）。当患者用中药治疗趋于缓解时过程与发病经过正好相反。全程分为水肿期、水肿消退期、恢复期这三个阶段。

水肿期，按阴水阳水论治。但要强调的是，阳水仅在发病之初可见，数周内即转为阴水，故应以阴水为主。常规忌盐，并十分重视补充蛋白质饮食。

水肿消退期，以平补脾肾为主，兼以驱邪。

恢复期，正气已复，以祛邪清除病灶为主。

辨证施治见图12、表20：

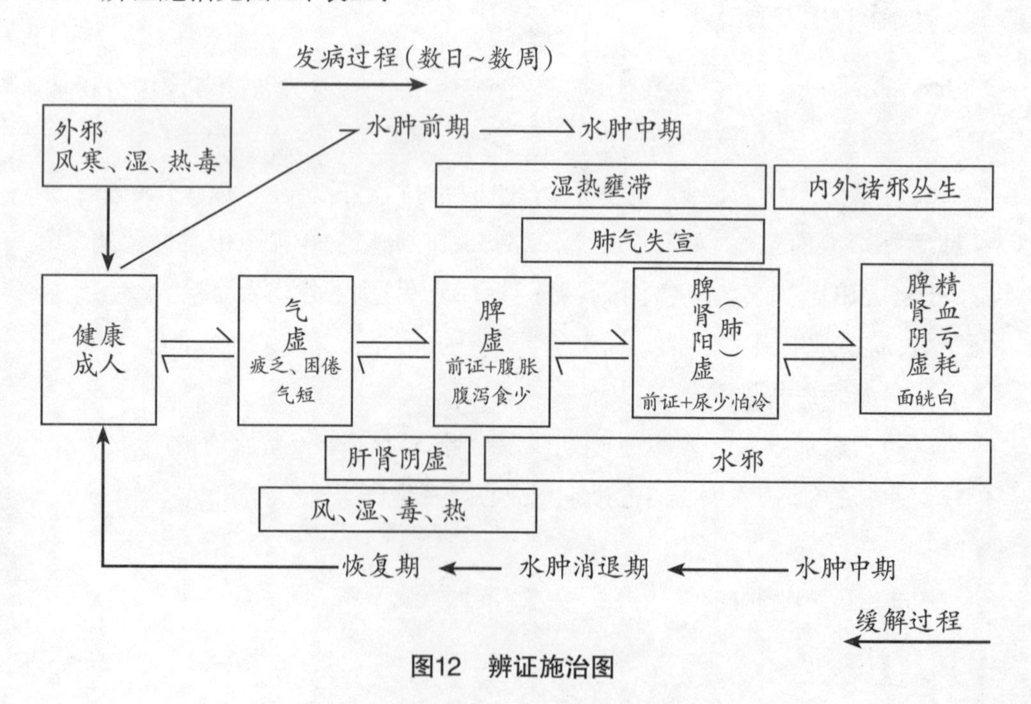

图12　辨证施治图

表20　阴水与阳水鉴别表

		阳水	阴水
表里		主表，有外感史/外感证候	主里
虚实		实/虚中有实	虚象
脏腑走位		肺脾	脾肾
病程		短	长
证候	水肿	头面眼睑先肿 腰以上甚 按之实 皮肤色泽变化不大	足跗、踝部先肿 腰以下甚 按之如泥
	全身	尿少、烦渴、便秘 舌苔黄腻为湿热 发热恶寒、咳嗽喘 身重、尿少、面赤白为风寒	面色皖白、皮肤干燥 尿少、怕冷、肢凉 腹胀、腹泻、咳喘 恶心、食少 舌苔白、舌质淡胖 脉沉细
转归		治疗不愈，数周转为阴水	久治不愈，转精血亏耗
治则 主方		宣肺利水（麻黄剂） 清热利湿（三仁汤等）	温阳利水（真武汤等） 填补精血（十全大补汤、参茸丸）

二、疗效及应用价值

（1）单纯中药治疗56例肾病综合征患者（按中华肾病学会标准、肾病综合征I型17例、Ⅱ型39例），观察5～12年，I型患者（微小病变可能性大）的完全缓解率、基本缓解率为50%、62.6%。Ⅱ型则分别为45.9%、64.9%。这一结果，大大超过文献报告的自然缓解率（14%~25%）。因此肯定为有效，与肾上腺皮质激素加免疫抑制剂的疗效相比，I型效果较差，Ⅱ型效果相近或更好。这是我们要讨论的重点之一。

（2）复发率极低。已缓解的35例中，5～12年仅3例复发（8%）。而激素加免疫抑制剂的5年复发率可达30%～40%。

（3）病死率低。56例在5～12年中仅4例死亡（8%）。故有延长寿命的意义。

（4）严重合并证显著少于用激素与免疫抑制剂者，症状改善明显。虽未缓解、甚至肾功能恶化的某些患者，症状也有所改善，使患者能回归社会，过接近正常的生活，生存质量大大提高。

（5）单纯中药治疗的价值还不仅是上述几方面，更重要的是中药治疗的有效面、适应证范围与肾上腺皮质激素加免疫抑制剂不同，提示中药治疗本病的实用价值，中西结合治疗可望疗效更好、复发率更低、病死率更低。

例如:

(1)用激素(或加免疫抑制剂)无效,或有严重合并证,禁忌证者25例,停激素改中药治疗,半数以上完全缓解,且疗程较从未用过激素者的单纯中药治疗者缩短一半。9例激素抵抗型水肿,有6例消肿,其中5例缓解。

肾病综合征是多元性疾病,中药、激素、免疫制剂各解决了其中一部分问题,加起来适应证面更广泛。服激素无效或部分缓解者,大部分均已消肿,而浮肿中医治疗恰恰需要疗程1/2的时间,可能是停激素后缩短之前疗程的因素。

有趣的是,其中3例曾先在本院服中药无效后激素治疗仍无效,再服中药治疗后却缓解了。

(2)文献报告以下两类患者激素效果不好,单纯中药治疗有效。

高龄、高血压、持续水肿平均13个月,血浆白蛋白小于25g/L者共10例,6例有氮质血症(2例已进入尿毒症),经温阳利水、填补精血(真武汤、十全大补汤、五苓散合用)6例消肿,4例基本缓解。

非典型无水肿型肾病综合征(血清蛋白正常偏低,血胆固醇正常偏高,尿蛋白>3.5g/d,无显著水肿)共7例,4例用过激素抵抗,均为青年男性,身体素质佳,食欲旺盛者,虚象不显著,中医辨证气滞血瘀为主,用活血理气消胀、清利湿热、运脾助消化之五苓散、当归芍药汤散等方,4例缓解。

肾病综合征I型患者,中药治疗的缓解率仅53%,消肿率仅53%,已消肿者均已缓解,半数不能消肿。而激素后免疫抑制剂治疗成人可达60%~80%,儿童80%~90%。其中6例单纯中药治疗无效者,加激素后5例缓解。

以上几例可以看出:

①服激素或加免疫抑制剂无效者,改中药可能有效。

②服激素等无效,改中药亦无效,再加激素却可缓解。

③服中药无效者,改激素或免疫抑制剂治疗可能有效。

④服中药无效,改服激素无效,再改中药却有效。

因此,可以得出以下结论:其一,单纯中药治疗肾病综合征是有其实用价值的,其适应证恰恰是应用激素与免疫抑制剂有困难的,或效果较差的,肾病综合征Ⅱ型,尤其是有肾功能损害,迁延性水肿,严重低蛋白血症者。其二,中药与激素/免疫抑制剂之间,有很显著的互补作用。提示中药加激素治疗的广阔前景。

三、影响单纯中药应用的重要因素

中药治疗的缓解过程与激素及免疫抑制剂不同，是中药与激素治疗互补性的基础。中药缓解过程长，消肿占全疗程的1/2，然后血浆蛋白、胆固醇恢复正常，最后蛋白尿消失，缓解后不易复发。激素治疗是先消蛋白尿与水肿，然后血浆蛋白恢复正常。

第八节 激素抵抗型原发性肾小球肾病和慢性肾炎肾病型51例加中药后的疗效5~12年观察

本文从1969~1976年初诊，过去用过激素的本病患者中，选择了用激素30~40mg/日（相当强的松量，下同）8周以上，无效或部分缓解者51例，作分析对象。男：女=33：18，年龄＜25岁者22例，＞45岁者10例。51例平均病程22个月，过去平均激素疗程14个月。其中17例加过一种以上免疫抑制剂。至我院初诊时尚未缓解者40例，已部分缓解者11例。

一、我院疗程中激素应用情况

开始中药治疗时，25例停激素后加中药治疗。停激素原因：因合并证骤停30~40毫克/日者6例；因无效并有副作用停10~20毫克/日者12例；已结束激素疗程后来诊者7例。

开始中药治疗时，26例未停激素，中药治疗期间，激素最大剂量30~40毫克/日者仅3例，20~25毫克/日者13例，5~15毫克/日者10例。

二、中医辨证分型治疗

1. 基本观点

鉴于：①本病是多源性疾病。②本病又是个消耗性疾病。③外源性的激素干扰下，掩盖了一些症状，又产生一些症状。④患者对激素抵抗的原因是多方面的。

因而本病患者见证是变化多端的。正如目前主张对本病进行激素、免疫抑制剂、非激素类抗炎药、溶纤剂、抗凝剂等联合疗法，中药治疗也不能仅用一方一药。

2. 辨证根据

一般认为本病患者在撤或减激素中，中医辨证有动态变化，由阴虚到阳虚，由于外源性激素可致肾上腺皮质萎缩，而与温阳药同用，可防止实验动物皮质萎缩，主张随激素撤减加温阳药。

笔者发现并不是所有病例均有动态变化。

（1）激素有耗伤真阴，取代真阳作用，大剂量激素时阴虚者占多数，小量维持时，以阳虚者占多数。但减激素中发生阴虚至阳虚动态变化者仅1/3。

（2）与健康均一的实验动物比，本组抵抗型病例是极不均一的，如果以用强的松30～40毫克/日8周以上是否消肿为一指标，以有显著库欣氏征，在激素减至5毫克/日以后，是否消失为另一指标，可将患者分成三型，各型的年龄、病程、病情与血浆白蛋白水平方面有明显差异，见证也各具特色（见表21）。

表21　撤减激素不同分型治疗表

病型	红脸型	白脸型	普通型
特点	激素副作用明显	严重的蛋白质营养不良	症状动态变化
主证	脸红圆赤、食亢、多已消肿、舌绛、脉躁动	脸色皖白，高度浮肿，厌食，腹泻、吐，怕冷，舌淡白，脉细或细数	大剂量激素的阳虚为主，减量后的早期阳虚症状，疲乏，嗜睡，关节酸痛，腹泻
主法	滋阴增液、活血解毒	温阳利水、填补精血	调理阴阳
主方	增液活血汤	实脾饮+真武汤+十全大补汤	知柏地黄汤→右归饮
激素用法	无依赖时快速撤减	无合并证时长期大剂量治疗	常规治疗
缓解率	75%（6/8）	55.6%（10/18）	53.8%（7/13）
无效率	12.5%（1/8）	16.7%（3/18）	15.4%（2/13）

注：红脸型与白脸型的见证分属两个极端，两组年龄差异$P<0.005$，发病至服激素时间差异$P<0.005$，血浆白蛋白水平差异$P<0.001$。

3. 辨证分型

（1）红脸型13例，平均病程10个月，至激素撤完，始终表现为阴虚血热，多为青壮年，发病后3个月内用上激素者，证见面红圆赤、食亢、舌绛、脉躁动，治以滋阴增液、凉血活血、清热解毒法，方用增液汤、知柏地黄汤、四妙勇安汤、当归芍药散，全身肿胀时用防己黄芪汤。

常规剂量的激素，对用于原来体壮的红脸型患者，表现为“温阳太过”，对激素无依赖时，以快速撤减为宜。

红脸型的合并证往往是激素副作用所致，如高血压心衰及脑病，血色素异常升高等，并常有各种病灶感染，以清解为主。

（2）白脸型20例，平均病程24.8个月，始终以脾肾阳虚，精血亏耗为主。证见高度水肿、面色㿠白、厌食、腹泻、怕冷、血浆白蛋白极低，舌质淡白或光绛（阳虚水液精气不能运化输布利用所致，不是阴虚，在迁延性水肿是常见的）、脉细，在激素大剂量时，脉细数、弦数，面色可泛浮红，中药治疗首先要健脾开胃，增进食欲，补充蛋白质，用温阳利水、填补精血法消肿，采用实脾饮、真武汤、十全大补汤合方。本型病例有高血压者，肉桂、附子可照常用。

常规剂量激素对白脸型患者，温阳作用不足，故大剂量激素时仍需用温阳中药。无合并证时，激素长程治疗有效。

本型合并证的严重感染为多，本文51例中有11例次严重感染，9次发生在本型。本型病例用苦寒药时可致腹泻、厌食、呕吐，要慎重。

（3）普通型或动态变化型18例，平均病程17个月。随着激素撤减，患者辨证由阴虚变成阳虚为主，治疗以调理阴阳为主。阴虚时选用知柏地黄汤，变为阳虚时用金匮肾气汤、右归饮。由于存在库欣式综合征表现者，早期阳虚见证不典型，在出现嗜睡、异样疲乏、关节酸痛、腹胀时就须速加温阳药，一旦出现腹泻、怕冷、四肢凉时，病情就大有可能复发了。

以上三型患者到了恢复期，症状差别就小了，应以清除病灶及过敏症状为主。

三、疗效评定

疗程结束时，全部病例已停激素。按1964年广州会议标准评定疗效，1978年随访（观察4～10年，平均6.3年），1980年随访（5～12年，平均8.4年），结果为远期疗效。

1. 肾病的疗效

肾病12例，平均疗程17个月。疗效见表22。近期缓解10例中，5～12年复发率20%（2/10）。

表22　肾病的疗效表

	完全缓解	基本缓解	部分缓解	无效●	死亡	合计
近期疗效	8（66.7%）	2（16.7%）		2（16.7%）		12
1978年	6（50.0%）	2（16.7%）	1（8.3%）	2（16.7%）	1△（8.3%）	12
1980年	6（50.0%）	2（16.7%）	1（8.3%）	2（16.7%）	1△（8.3%）	12

注：●加免疫抑制剂治疗，作无效论。△合并恶性肿瘤。

2. 慢性肾炎的疗效

慢性肾炎39例，平均病程18个月，疗效见表23。5~12年观察中近期缓解24例中，仅4例复发，近期未能缓解者中，却有7例渐渐缓解，故远期疗效略高于近期，但统计学处理，无显著差异。

表23 慢性肾炎的疗效表

	完全缓解	基本缓解	部分缓解	无效△	死亡	合计
近期疗效	14（35.9%）	9（23.1%）	10（25.6%）	6（15.4%）		39
1978年	19（50%）	8（21.1%）	5（13.2%）	3（7.9%）	3（7.9%）	38
1980年	15（44.1%）	10（29.4%）	2（5.9%）	2（5.9%）	5（14.7%）	34●

注：△4例用过环磷酰胺者，近期均作无效，其中2例达到缓解，故此例远期亦作无效论；
●下落不明者3例（近期缓解者2例，无效1例），复发后在外院治疗2例，未列入统计。

死亡率：4~10年为9.3%，5~12年为17.7%。

复发率：曾经达到缓解者共30例，4~10年复发2例（6.7%），5~12年复发4例（13.3%）。

停激素用中药者与未停激素用中药的缓解率分别为55%与63.2%，无明显差异（$P>0.75$）。

讨论：本文病例通过中医辨证分型治疗后，肾病的基本缓解率近期为83.4%，远期为66.7%，慢性肾炎基本缓解率近期达到59%，远期为73.5%，复发率及死亡率均较低。

上述疗效取得与以下几点有关：

（1）中医辨证分型的指标明确，见证有明显不同，有较大差异性，故分型治疗具有较大的针对性，不但可以治疗各型的一般见证，一些难治性的见证如高血压、血尿、氮质血症、肾功能损害，也可在各型治疗中得到解决。分析辨证还能治疗一部分合并证，例如血色素异常增高者，按红脸型辨证，就可恢复正常。感染与过敏治疗时，要注意根据患者虚实情况，分别选用清解法、清补兼施法、扶正法。

（2）改善严重的蛋白质营养不良情况。本病是消耗性疾病，除大量蛋白尿外，还因胃肠道水肿造成厌食、呕吐、腹泻，蛋白质吸收不好，排出增多。加上激素有增加蛋白质分解作用，因而文献报告病人患者体内蛋白质缺乏量按积累氮量估计可达2~3千克，成人患者需要90~100克蛋白质/日，才能够保持氮平衡。有人注意到本病患者的食欲与蛋白质缺乏的关系，一些食欲好的青年男性病例，尿蛋白12克/日以上，血浆蛋白降低不多，但另一些>40岁的女性病例，食欲差，尿蛋白5克/日，就有明显的低蛋白血症。

本文的白脸型病例，是一组病程长，有严重消化道症状（包括厌食、腹泻、呕吐），血浆蛋白极低的病例，并以严重的蛋白质营养不良的症状伴肾功损害为特征，本组患者治疗中充分发挥中药长处，取得了激素及免疫抑制剂不能取得的作用。

四君子汤加小半夏茯苓汤，重用半夏确有开胃降逆止吐作用，温阳利水、填补精血法，利尿消肿的速度很慢，消肿过程中，先是食欲好转，面色转润，精神体力转佳，四肢转温，尿量很少超过正常人，但体重逐渐下降，随着水肿消退，血浆蛋白上升，消肿后无恶液质现象。

（3）中药治疗后合并证发生的频度明显减少。

①中药治疗前，因大剂量激素所造成的合并证共12例次，为高血压心衰和脑病、胃出血、血色素异常升高、糖尿病、精神失常、肾上腺皮质功能不全。我院疗程中，因激素用量小，而未曾发生。5~12年随访中1例合并肿瘤死亡，1例合并脑血栓。

②中药治疗前有严重全身感染者11例次，为丹毒、弥漫性蜂窝组织炎、大叶性肺炎、结核性胸膜炎等。我院中药治疗期间共发生5例次。

③开始中药治疗时，肝功异常者9例，中药治疗时还有4例异常。开始中药治疗时澳抗阳性者7例，中药治疗后无一例阴转。

④用激素患者复发率高，且多发生在缓解后半年内撤减激素过程中。本组病例的复发率低，且复发例均发生在缓解两年后。提示本组病例缓解前后的调理（主要对清除病灶与过敏）改善肾上腺皮质功能，对防止复发有很大意义。

结论：抵抗型本病患者51例，通过中医辨证分型治疗后在5~12年观察中：

（1）肾病基本缓解75%，慢性肾炎基本缓解66.7%。

（2）5~12年死亡率和复发率低。

（3）严重合并证发生频度减少。

本组病例虽然取得了上述效果，但由于当时的治疗强调了中药为主，故一半停激素，一半减激素中加中药治疗，也不用免疫抑制剂，因而在中西结合治疗本病，提高疗效的余力还很大，有待今后中西医同道共同努力。

（北京中医医院内科肾病组　姚正平 张子珍 张淑玉 崔贵珍 王孟庸 朱志慧）

第九节　难治性肾病综合征用中药诱导缓解、撤除激素的经验

超生理剂量的激素，可使患者症状发生激烈的变化，故中医辨证施治与未用激素前有非常大的区别。

一、肾病综合征的中医辨证及演变

肾病综合征水肿初起，有阳水（风、寒、湿热等邪实）、阴水（肺、脾、肾阳虚）之分。但笔者观察到阳水存在很短暂，治疗不愈在数周内转为阴水。故在本病漫长病程中，以阴水——脾肾阳虚、水湿泛滥为主，甚则精血亏耗。

本病是个慢性消耗性疾病，患者发病后，由于大量丢失尿蛋白，加上肠胃水肿造成厌食、腹泻、呕吐而吸收减少、排泄增加。所以发病后数日至数周内，就经历了由正常人成为气虚证、脾虚证、脾肾阳虚水肿患者的过程。精血亏耗的症状与蛋白质营养不良者一致。脾肾阳虚与垂体——肾上腺皮质功能低下有关。

二、激素影响中医辨证的理论基础

如果用中医观点去看激素的药性，不难发现，超生理剂量的激素有强大的“温阳利水”“劫伤真阴”的作用，可使肾病水肿者，很快由阳虚极而阴水盛变为阴虚阳亢（通常这种变化要很长的过程），库欣氏证是阴虚阳亢已极的表现。

激素的“温阳”作用，与中药温阳药有本质差别，中药是辅助元阳，一旦阳虚消失后，停药是能保持的。而激素的作用是抑制与人体元阳有关的肾上腺皮质功能，取而代之。故撤减激素时，可渐渐出现阳虚证，如突然停用治疗量的激素，就会发生四肢逆冷、脉微欲绝、嗜睡的阳脱证（急性肾上腺皮质功能不全伴休克，又称脱离激素综合征）。

三、用激素患者的辨证施治

一般认为，服用治疗量激素4～8周后，患者以阴虚阳亢为主，应配合中药滋阴剂。在激素减量中，患者由阴虚渐变为阴阳两虚。阳虚，应加助阳药。并将这种动态变化，看成是用激素患者辨证的基本规律，但笔者通过多年来的观察，发现实际情况要复杂得多。

笔者观察一组5~12年的患者在大剂量服用激素时，阴虚者占多数，激素减至50mg/d以后，有阳虚证者为多，但发生上述由阴虚至阳虚的动态变化的患者，仅占三分之一。始终为阳虚或阴虚者，各三分之一。

笔者观察到，与健康均一的实验动物不同，肾病综合征患者的条件极不均一。其病理类型、年龄、病程、蛋白质营养不良程度，对激素敏感程度等是不一致的，用激素前其辨证虚实有别，对激素的反应就不同。

今将服激素患者的阴阳失调作为辨证分型的主线，服激素中出现许多变证，则随证施治。

辨证分型：分型指标：①服用强的松>40mg/d，4~8周内是否消肿。②强的松减至5mg/d后，库欣氏证是否仍然显著（表24虚线①②）。

表24　抵抗型的辨证分型与客观指标

抵抗型的辨证分型与客观指标						性别（例）		年龄（例）		平均病程（月）	过去激素疗程（月）	发病至服激素时间		血浆白蛋白克%	氮质潴留者（例）
指标	例数	强的松30~40 mg/d	强的松≤5 mg/d	分型	证型	男	女	<25岁	>25岁			<3月	>3月		
①★	例51~例32	阳虚	阴虚	白脸型20例	精血亏耗 脾肾亏虚	11	9	4	16	24.8	13	6	14	1.98	7
②★	例31~例14	阴		动态变化型18例	阴虚—阳虚	13	5	8	10	17	13	14	4	2.96	4
②★	例13~例1	虚	阴虚	红脸型13例	阴虚血热	9	4	10	3	10	7	10	3	3.10	1

①★指标之一，服相当于40mg/d强的松30~40mg8周以上是否消肿。

②★指标之二，激素减至相当于强的松≤5mg时，库欣氏征是否消失。

上述指标，可将患者分成三组，我们称之为红脸型、白脸型、动态变化型。前两者症状各在一极端，其血浆蛋白水平、年龄、发病时间与用激素时间有显著差异（$P<0.005$）（见表25）。

表25　激素治疗患者不同分型治疗表

病型	红脸型	白脸型	普通型
特点	激素副作用明显	严重的蛋白质营养不良	症状动态变化
主证	面圆红赤，食亢，多已消肿，舌绛，脉躁动	脸色皖白，高度浮肿，厌食，腹泻，呕吐，怕冷，舌淡白，脉细或细数	使用大剂量激素以阴虚为主，减量后的早期阳虚症状，疲乏、嗜睡、关节酸痛、腹泻
主法	滋阴增液、活血解毒	温阳利水、填补精血	调理阴阳
主方	增液活血汤	实脾饮+真武汤+十全大补汤	知柏地黄汤→右归饮
激素用法	无依赖时快速撤减	无合并症时长程大剂量治疗	常规治疗
缓解率	75%	55.6%	53.8%
无效率	12.5%	16.7%	15.4%

（1）红脸型13例。服治疗量的激素到撤除，始终辨证为阴虚阳亢、阴虚血热，以青壮年为多，病史短者。

主证：面圆红赤，食欲亢进，皮肤赤纹，舌质绛红，脉躁动。

治疗：滋阴增液、凉血活血。

用增液活血汤（本组经验方）——增液汤加四妙勇安汤加猪苓汤——治之。

本型患者多已消肿，未能消肿者以胀肿为主，用五皮饮、猪苓汤、麻黄连翘赤小豆汤加活血药。

（2）白脸型20例。服激素全过程均为脾肾阳虚、精血亏耗者。以高龄、迁延性水肿者多见。平均病程24.8个月，持续水肿7个月。

主证：面色皖白或泛浮红，厌食，腹泻，怕冷，爪甲凹陷，血浆蛋白极低，舌质淡胖或绛红，脉细。

治疗：先健脾开胃，增进食量，补充蛋白，然后用实脾饮、真武汤、十全大补汤、参茸丸。

本型患者极易严重感染。

（3）普通型18例，平均病程17个月，有典型的随着激素应用和减量，由阴虚变为阳虚的动态变化。

由于激素干扰，撤减中阳虚证不典型。很少典型的怕冷症状。如果减激素时出现突然的异样疲乏、腰酸、嗜睡、关节痛、恶心、腹泻，甚至不明原因的发热等脱离激素综合征的表现，可视为是阳虚证，可以加温阳药。

用药：知柏地黄汤、金匮肾气丸。方子的剂量要大，因为激素量是生理剂量的6~8倍，中药也要相应加量。

激素依赖患者的中医治疗，控制复发、撤除激素要制作个体化的治疗方案，这是建立在详细与患者交流的基础上。

对激素依赖的患者，为防止反跳与复发，中药治疗中，除按上述辨证分型治疗后，还要注意以下几点：

（1）仔细询问病史，包括发病诱因、过敏史、历次反跳详情（反跳发生的月份，反跳时激素水平、诱因、先兆症状等等）。笔者观察到，多数依赖型患者反跳时激素水平、先兆症状比较固定，了解清楚后便于预防。

（2）撤减激素要看反跳诱因控制情况灵活掌握，不能按常规撤减。长期服强的松5mg/d保持者，这个量已成为是否反跳的临界量。我们认为，激素疗程小于4年者，75%患者可以慢慢撤除；激素疗程大于4年者，不易撤除，不能轻易停用。

（3）依赖型患者，在激素减至15mg/d以下后，经常出现许多兼杂症状，这些症状出现于反跳之前，控制这些症状可使反跳也得到控制。如先期预防这些症状，可减少反跳发生。如下所示可分感染、过敏、肾上腺皮质功能不全等方面。

①与感染有关：病灶（咽炎、扁桃体炎、淋巴结炎）、泌尿生殖系感染、皮肤及皮下感染、感冒状态。

②过敏：虫咬性皮炎、荨麻疹、湿疹、结节性、痒疹、玫瑰糠疹、牛皮癣、过敏性结肠炎。

③继发性肾上腺皮质功能不全：腹泻、关节痛、疲乏、异常腰痛、怕冷（脱离激素综合征），强的松5~7.5mg/d左右，无原因的突然反跳者。

④原因不明的周期性蛋白尿。

清除病灶与过敏的方法如表26。

表26 清除病灶与过敏的方法

	清解法	清补兼施法
咽炎、扁桃体炎	滋阴清热活血（黄连解毒汤）	引火归元（金匮肾气丸）
感冒	疏风解表（葛根汤、羚羊解毒片）	益气固表（玉屏风散、麦门冬汤）
皮肤化脓感染	清热解毒（黄连解毒汤）	兼以补托（加黄芪）
泌尿感染	清利湿热（萆薢分清饮、八正散）	滋肾通关（滋肾丸）
湿疹、荨麻疹	祛风湿毒热（消风散、葛根汤）	兼以养血（龟苓汤、温清散）

当反跳发生后，先不加激素，如用中药调理4周无效，再加激素。

下列情况，不加大激素量或加免疫抑制剂不易奏效：①急性肾上腺皮质功能不全。②每日5mg已服4年以上。③过敏体质，有多种兼杂症状者。④周期性蛋白尿，往往要加激素才消失。

四、中药与激素协同应用价值

（1）超生理剂量的外源性激素，可反馈性地使肾上腺皮质萎缩，而中药温阳药可防止这种萎缩。这是用中药配合激素的理论依据。

（2）在撤减激素中加中药治疗难治性肾病综合征。笔者对51例平均用过17个月激素未能缓解的激素抵抗型患者，加中药治疗。其中25例停激素，26例在原来的激素水平上用中药治疗。

①肾病综合征I型、Ⅱ型分别有3/4、2/3的患者基本缓解并停激素。

②5~12年复发率17.6%（6例/34例），死亡率10.7%（6例/56例），均较低。

③由于激素及免疫抑制剂是减法治疗，所以严重合并症、大叶性肺炎、腹膜炎、丹毒、胸膜炎、高血压脑病、高血压心衰等，中药治疗前后的上症发生率比例为22∶5。

对25例已平均服激素47个月、反跳3~8次的激素依赖型患者，加中药撤除激素。

中药疗程19个月，治疗中患者的病灶感染、过敏、肾上腺皮质功能不全所致的兼杂症减少。共37次反跳，仅用中药就控制了22次。

25例近期停激素缓解率84%。停激素复发率16%。5~12年追访中，保持去激素缓解率为68%，与同期国外资料比是有意义的（见表27）。

表27　25例依赖型停激素情况与文献对照

	本院（成人）		Pendniclis（儿童）		石本氏（成人）
	1978年	1980年	长程组1976年	短程组1976年	1977年
观察年限	4~10年	5~12年		3.5年	2年
病例总数	25		24	29	24
近期停激素缓解率	21（84%）				15（62.5%）
远期停激素缓解率	19（76%）	17（68%）	14（58%）	6（21%）	
远期停激素复发率	6（24%）	8（32%）	10（42%）	23（79%）	
治疗方法	减激素中加中药 5例用过CP★		CP★12周	CP6周	12例加 免疫抑制剂

注：★环磷酰胺（CP）。

④近几年，对一些用激素无效的膜增殖性肾炎、糖尿病肾病、狼疮肾、乙肝相关肾炎，加中药后，也取得了较好的效果。

（3）中药与激素治疗的互补性。

找出中药治疗与激素治疗的不同点，才能显示其互补性，例如：

①中药的缓解过程与激素及免疫抑制剂不同。

中药缓解过程长，消肿占全疗程1/2。然后血浆蛋白、胆固醇恢复正常。最后尿蛋白消失，缓解后不易复发。

激素是先消蛋白尿及水肿，然后血浆蛋白正常，最后胆固醇正常。缓解疗程短，但激素要服1年以上，复发率高。

中药与激素同用时，疗程缩短，复发率低。保留了中药与激素的优点。

②辨证为脾肾阳虚、精血亏耗的迁延性水肿患者，实际是有严重的蛋白质营养不良。其主证面㿠白、皮肤变薄变脆、爪甲凹陷、恶心、食少、腹泻、水肿按之如泥。文献报告，对病程在>3个月的肾病综合征水肿患者的氮平衡测定结果，按积累氮量估计，蛋白质缺乏可达2000~3000克，故患者每日需补充90~100克蛋白，才能满足身体需要。

激素的应用，有分解消耗蛋白的作用，加上用激素后对免疫功能有影响，合并全身性严重感染机会增多。因胃肠水肿，容易引起消化道出血。

中药温阳利水法，可以改善胃肠道水肿状况，增进食欲及肠道吸收，尿量增加不大多，却渐渐消肿，体重下降。同时面色转润，四肢转温，血浆蛋白升高，营养状态好转，无合并症发生。随着水肿消退，肾功能改善。

但由于中药消肿速度慢，影响了消肿率。肾病综合征I型中药消肿仅53%，半数患者不能消肿而不能缓解，而激素却效果很好。

由以上资料可见，激素与中药的优缺点互补，有很大临床价值。中西医结合治疗肾病综合征已得到中西医界的同道广泛响应。中华医学会肾病学会（西医）第一届肾病会议纪要就提出要用中西医结合方法治疗肾病。

肾病综合征用中药、中药加激素、激素治疗的不同缓解过程的比较见表28。

表28　三种不同方法治疗肾病综合征缓解过程比较表

	单纯中药治疗组		中药+激素组	激素或加免疫抵制剂
	本院门诊组 1969～1976年初诊	本院住院组 1978～1982年初诊	本院住院组 1928～1982年初诊	日本成肾病研究会 1973年
疗程	无	无	12个月	16个月
疗程	长　30个月	9个月	短　3.5个月	短　3个月
经过	彻底消肿（17个月） ↓ 胆固醇、血浆蛋白正常24个月 ↓ 尿蛋白消失（30个月）	彻底消肿（3个月） ↓ 胆固醇、血浆蛋白正常7个月 ↓ 尿蛋白消失（9个月）	蛋白尿、水肿消失（55）天 ↓ 血尿蛋白、胆固醇正常（107天）	蛋白尿、水肿消失　40天 ↓ 血浆蛋白　正常　50天 ↓ 胆固醇　正常　80天
复发率 1年 ～2年 ～5年	低 0 0 6.7%	低 0 0 0	低 0 3.6%～10.8% 7.2%	高 22.2% 5.5%～31% 3.1%

注：①日本资料来源：上田泰，等. 最新医学（日）28（4）：748. 1973年
　　②◯优点、△缺点。

第十节　45例肾小球疾病患者从肾功能正常至尿毒症死亡的中医辨证动态观察

从北京中医医院肾病组两代人，二十余年积累的原发性肾小球疾患病历资料中，选出了45例由肾功能正常，到尿毒症而死亡的完整资料者。对其中医辨证的动态变化，进行了分析。

一、一般资料

45例中，男女比例28∶17，年龄14～30岁17例，30～45岁23例，>45岁5例。

病程（发病～初诊）：3天～7年不等。

观察时间（初诊至死亡/透析/肾移植）：<3月～23年，平均8.8年。

疾病全过程（发病～肾死亡）：<3月～27年，平均11.9年。

原发病分类，按1985年南京会议标准及部分肾活检资料，45例中，包括急

进性肾炎，呈急进性肾炎表现的IgA肾病、糖尿病肾病、SLE各一例（以上有肾活检资料）。急性肾炎三例，慢性肾炎高血压型15例，普通型/隐匿型8例，肾病综合征I、Ⅱ型共16例。

肾功评定，按1986年中医肾病南京会议规定，选美国心脏病协会肾功分级标准（AHA—A～F级）的血肌酐水平作分级指标。

本文为了讨论辨证不要太繁琐。将45例肾功恶化过程分为三个阶段，肾功正常/代偿期（A级血清肌酐<2.0mg/dl）、氮质血症期（B～C级，血清肌酐2.9～4.9mg/dl）、尿毒症期（D～F级，血清肌酐>5mg/dl）。

图13是45例本病患者病程示意图。

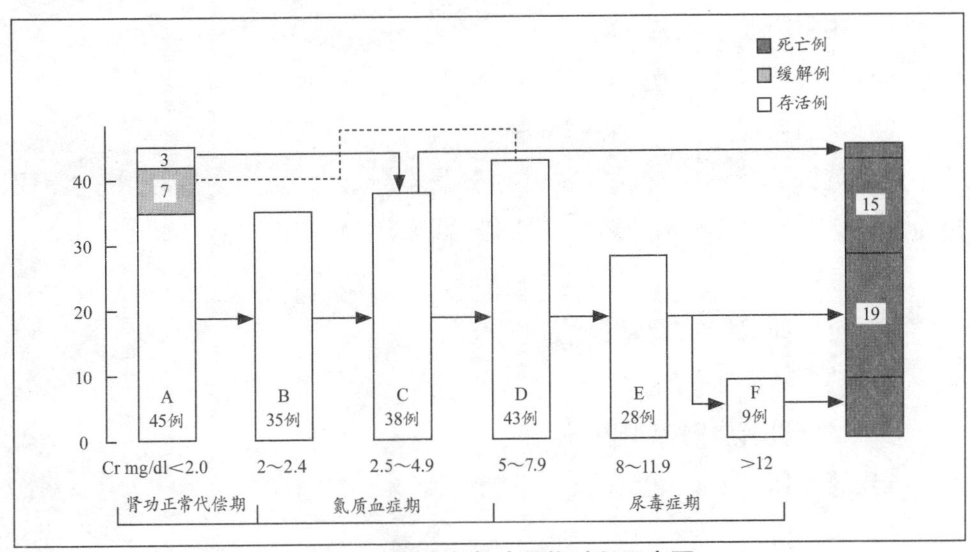

图13　45例患者肾功恶化过程示意图

45例在肾功正常/代偿期（A级）平均保持了6.2年，7例曾缓解4～9年，3例进入氮质血症期，平均保持1.7年。因合并症死亡2例。36例曾缓解后突然恶化7例，共计43例进入了尿毒症期。平均存活0.9年后，38例死亡，7例得到透析、肾移植机会。

死亡原因：肾衰22例，心衰9例，严重感染3例，心梗、脑血管意外、急腹症等合并症4例。

加速恶化原因：过度疲劳，精神紧张，营养不良，感染，药物等均有重要作用。药物加速肾功恶化不容忽视，本组患者有3例用止痛片、庆大霉素等直接引起尿少、肾功恶化。

二、证候诊断标准

本组患者的证候鉴别与认定，多数在名老中医姚正平、张子珍教授指导下，主治医师以上医生具体进行，故认证是比较准确一致的，为了更规范化，制定了诊断标准。

今将45例患者病程中常见的证候举例如下。

正虚证：

（1）肝肾阴虚；

（2）脾肾阳虚；

（3）阴阳两虚；

（4）气虚或气阴两虚；

（5）气血两虚。

以上五证诊断标准，按第二届中医肾病学会意见进行。对脾肾阳虚者，还进而分成脾肾阳虚Ⅰ级（水肿轻微）、Ⅱ级（高度水肿、阳虚阴盛）。

邪实证：

（1）毒热证，感受火邪，蕴结血分。

①壮热、烦渴、面赤、烦躁；

②咽喉红肿有腐肉、剧痛；

③皮肤发癜、发疹、色红活；

④痈疽疖肿；

⑤血尿、镜下血尿、吐衄血；

⑥舌质绛、脉洪数。

以上常见于链球菌感染后综合征者（如丹毒、扁桃体炎），常伴血沉快、抗链球菌O抗体高。

（2）湿热证，同第二届中医肾病会议标准。

（3）瘀血证，同上，但作以下说明：

在肾功不全时，肌肤甲错、面色黧黑、肢体麻木、色紫暗，可以常常见到。但肾功正常期，较少见到典型瘀血证。瘀血辨证与辨病相结合，古已有“久病多挟瘀”“离经之血谓之瘀血”（唐容川著《血证论》）。结合现代医学的病理，将下列情况列为瘀血证。

①尿血、镜下血尿持续不降；

②肾功恶化中渐次出现的各种出血证；

③尿纤维蛋白降解产物升高，是肾小球毛细血管内凝血、微血栓形成的重要指标；

④高凝状态，血液流变学改变，全血黏度，血浆黏度；

⑤急进性肾炎、慢性肾炎急进性恶化中微循环障碍。

（4）湿浊证。

①纳呆、恶心、食少、呕吐；

②身重疲乏；

③苔白腻或白糙；

④尿毒症期患者，二氧化碳结合力明显下降时，本证最常见。

本证系脾阳不振、水液不化而生的内邪，因虚而致实之证。

（5）饮证。

①咳喘、憋气、痰清稀有沫；

②心悸、倚息不得卧；

③脘痞闷；

④舌苔白滑，脉滑；

⑤常兼水肿、瘀血。

（6）内风证。

①头晕耳鸣或头项强痛；

②手足颤动或肌肉瞤动；

③肢体麻木或肢体强直；

④舌红、脉弦。

三、证候统计分析

今将45例患者肾功恶化的过程，按AHA-A～F六级分期，然后将患者在某一期中，经常存在或反复出现的证分类列入，观察其在肾功恶化中的证候演变过程。

（1）45例正虚证候统计，按脏腑阴阳气血不足归类（见表29）。

表29　45例肾功恶化过程中正虚证的统计表

	肾功正常代偿期	氮质血症期		尿毒症期		
	A级45例	B级35例	C级38例	D级43例	E级28例	F级9例
肝肾阴虚	14	9	3	1		
脾肾阳虚	11	9	4	3		
阴阳两虚	14	15	31	39	27	9
气虚/气阴虚	6	1				
气血两虚	2	9	21	38	28	9
虚证总例数	47	43	59	81	55	18

（2）45例邪实证的统计（见表30）。

外邪及脏腑功能失调，因虚致实而内邪丛生。

表30　45例肾功恶化各时期的邪实证统计表

		肾功正常代偿期	氮质血症期		尿毒症期		
		A级45例	B级35例	C级38例	D级43例	E级28例	F级9例
外邪	毒热	8	5	2			
	湿热	8	5	2	7	6	5
	阳水	2	0	0			
内邪	阴水	8	6	4	7	9	7
	痰饮	2	1	3	8	13	9
	湿浊	2	3	5	40	26	9
	内风	0	0	0	3	7	4
	血瘀	8	14	13	22	26	9
证候总例次		38	34	29	87	87	43

（3）肾功恶化过程中，不同时期中的正虚邪实证候数目统计（见表31）。

表31　45例肾功恶化过程中证候数目统计

项目	AHA、分期					
	肾功正常代偿期	氮质血症期		尿毒症期		
	A级	B级	C级	D级	E级	F级
病例总例数	45例	35例	38例	43例	28例	9例
证候总例数	85个	87个	88个	168个	142个	61个
平均证候数/例	1.8	2.5	2.3	3.9	5.0	6.7
平均正虚证/例	1.0	1.2	1.6	1.6	2.0	2.0
平均邪实证/例	0.8	1.0	0.76	2.0	3.1	4.8

由表29～31，可以看出，肾小球疾患者由肾功正常代偿期，发展到氮质血症，再发展为尿毒症过程中，证的性质和数量均有显著变化，而变化最大的时期是氮质血症期。

正虚证中，在肾功正常/代偿期，以转为单纯的阴虚证，气虚/气阴虚证，阳虚证为多见，且分布较平均。但阴阳两虚、气血双虚证就较少，随着肾功恶化，患者证型阴损及阳。

阴损及阳，气血衰败，至尿毒症期。几乎每例均有阴阳两虚、气血双亏。表29可见，气血双亏者在肾功正常期仅2例，至氮质血症期可发展到半数，尿毒症期占90%。

邪实证中，肾功正常期，以毒热、湿热、瘀血、水肿为主。肾功恶化至B～C级时（氮质血症期）毒热证相对减少。半数水肿者反而利尿消肿，代之以湿浊、痰饮等证。至尿毒症期，津液气血停聚，脏腑气血阴阳失调，变生痰证、饮证、湿浊、水肿、瘀血、内风等多种内邪。

由表31可见，在肾功正常/代偿期，氮质血症期，每个患者平均只有一个正虚证，1～2个邪实证，到尿毒症期，随着血肌酐水平升高（按AHA标准由D级→E级→F级），每个患者可有两个正虚证，2～5个邪实证。而且随着肾功由正常发展到肾功不全，由较单纯的证的组合（例如毒热伤阴、阳虚水肿、气虚血瘀等），演变为复杂多种证的组合（例如阴阳两虚+气血双亏+痰、湿、瘀、浊）。

特别要指出的是晚期尿毒症患者（AHA–E～F级，血肌酐水平>707.2μmol/L者），其正虚均有阴阳两虚、气血双亏。其多重邪实证可同时或交替出现，主诉多变。邪实本虚，在急于治标过程中，有时无暇顾及其本虚证，今举例说明。

宋××，女，57岁，农民。

慢性肾炎史19年，恶性头晕1年，1986年1月3日初诊时，查血红蛋白5.5克，血尿素氮16.3～18.65mmol/L，二氧化碳结合力14.37～17.07mmol/L，Ca 1.95mmol/L、P 1.81mmol/L，诊为慢性肾炎、肾功不全、尿毒症期，AHA–E级，伴肾性高血压、肾性贫血、肾性骨病及心功能不全。

本患者存活至1987年9月20日（21个月）。今列举患者1986年1月～4月，13次门诊所发生的证候变化为表32。

表32　宋××（慢性肾炎肾功不全AHA-E级）病程诊断

日期（1986年）	主诉	辨证	诊断
1月3日	恶心呕吐	湿浊	酸中毒
1月9日	瘙痒	血燥生风	尿毒性皮肤瘙痒症
1月11日	喘憋心悸	饮凌心肺	心衰合并肺部感染
1月16日	心悸		
1月23日	头痛流涕	表虚外感风寒	上感
2月6日	抽搐昏厥	血虚肝风内动	低血钙症
2月8日	骨节灼痛	肾虚气血痹弱	肾性骨营养不良
2月28日	发热尿痛	热淋	泌尿系统感染
3月13日	恶心呕吐	湿浊	酸中毒
3月22日	鼻衄	气血虚血瘀	尿毒性出血倾向
3月25日	瘙痒	血燥生风	同1月9日
4月4日	喘憋心悸	饮凌心肺	同1月11日
4月13日	骨痛	肾虚骨痹	同2月8日

由表32可见，患者在13次诊疗中，有8个不同的主诉与见证，分属表里、寒热、阴阳、虚实不同的邪实证候。如湿浊、热淋、血燥、瘀血停饮、肾虚骨痹等等。虽然本患者正虚证一直表现为阴阳两虚、气血双亏，但治疗中却由于出现多种邪实证反复交替，而难以守方。

其正虚证均有阴阳两虚加气血双亏，但可以同时或反复出现上述正虚证与多种邪实证的组合，故辨证要认清邪实证。

讨论：

（1）本文报告了45例由肾功正常发展到尿毒症死亡的肾小球疾病患者的观察经过及死亡原因，肾功恶化原因。

（2）本文重点讨论了45例患者从肾功正常到尿毒症死亡过程中，中医辨证的演变过程。从上述资料看，这种变化是有规律的。

在肾功正常期/代偿期（血肌酐＜176.8μmol/L水平）时，可见到阴虚证、阳虚证、气虚/气阴虚证、阴阳两虚等各种证。以前三种为多，可兼水肿、瘀血、毒热、湿热等邪实证。肾功恶化过程中，正虚证趋于复杂（阴阳两虚、气血双亏/阴阳两虚+气血双亏者显著增多）。邪实趋于增多，且寒热错杂（由每个病例平均1个邪实证，增至2~5个），因此到尿毒症阶段，阴阳两虚、气血双亏。

第十一节　慢性尿酸性肾病的全身性中西医调治

慢性尿酸性肾病（CUAN）是外源性嘌呤食入过多，或先天性酶缺陷内源性嘌呤生成过多、分解过快的高尿酸尿、尿酸结晶沉淀于肾小管、间质所致的一种慢性肾病。临床以尿酸管型、鱼子样结石为特征，并可见间质性肾炎、尿酸>488μmol/L、高血压、肾功能不全。其与肾功不全继发高尿酸血症的鉴别要点是，后者是尿酸排泄不足的低尿酸尿，肾小管无尿酸结晶。

CUAN是全身性疾病高尿酸血症的主要病理变化之一，高尿酸血症又是全身性脂肪、糖、蛋白质营养过剩，代谢紊乱的主要表现之一，所以临床治疗要辨证、辨病、辨药相结合，饮食、运动、中西药物综合调治。

一、关于高尿酸血症发生的相关因素

CUAN发生率，过去报告为高尿酸血症的10%~20%，但肾病理检查所见CUAN大大超过此数，有报告达80%。我国高尿酸血症从1948年~1981年报告不到100例。CUAN1973年由北大医院首次报告。近十数年来对高尿酸血症和CUAN的研究表明，营养过剩、运动不足是近年来高尿酸血症发病率提高的重要原因。其发病率各家报告不同，大概30~40岁，1.6%~2.4%；40~50岁，4%~7.4%；50~60岁，16.6%~26.8%。许多报告均提到高尿酸血症与肥胖、高血压、冠心病、高甘油三酯有正相关关系。

笔者对45岁以上文职人员4000余例连续5年血尿酸与血糖、血脂的测定结果表明：高尿酸血症1993年~1997年发生率分别为18.10%、17.30%、10.55%、4.42%、1.02%。与此同时，高甘油三酯血症发生率分别为18.34%、26.92%、23.85%、10.24%、5.96%；高胆固醇血症分别为10.33%、17.32%、19.13%、11.12%、4.12%；血糖高者分别为8.07%、8.87%、8.43%、3.96%。血尿酸与血甘油三酯、血胆固醇水平为正相关曲线。

二、高尿酸与痰湿瘀浊的关系

笔者近八年来，密切注意到营养过剩、运动不足、嗜酒、肥胖、高血压、高血脂、脂肪肝、高尿酸、糖尿病，均见痰湿瘀浊见证：舌苔黄而腻、舌质胖胀暗

红、面红油光、疲乏身重、多汗怕热、手掌红热、大便黏滞、尿黄且臭、痰核喉蛾、肥胖口臭、眩晕、胸闷、痤疮、腹胀、痛风、脂肪肝等。用去瘀散结、祛湿化浊、除痰舒气等法，异病同治。而且注意到有痰湿瘀浊见证者，在20~30岁，以肥胖、口臭、扁桃体发炎、痤疮、脂肪肝为多见，仅少数有TG升高，其余血生化正常。到40岁以后，血尿酸、血糖、血脂高者急速增多。痰湿瘀浊见证随着治疗血脂、血尿酸、血糖、脂肪肝好转，也会好转。

三、关于CUAN中西医结合综合调治

1. 病因治疗

控制尿酸生成过多：①严格控制饮食，忌高嘌呤食物，如鸽肉、内脏、扁豆、菠菜、沙丁鱼等；低脂低糖低嘌呤饮食。②用别嘌呤醇（特别是有家族史者，先天酶缺乏者），服药方法有不同见解，笔者采用8小时服1片服法。

增加尿酸排泄：①多饮水，2000~3000毫升/天，每次喝足，夜间睡前喝足一次，有利尿酸结晶排出。②碱化尿液，pH6.5~7时，尿酸可变为可溶性尿酸盐，溶解度增加10倍。

以12.5%枸橼酸钾20毫升，3次/天，餐后服较理想，排尿酸好，不易形成钙结石。肾功能不全者慎用。

碳酸氢钠6克/天，肾功能不全者可用，水肿不宜，本法pH升得快，很容易到8以上，引起其他盐类沉淀，故此要注意调节。

柠檬、胖大海5粒，洋参10克加水2000毫升，代茶饮。

柠檬、胖大海、诃子肉各12克加水2000毫升，代茶可碱化尿液、清热利尿益气利喉。

黄花菜（新鲜）半斤爆炒后吃，每周2~3次（不宜多），痛风患者可多服。

马齿苋1斤，煮汤，随意服用。

排石汤：有多种，以不加木通者为宜，木通可致急性肾功能不全。

萆薢、石韦、海金沙、鱼枕骨、滑石、芒硝、知母、黄柏、虎杖，7~10天为一疗程。

其适应证：①结石直径<1厘米，鱼子石、泥沙石；②位置在上肾盏、肾盂、输尿管、膀胱；③在该位置时间不长，而未粘连者。

值得一提的是，查阅自《神农本草》以下千余年中，用滑石、芒硝、硝石、

硼砂、青盐等石类的单方、小方散剂吞服，治疗尿石者很多，这些含石类为含钾、钠、镁、铝的硅酸盐、硫酸盐、硝酸盐、硼酸盐氢化物。20世纪70年代后，现代医学也有某些钾、钠、镁、铝盐类内服，用以改变pH，针对性地溶解某种性质的结石，起预防与治疗作用。而平时最多用的石膏（含水硫酸钙）前人却未列入治石淋之药。另一类金石药金丹（铅、汞化合物）是结石的成因。

当血尿酸过高，伴有痛风等急性发作症状时，如肾功能无严重损害，可短期应用秋水仙碱，但应注意毒副作用。

2. 保护肾功能，调理阴阳，固摄肾气，以通为补

调理阴阳以左归丸、右归丸、五子衍宗丸为主；清热通淋用排石汤去芒硝；温通法用于久病、肾功能不好，阴阳两虚时，用二仙汤、萆薢分清饮加猪苓汤，也能排出结石和尿酸结晶，改善肾功能功效显著；磷酸盐肾结石，用温补方法排石效果好。

3. 痰湿瘀浊见证治疗

本病治疗中，降压、降糖、降脂的中西药应适量应用。如前所述由于高尿酸血症、高血压、糖尿病、高血脂，中医辨证均具痰湿瘀浊见证。活血散结、去痰利湿、排浊方法，可达到异病同治的目的。血压、血糖、血脂被控制后，上述见证逐渐消失，可用益气养阴、疏肝活血之剂善后。

以下药方可酌情选用：①藿香正气丸加田七片，可做常用方；②大黄䗪虫丸加小半夏茯苓汤；③四妙勇安汤加知柏地黄汤。

在尿酸性肾病中，中医在消除尿酸结晶，清除痰湿瘀浊、保护肾功能方面很有潜力，有进一步研讨的意义。

第十二节　谈对高尿酸血症到尿酸性肾病的认识

随着饮食结构、生活方式等的改变，高尿酸血症的流行总体呈现逐年升高的趋势，其对相关疾病的影响也逐渐被认识，如代谢综合征、糖尿病、高血压、心血管疾病、慢性肾病等。在我从医的50余年，回顾我对高尿酸血症的认识，有以下几个阶段：

（1）在20世纪60年代之前，大家对高尿酸血症的警惕性不高，1975年我在北大医院进修期间，遇到了第一例尿酸性肾病的患者：患者杨×，嗜食海鲜，曾多次以慢性肾盂肾炎、慢性肾功能不全就诊于北京同仁医院、北京中医医院等多家医院，效果欠佳。此次患者在北大就诊期间，我偶然发现患者尿液中有很多渣，呈鱼子样，用火煮开后发现不溶解，后经肾病科王叔咸、王海燕、刘平、张鸣河等众多医生讨论，认为患者尿液中的沉渣为尿酸盐结石，将此患者诊断为尿酸性肾病，治疗上予利尿通淋等治疗后，尿出大量的鱼子样结石，后症状改善出院。从此以后，我特别关注患者结石的性质，嘱患者注意所排出的结石的形状、软硬等，或进行相应的检查，以区别草酸钙结石、磷酸盐结石、尿酸盐结石等，因其治疗原则不同，如磷酸盐肾结石，用温补方法排石效果好；尿酸盐结石，用利尿通淋效果好。

（2）20世纪80年代我随关幼波教授被卫生部派日本中医研究院交流，期间遇到多名患者耳廓、双手、双足等部位有突起于皮面的圆形结节，大小不一，形态不规则，皮肤菲薄，有些破溃，流出白色粉末状物质。当时，我们还不能分辨出这些皮下结节是什么，但现在回想起来，这些可能就是由于尿酸盐沉积在组织引起的痛风石。那个年代，对高尿酸血症的认识还处于空白期，我对文献进行检索，发现1981年前对高尿酸血症的相关报道也极少，我国高尿酸血症从1948年~1981年报告不到100例。

（3）20世纪90年代我转至深圳市中医院工作，提出将血尿酸纳入体检项目，于是对深圳市3429例45岁以上的文职人员连续观察多年，发现尿酸超标人数在逐年增加，并于1993年达到最高，之后开始予降尿酸药物干预，尿酸超标者比例从1993年至1997年分别为18.10%、17.30%、10.55%、4.42%、1.02%。另外，约有1/4的高尿酸血症病人出现尿酸性肾病，包括肾结石、肾盂肾炎，甚至还有部分患者因治疗不当等因素导致肾功能不全。90年代还有一些现象让我印象深刻，很多学生在读书时由于经济有限，营养不够，体形偏瘦，工作后开始不受限制，大吃大喝，体重猛增加。例：张×，中专生，体形偏瘦，患有淋病，经治疗后好转；1年后因消化不良再次就诊，此时已工作，体重较前增加约30斤，检查发现高血脂、高尿酸，并呈现双手发红，满脸点状充血体征。这类患者都是在短期内生活方式改变太快，饮食不节，营养过剩，呈现无高尿酸血症到高尿酸血症的过程，我称这种现象为“闪快”现象。

（4）进入21世纪，随着饮食结构、生活方式等的改变，女性患者也渐渐增多，而且痛风发病逐渐年轻化，临床出现大量青少年发病，目前所见患者中年龄最小为11岁。部分青少年呈现生长发育过快，在15岁时身体发育似成人，同时还伴有高血脂、肥胖等情况。

对于高尿酸血症及其相关问题的治疗，我在几十年的临床中积累了一些经验，认为本病要辨证、辨病、辨药相结合，饮食、运动、药物综合调治。

一、高尿酸血症

在连续8年的临床观察中，我注意到高尿酸血症患者均见痰湿瘀浊证：舌苔黄而腻、舌质胖胀暗红、面红油光、疲乏身重、多汗怕热、手掌红热、大便黏滞、尿黄且臭、痰核喉蛾、肥胖口臭、眩晕、胸闷、痤疮、腹胀等。同时营养过剩、运动不足、嗜酒、肥胖、高血压、高血脂、脂肪肝、糖尿病等也出现此证，用去瘀散结、祛湿化浊、除痰舒气等法，可异病同治。而且注意到有痰湿瘀浊见证者，年龄在20~30岁，以肥胖、口臭、扁桃体发炎、痤疮、脂肪肝为多见，仅少数有血脂升高，其余血生化正常。到40岁以后，血尿酸、血糖、血脂高者急速增多。痰湿瘀浊见证随着治疗血脂、血尿酸、血糖、脂肪肝好转，也会好转。

我主张高尿酸血症的治疗应在控制尿酸生成过多的基础上增加尿酸的排泄，前者主要是通过严格控制饮食，忌高嘌呤食物；后者主要使尿酸通过二便及汗液排出，其中主要经发汗及利小便达到目的。从中医辨证角度看，凡物质过盛积蓄，即是实证，故可辨为邪实之证。其次，体中物质，适度则为正常；多余则为邪、为浊，按此辨证思路，对于过盛之尿酸，可定为痰湿瘀浊之实邪稽留，那么遵《内经》“留者攻之”“客者除之”“盛者夺之”之旨，当以泄浊渗利为法以治之。因此治疗上要重视患者教育，嘱饮食控制，加强运动等，药物上则从疏导气血流通，祛除痰湿瘀浊等方面入手。其次就是强调碱化尿液：pH6.5~7时，尿酸可变为可溶性尿酸盐，溶解度增加10倍。我一般常用以下方法：以12.5%枸橼酸钾20毫升，3次/天，餐后服较理想，肾功能不全者慎用；碳酸氢钠6克/天，肾功能不全者可用，水肿不宜，用本法pH升得快，很容易到8以上，引起其他盐类沉淀，故此要注意调节。柠檬、胖大海、诃子肉12克加水2000毫升，代茶可碱化尿液、清热利尿、益气利喉。再次，在临证中灵活辨证，要注意个性化施治，根据人体处于不同状态的情况灵活处以方药，治法不拘一格，同时注意患者本证之外的兼证，对于症状繁多的患者，可采用整体调节，先从患者最不适的地方着手，一点一点调节，直到整体顺向发展。

例：患者魏×，男性，11岁，学生，2013年8月20日初诊，患者诉7月体检查血尿酸偏高，近期发现尿液混浊，色微黄，余无不适。体查：面色偏暗，欠光泽，舌质正常，苔腻，脉弦滑。查尿酸514μmol/L，血糖正常，尿常规正常，双肾彩超示：右肾上盏光斑。中医诊断：尿浊。证属痰湿浊瘀内蕴，治当利湿泄浊，先拟五皮饮合萆薢分清饮加减，方药：猪苓15克、茯苓15克、陈皮10克、女贞子15克、旱莲草15克、石斛15克、丹参30克、车前子10克、草决明10克、紫苏10克、萆薢15克、乌药10克、桑枝30克，7剂，每2日1剂，水煎，分2次温服。同时嘱多运动，多饮水，或可用乌梅汤或柠檬水代茶饮，控制饮食，勿饮老火汤等。

2013年9月10日复诊：患者诉尿色浅，饮水可。体查面色较前光泽，舌质正常，苔腻，脉弦细。予上方加乌梅10克、甘草10克，7剂，每日1剂，水煎，分2次温服。

2013年10月2日三诊：诉1周前高热，体温达39.0℃，咽痛，到儿童医院诊断：扁桃体炎，予静滴抗生素治疗后热退。现无不适，复查尿酸360μmol/L。体查面色见好，唇周可见小疱疹，咽不红，左侧扁桃体Ⅰ°肿大，舌质淡，舌底紫暗，苔薄黄。治疗上予调整方药如下：生地黄15克、黄芩10克、石斛10克、葛根15克、桑枝10克、赤芍10克、草决明10克、乌梅10克、黄精10克、萆薢15克、生甘草15克、板蓝根15克、紫草10克，7剂，每日1剂，水煎，分2次温服。嘱患者2周后复查风湿三项、血沉、血尿酸、血常规等，了解病情。

上举案例的患者为儿童高尿酸血症，我在利湿泄浊基础上，同时用紫苏叶等辛温发汗之品，双解表里；同时，在大量泄浊清解药中加用二至丸养阴，以防伤津液，此为攻补兼施，表里兼顾。值得一提的是，我非常重视尿液的pH值，认为pH6.5~7时，尿酸溶解度最大，因此复诊中加用乌梅，取其碱化尿液之意，调节尿液pH。三诊中考虑患者近期有高热等不适，予清热解毒、化瘀泄浊基础上，加用黄精、乌梅、甘草，此为北京中医医院温镇英教授之经验用药，可提高机体抵抗力；患者舌底紫暗，予酌量加赤芍、紫草等活血化瘀之品。诸症合参，辨证、辨病、辨药相结合，以达治疗之目的。此类病例中还要关注患者后期的发展。

二、尿酸性结石

排石汤有多种，以不加木通者为宜，木通可致急性肾功能不全。常用药物有：萆薢、石韦、海金沙、鱼枕骨、滑石、芒硝、知母、黄柏、虎杖，7~10天为1疗程。其适应证：(1)结石直径<1厘米，鱼子石、泥沙石；(2)位置在上肾盏、肾盂、输尿管、膀胱；(3)在该位置时间不长，而未粘连者。高尿酸血症引起的结石，多不成形，质偏软，我一般不建议用药太猛，主张小方治疗，如猪苓汤、萆薢分清饮等，用萆薢、土茯苓等较平淡的药。

例：叶×，患有糖尿病，高尿酸血症，前列腺肿大，反复多次结石，曾行膀胱镜取石、激光碎石等治疗。1995年开始到此就诊，肌酐>200μmol/L，血尿素氮也升高，但血糖较稳定，予萆薢分清饮、猪苓汤治疗，另加桃仁等活血药物，后排出大量结石，约40~50颗，大的如黄豆大小，结石渐渐减少，现已维持20余年。

在药物治疗的同时，注重患者健康教育，从饮食、运动等方面干预，改变患者生活方式，从而达到治疗目的。如陆×，男，糖尿病，高尿酸血症，1993年肾已切除1/4，喜饮“老火汤”，常见结石排出，1~2次/月，后改变生活习惯，戒老火汤，并开始游泳、跑步等锻炼，结合中药治疗，至今20余年，血尿酸维持可，血糖稍偏高，肾功能维持可。

20世纪90年代在我下乡扶贫期间，还遇到一些特殊异体钙化病例。

在贵州扶贫期间，遇到一慢性肾功能不全患者，33岁结婚，35岁怀孕，每天煮大骨头汤，一直至小孩1岁半，突然出现腰部剧痛，查彩超示：双肾柱型结石，肌酐>200μmol/L、血尿素氮增高，予行一侧肾脏碎石术。此外，我在北大医院进修期间，遇到一小孩，将鱼肝油当糖吃，至8岁时发现肾功能不全，双肾钙化。这些都是在贫穷年代，不适宜的过补所致的案例，也给我们一些启示，现在物质生活极度丰富，我们要善于把握度，懂得适可而止。

三、痛风

对于痛风，急性发作患者，我的经验并不特别多，但我发现有些比较特别的现象：一是发现痛风患者单次发作缓解后，X线检查并无明显骨侵蚀等表现；另一现象是痛风发作期，患者饮食稍不注意，可能就出现症状加剧，或发作更频繁，而当痛风进入间隙期，长时间得到控制后，饮食不慎时，可能也不会使疾病发作；另外，痛风发作跟血尿酸水平升降不成正向关系，在痛风发作时，往往可见到血尿酸水平降低，在文献中也有相关现象的记载，并有尿酸池的概念。这给我们的启示是，痛风的治疗原则可等同高尿酸血症，从疏导气血流通，祛除痰湿瘀浊等方面入手，通过疏导把关节或组织中沉积的尿酸盐排出，治疗中切记要令大小便通畅、要发出汗。参照相关研究显示大便中排尿酸较少，由此我们可以通过不断疏导，使患者尿酸排出增多，在以疏导法治疗时，可能会导致痛风小发作，应提前告知患者。我常用如五皮饮、麻黄连翘赤豆汤等，使得沉积的尿酸溶解而从小便、汗液排出。

例：患者王×，男性，39岁，2013年9月10日初诊。痛风病史4年，约每年发作1次，自诉间断口服别嘌呤醇片治疗，另有面部皮肤病10余年，多家医院诊断不明，治疗无效。患者近一个月左足持续肿痛，活动不利，眠差，大便黏滞，小便调，余未诉不适。体查：面色晦滞，面部及背部多处皮肤黑斑样，指间关节、上牙龈见色素沉着，左足背肿胀（+），压痛（+），舌质正常，脉弦滑。中医诊断：痛风。证属：痰湿浊瘀内蕴。治以利湿泄浊兼解毒，先拟猪苓汤合麻黄连翘赤小豆汤加减，方药：柴胡15克、桑枝30克、威灵仙10克、紫苏叶10克、桂枝10克、女贞子30克、墨旱莲30克、当归15克、淫羊藿10克、猪苓30克、阿胶（烊化）10克、蜜麻黄10克、连翘10克、白芷10克，7剂，每2日1剂，水煎，分2次温服。

2013年9月26日复诊：诉关节疼痛基本改善，睡眠见好。体查：面色见好，面部皮肤黑斑样明显减少，色变淡，上牙龈黑色素沉着未见，指间关节仍见色素沉着。治疗：在上方基础上加用白芥子（炒）10克、常山（炒）5克，7剂，每日1剂，水煎，分2次温服。患者服药后未诉特殊不适。

案例中患者痛风兼夹皮肤病症状，从病机分析，湿浊瘀积，则易化热，热瘀在里成热毒，热毒也可发于表，故要解毒。利湿泄浊基础上，加用解毒之品，并同时用紫苏叶、麻黄等辛温发汗之品，双解表里；同时，在大量泄浊清解药中加用二至丸养阴，以防伤津液，此为攻补兼施，表里兼顾。值得一提的是，复诊中加用常山，取其祛痰积之功效，此为近代名医王大经之经验用药，对痛风效果颇佳。

四、尿酸性肾病

尿酸性肾病的发生率，过去报告为高尿酸血症的10%~20%，但肾病理检查所见大大超过此数，有报告达80%，尿酸性肾病在1973年由北大医学院首次报告。

我在北京中医医院学习期间，见到某老师在治疗时加用柴胡及苏子，究其原因，为尿酸性肾病患者一般用药需慎用，用药不可太猛，不可一次过滤大量尿酸，在治疗用药中，同用柴胡、苏子，一升一降，使气机通畅，可加强其他药物作用。

尿酸性肾病的治疗原则为：保护肾功能，调理阴阳，固摄肾气，以通为补。此处要强调保护肾功能，因我曾遇一例患者对泽泻过敏，后致肾功能损伤，致使我现在一般不轻易用泽泻。调理阴阳以左归丸、右归丸、五子衍宗丸为主；通法中清热通淋用排石汤去芒硝；温通法用于久病、肾功能不好，阴阳两虚时，用二仙汤、萆薢分清饮加猪苓汤，改善肾功能功效显著。我个人认为中医在清除痰湿瘀浊、保护肾功能方面很有潜力，我在临床中也通过大量的病例积累了经验，经中药调治，肾功能多年维持在稳定状态，期间出现其他不适也可经中药治疗一应消除。

例：周×，男，因尿酸性肾病就诊，予五皮饮加减治疗，具体药味如下：女贞子20克、当归15克、白术15克、茯苓皮15克、陈皮10克、丹参15克、旱莲草15克、酸枣仁15克、乌梅10克、地骨皮10克、甘草10克、枸杞子10克、熟大黄10克。后患者自行服用此方1年，痛风未复发，肌酐维持可。

刘×，男，53岁，尿酸性肾病。患者痛风病史20余年，现肌酐稍偏高，双肾彩超见肾结石。患者诉双足背不适，体查：双足未见明显肿胀，舌暗红，苔腻，脉弦。结合患者病史，双肾结石多为尿酸性结石，治疗上，予护肾兼利尿通淋为法，拟猪苓汤合五子衍宗汤加减，具体如下：猪苓20克、女贞子20克、车前子15克、萆薢10克、茯苓10克、熟地黄10克、当归10克、大黄炭10克、白术10克、三七粉3克、阿胶10克、黄芪30克。服上方后患者出现尿多，复查尿比重减轻，复加菟丝子10克、茼麻子15克、桑螵蛸10克。后患者间断复诊，未见关节肿痛发作，血尿酸、肌酐较前稍有下降，均维持可。此病例中患者为高尿酸所致肾功能不全，因尿酸盐沉积在肾小管致肾功能受损，我在治疗时立足于用中药清除阻塞的尿酸盐，和缓疏导，使之通畅，但通中不忘补，在固肾的基础上采取通淋之法。此类肾功能损害经治疗是可逆的，我发现中药在治疗这类肾功能不全时疗效极显著。

尹×，男，73岁，肾功能不全致高尿酸，其尿结石为鼻屎样、黑煤样发黏的结石，此型结石一般为磷酸盐结石，烂泥样，不坚，带有菱角，治疗上以温化为原则，如二仙汤。此病例为肾功能受损后，影响尿酸排泄而致高尿酸，从中医角度来看，即邪无出路，因此不能盲目以通利之法治之，应先安“受邪”之地，故用温化之法，使邪自去，则正自安。

从高尿酸血症到尿酸性肾病，就这一时间轴来说，几年至数十年不等，与患者生活习惯、体质、环境、治疗等各方面均有关系。中药在这一过程中，在不同阶段治疗时各有侧重点，高尿酸血症期当以泄浊渗利为法治之，痛风发作期从疏导气血流通以治之，尿酸性肾病期则强调固摄肾气，以通为补。在高尿酸血症及痛风阶段，治疗原则基本类似，通过泄浊、疏导、通利等以祛除痰湿瘀浊；而在出现肾损害后，则需要注意将固肾气放在首位，通补并施，将通寓于补中。当然，对于这一疾病的治疗，“未病先防，既病防变”的指导原则应该贯穿始终，从健康教育、生活指导到药物干预等方面，综合治疗患者。

（深圳市中医院　王孟庸　谢静静）

第十三节　代谢病中的“痰瘀综合征”初探——288例分析

笔者已报告过，深圳地区文职人员3249例血甘油三酯、血胆固醇、血尿酸、空腹血糖高于正常者分别为22.8%、6.6%、18.9%、8%。而460例普通深圳人上述指标分别为16%、5.2%、13.9%、1.96%，除胆固醇外均有显著的差异（$P<0.01\sim0.05$）。

调查中，发现上述代谢指标异常者的各种见证与痰、湿、瘀、浊气有关。如舌苔厚腻、舌质胖胀，面红油光，疲乏身重，多汗怕热，大便黏滞，手掌红厚，肥胖，尿黄浊臭，痰核喉蛾，痤疮，眩晕，胸闷，腹胀，口臭等等。上述见证的发生率高达10%~82.6%的证候16项，共计46分。计分>24分者，诊为痰瘀综合征。

选例为代谢病中因痰湿而生瘀的288例。其中，男∶女=242∶46。年龄20~30岁的26例，30~40岁的78例，40~50例的88例，大于60岁者12例。

（1）288例见证，主病的以“舌苔厚腻、舌质胖胀，面红油光，疲乏身重，多汗怕热，手掌红，大便黏滞”为主症的最多见，以“尿浊、口臭、痤疮、痰核喉蛾”等症状次之。

（2）288例病例中的血甘油三酯、血胆固醇、血尿酸、空腹血糖高于正常者，分别占52.8%（152例）、11.1%（32例）、38.9%（112例）、10.7%（31）例，前三者比例大大高于文员组与普通人员组（$P<0.05\sim0.01$）。288例病例中上述一项以上不正常者共237例，高达82.3%，说明痰瘀综合征与血脂、尿酸、糖代谢的异常有较高的符合率（见表33）。

表33　288例痰瘀综合征证候发生率

证候	分值	例数	百分比（%）	证候	分值	例数	百分比（%）
舌苔厚腻	6	238	82.6	痰核喉蛾	2	64	22.2
舌质胖胀	6	211	73.6	肥胖	2	69	23.4
面红油光	5	196	68.5	口臭	2	58	20.1
疲乏身重	5	183	63.5	眩晕	1	38	11.4
多汗怕热	4	142	49.3	胸闷	1	33	11.1
手掌红厚	3	104	35.3	痤疮	1	32	10.3
大便黏滞	3	101	35.0	腹胀	1	30	10.3
尿黄浊臭	3	89	30.9	痛风	1	30	10.3

（3）288例中，发现脂肪肝64例，胆结石14例，肾结石26例（其中多发性肾结石7例），特别要提到的是其中86例尿钙与尿肌酐的比值大于2.6者，占29.9%，24小时尿钙大于正常值者高达37例，占43%，对预防石淋有一定意义。

（4）20～40岁组，有痰湿瘀浊见证者，少数人有脂肪肝、甘油三酯高，而血尿酸、血糖高者为0。年轻人主要表现在脾运不健、湿浊内泛、肺胃积热，有口臭、扁桃体反复发炎、痤疮。45～60岁有痰湿瘀浊见证者则有半数以上血甘油三酯、血尿酸高，20%血糖高、血胆固醇高。

从以上资料可见，痰湿瘀浊综合征是存在的，其见证不同瘀症，也有别于一般痰症、湿症，有必要进一步探讨。上述几种营养过剩、代谢失常的病，用中药清血瘀、散痰结、祛湿降浊，以益气养阴、活血调气善后，可达到异病同治的目的。

第十四节　从中医角度治疗老年病

老年病是老年人常见疾病的统称。老年病往往多病共存，如同时患有高血压、糖尿病、冠心病、脑梗死等，起病缓慢，病程缠绵，表现不典型，若疾病发展到一定阶段，病情变化又非常迅速，即使患单一的疾病如肺部感染，病情传变也不一样，如治疗不当，则可引发呼吸衰竭、肾衰竭、电解质紊乱等，或出现其他并发症。

在我从医的50余年里，尤其是在深圳市保健办出诊期间，接诊了大量老年患者，大多都有数种甚至数十种疾病，错综复杂，从何而治？又如何准确把握老年病的治疗方向？我不断思索，在多年不断的临床学习及实践中，也积累了部分经验，对老年病的治疗体会颇深，在治疗总原则上，我遵循“小车不倒往前推”，用“捋顺”的思路循序渐进，使患者邪自去，正自复。在治疗上以提高患者生活质量为目的，从患者症状入手，绝不局限于因病治病。现将治疗的点滴体会及感悟与大家分享。

注意老年患者情绪问题。老年病，多是慢性病，患者常常在心理上形成各种不良的心境，长期遭受疾病困扰，有对自身疾病的担忧，也有由此产生的一些消极情绪，往往看什么都不顺眼，给人以不近人情的感觉。我接触过很多老领导，年轻时意气风发，在老年阶段发现糖尿病、高血压、慢性肾功能衰竭、反复泌尿系感染等等，在饮食、生活习惯等各方面都需要改变，而且需长期服用药物治疗，起初在心理上就很难适应，容易生闷气，好发脾气，对疾病治疗也有抵触情绪。因此，我认为情绪治疗也是老年病治疗中的一大重点及难点。

首先，医者务必谨言慎行，稍有差池，会对患者造成极大的伤害。在告知患者病情时，要把握好“度”，并且要注意因人而异。有些患者本身就过于担忧，四处求医，情绪不稳定，如在门诊遇到很多慢性肾功能衰竭患者在西医就诊时常被告知无药可治，坐等透析，使得患者遭遇巨大的心理压力，心中惶惶不安，情绪低落；有些患者又过于不以为然，常常吃喝玩乐毫无顾忌，殊不知部分疾病往往无任何症状，这也是不可取的。其次，加强心理疏导，多与病人交流。我发现现在很多年轻医生，成天对着电脑，对着化验单，不去病房与病人交流，甚至不问病人症状，未知舌脉，就开好方，治疗的意义何在？能有效么？我认为医者必须把与患者谈话放在治疗的重要位置，很多时候你的态度决定了患者对疾病的态度，对治疗效果也有部分安慰剂效应。再次，在中药治疗上，可贯穿“疏肝解郁”之大法，如常适当应用郁金、柴胡、白芍、石菖蒲等中药。

特分享某老年女性患者反复泌尿系感染病例。患者李×，女，68岁，退休人员。既往肾病综合征病史，现口服火把花根片治疗，24小时尿蛋白波动在497.1~835.8mg/d。

患者近两年反复出现尿频、尿急、尿痛，伴尿不尽，尿道灼热感，无恶寒发热，无腰痛，无肉眼血尿等，多次门诊查尿常规见白细胞酯酶、亚硝酸盐、成堆白细胞、细菌等。诊断：泌尿系感染，予口服左氧氟沙星及中药治疗后症状可改善。后患者因尿频、尿急、尿痛等症状影响日常生活，查尿培养见大肠埃希菌，遂住院，予静滴依替米星、头孢哌酮钠舒巴坦钠等抗生素治疗16天后，患者自觉症状未见明显改善，反出现上腹胀满、腹泻、疲倦、乏力等诸多症状，遂要求出院。继续门诊中药治疗，见证：情绪焦虑，诉尿频、尿急、尿痛，尿灼热感，尿不尽，疲倦，乏力，易生气，眠差，大便稍偏干，夜尿多。体查：舌暗红，苔黄腻，脉沉细无力。

此患者既往肾病综合征病史，长期门诊中药治疗，一般情况控制可，24小时尿蛋白波动在497.1~835.8mg/d。此次因尿频、尿痛等症状加重，影响日常生活，情绪不佳，查尿培养见细菌，遂建议患者住院治疗。但是经住院规范抗菌治疗后，效果并不理想，患者自诉症状反而加重，诸多抱怨。面对这种情况，我们是不是需要反思？从患者症状、实验室检查结果来看，完全符合泌尿系感染诊断，抗生素选择也是经过药敏试验后选择的，按照西医规范诊疗来看，治疗无效难以解释。在临床中类似这种病例其实并不少见，最后都不得不要求患者出院而不了了之。以此患者为例，有泌尿系感染的确凿证据，而抗生素治疗已经够疗程，再用意义并不大；加之患者长期反复泌尿系感染，长期影响生活质量，寝食难安，致心理压力大，情绪不佳，易发脾气等。

在治疗上，以药物及心理治疗并重为原则。首先情志治疗，心理疏导，要换位思考，理解患者的苦楚，并嘱患者注意调节情绪，尽量减少不良情绪刺激，建议培养合理、可行的个人爱好，并适当锻炼，老年人可以选择一些舒缓的项目修身养性。其次，在中药治疗上，要综合考虑，不可单一根据患者尿频、尿急、尿热等症状而辨证热淋，恪守清热解毒，利尿通淋之法而不知变通。需注意患者体质状况，长久运用抗生素治疗，从中医角度来看，抗生素乃大寒之品，寒气入里，损伤阳气，则致气血鼓动无力，加之患者湿热未除，故为虚实夹杂之证，与舌脉也相符。因此，在治疗中用药注意清补并用，通敛兼施。善补阳者，必于阴中求阳，故益气滋阴；加之湿热之邪，故清热利湿；拟方参地二至汤合当归连翘赤小豆汤加减，具体方药如下：太子参15克、麦冬10克、五味子10克、桑螵蛸10克、女贞子10克、土茯苓10克、当归10克、连翘10克、赤小豆10克、诃子10克、酒苁蓉10克、茺蔚子10克。嘱患者调节情志，多饮水，勤排尿，并用鱼腥草煮鱼汤饮。服上方5剂后，患者诉尿痛、尿热等症状明显改善，但睡眠仍较差，大便偏干，去赤小豆，加赤芍10克、酸枣仁10克，7剂。再次复诊时患者诉尿频见好，大便可，但时有头痛，予上方去诃子，加川芎10克、菊花10克，7剂。患者后间断门诊复诊，嘱患者减少服药次数，每周服药2~3剂即可，症状控制可。

仔细询问病史及原发疾病，立足于寻找可治因素。认真分析患者病史，病史是根，从疾病发生的诱因、发展、治疗、并发症等各方面全面了解病情，寻找可治点，判断可能的预后。重视诱因在疾病中的作用，要不停反思患病的原因在哪，与患者居住环境、饮食、活动、饮食等是否有关，如近期是否有装修史或接触放射性、化学性物质史。在我门诊的病患中，因家庭装修后出现肾炎、肾病综合征或因服用某些药物致病情加重的病人屡见不鲜；还有很多小孩反复咽痛，扁桃体发炎，究其原因，大多都生活环境较差或喜食路边小摊贩的煎炸食品。

因此，治疗中首先要尽量避免不利因素，我特别重视环境因素对疾病的影响，常嘱咐患者脱离可能致病环境，劝阻肾病患者去西藏等海拔高地。其次，尽量少用药，避免药物损害。患者基础疾病越多，病情越复杂，如往往有心血管、消化、血液、神经、骨及关节等多系统损害的症状和体征。在治疗上，我主张见症越多，越是药味、药量偏少，我常说“处处都是刀，没一把锋利”，切忌囫囵吞枣式的治疗方法，治疗要有针对性，要找到单方治疗切入点，见招拆招，一步一个脚印，以患者目前最急切、最需要解决的症状及问题为切入点，“托住”和“拖住”患者。

近期某患者按此原则治疗后，疗效颇佳，病例如下：

患者李×，男，75岁，市接待办退休人员。患者近年来反复住院治疗，10天前于市人民医院住院治疗，出院诊断：慢性肾功能衰竭（失代偿期）、肾性贫血、2型糖尿病、高血压病3级（极高危）、冠心病、肝癌术后病史、慢性乙型病毒性肝炎、肺部感染、胸腔积液、低蛋白血症、电解质紊乱（低钾血症、低钠血症）。患者因不能行走及长久端坐，行动不便，特邀至家中为其诊治，见证：患者平卧位，低流量吸氧情况下，呼吸平稳，全身乏力，纳差，还有腹胀，眠差，大便不通，夜尿多。体查：表情淡漠，消瘦，面色呈淡金无斑，胸腹部有色素沉着，头皮、胸腹及腰骶部无浮肿，双下肢稍肿胀，舌苔黄厚腻，脉沉弦。近期人民医院复查验单：电解质：Na^+124.6mmol/L，Cl^-90.2mmol/L，K^+2.85mmol/L，Ca^{2+}1.98mmol/L；肾功示：血尿素氮18.6mmol/L，肌酐496μmol/L，尿酸642μmol/L；血常规示：

血红蛋白67g/L，余未见明显异常。

此患者基础疾病繁多，多脏器功能衰竭，病情重，面对这种情况，从中医角度看，该从何而治，如何恰当把握治疗时机及治疗方向？中医的精髓是辨证论治。如何辨证？从症状着手，患者全身乏力，考虑与低钠低钾血症有关，但患者口服西药氯化钾注射液、浓氯化钠后诉胃脘疼痛不适，不欲饮食，拒绝再次服用；结合纳差，腹胀，数日大便不通等症状，加之舌苔黄厚腻，为脾虚气滞、湿阻中焦之证，因此，中药以健脾化滞、宣达气机为法，以六磨饮子加减，拟方：党参10克、白术6克、陈皮5克、法半夏10克、广木香5克、石菖蒲5克、焦山楂10克、浙贝母10克、枳壳5克、五味子5克、生甘草5克、生姜2片。上方3剂，嘱浸泡约2小时后隔水蒸约25分钟，取汁约100毫升，温服，每日一剂。3日后，患者家属代诉患者胃口渐好，眠差，大便通，舌苔仍较黄腻，予上方去枳壳，加枳实5克、牡蛎30克，续5剂。因初诊时，患者一派虚象，然患者有积滞壅塞，必须理气，故选择枳壳缓治；服药后，患者未诉不适，且胃口见好，故用枳实于白术之内，使荡涤而下化；加之患者睡眠差，故加用牡蛎安神。5日后，患者已能端坐约2小时，由患者家属轮椅推入就诊，见患者面带笑容，胃口明显好转，睡眠见好，大便通畅，双下肢稍肿胀，舌苔黄腻已褪，脉沉弦。续上方5剂，加当归10克，服法同上。并嘱患者多食粮食。后复查电解质：Na^{+}132.6mmol/L，Cl^{-}99.2mmol/L，K^{+}4.95mmol/L，Ca^{2+}2.30mmol/L；肾功示：血尿素氮22.6mmol/L，肌酐608μmol/L，尿酸702μmol/L；血常规示：血红蛋白78g/L，余未见明显异常。

通过口服中药治疗，小剂量、少药味，从脾胃着手，使患者胃口好转，以改善患者营养状况及电解质为治疗目的，避免了患者靠口服西药而带来的副作用，并且疗效明显。在治疗中患者肌酐、血尿素氮等较前升高，其实从慢性肾衰的发展上来看，这本身就是无法避免的，也可能与患者近期胃口好转，饮食不节有关，这也是患者下一步中药治疗的目的。中医治疗也要做到循序渐进，逐个击破，分清主次，并且用药留有余地。

中药治疗老年病，要做好长期奋战的准备，不可能三两剂中药就完全药到病除，治老人病其实就是一个调养的过程，调阴阳平和，养气血通达，则病自消。

很多患者在合并他病时，常服用大量的西药，也有着一定的副作用，如长期服用激素的诸多副作用，还有一些老年患者出现双下肢不明原因肿胀可能与服用降压药有关等等，而中药在治疗中可起到显著的“增效减毒”作用，因此，长期服用西药的患者，建议适当增加中药治疗，以提高疗效。

总之，从中医角度来治疗老年病，要心理治疗与药物治疗并重，并立足找可治点，在夹缝中找立足点，接诊病人更需耐心及细心，更要注重患者的自身感受，以改善患者症状为目的，以“稳住”病情为核心，协助患者达到自身阴阳平和的状态，提高患者生活质量，让老年患者的生活更有尊严。

（深圳市中医院　王孟庸　谢静静）

第十五节　中医治疗女性功能性排尿障碍、应力性失禁、老年性尿道炎44例报告（摘要）

女子七七而肾气衰，故开阖不利，老年性尿道炎，尿失禁/排尿困难十分多见。但笔者见到许多青年女性有功能性排尿障碍，尤其是紧张状态中，多次生产或人流者，甚至未婚女性中，对泌尿生殖有神秘感及恐惧心理者，精神高度重视自己的这一系统状况者，常有此病发生。

44例病例中，年龄＜30岁，11例；30～60岁者15例；＞60岁者4例。其中8例有不同程度的心脑血管疾病、糖尿病等，但均已基本控制。

共同症候特点是：尿频、尿急、尿失禁/排尿困难，遇冷、劳累、精神紧张时加重，可有尿道口涩痛不适、尿后抽搐，或隐隐热痛，而无炽热痛、尿道瘙痒、尿道口糜烂等。可伴有不同程度的手足心热/手足冷、烦热/怕冷、烦躁、失眠等。症状：中医属淋证范畴，属正虚阳邪不实，仅有3例患者有外阴潮湿、瘙痒、尿热痛、白带黄或白粉状，大小便不畅，是肾虚而湿热下注，正虚阳邪实证。

实验室检查鲜见阳性结果，44例中，有9例出现白细胞尿，4例有膀胱残余尿（B超），7例外阴萎缩，4例霉菌感染。

这些疾病，抗生素及一般内科治疗效果欠佳，而医治这类疾病恰是中医之所长。因无观察疗效的恰当指标，本文所介绍以中医治疗方法及症状缓解情况为主，未作疗效统计。

本病是以肾气衰、开阖失司为主要病机。调理肾的阴阳，以鼓动肾气，使膀胱开阖正常。

(1) 滋阴淋汤（自拟方）治尿频型淋。

方药：猪苓、阿胶、滑石、泽泻、琥珀、枸杞子、车前子、金樱子、女贞子、青蒿、鳖甲、茺蔚子。

仲景猪苓汤治阴虚而小便不利之经典方剂，加入五子衍宗丸固肾气，治开多阖少，尿频尿急、尿失禁时去琥珀，加山萸肉。

(2) 通阳劳淋汤（自拟方），治癃闭型劳淋。

方药：萆薢、乌药、肉桂、黄柏、白术、茯苓、猪苓、益母草、菟丝子、车前子（人参）。

小便不畅，滋肾通关，用肉桂、黄柏、五苓散温阳化气、利水消胀。加活血益气之品，治肾气虚的阖多开少。

以此为中心，调理五脏阴阳气血，如肝气郁滞用逍遥丸，中气下陷加补中益气丸；阳虚加附子；利湿解毒用二妙散、赤小豆当归散；湿热下注，外阴潮湿燠热、白带多、瘙痒者，用五白汤外洗（白及、百部、白藓皮、白头翁、椿白皮）；外阴隐痛，有小糜烂面，用鸡蛋蒸油外涂（鸡蛋煮热，炒蛋黄到出油后备）。

治疗结果：尿频35例，28例基本消失。尿急33例，消失25例。尿道口干涩痛32例，30例明显好转，但完全消失者仅2例。外阴瘙痒7例，消失2例。湿热下注3例，均消失。尿失禁严重者9例，间断出现者4例，治疗后均大有好转，但消失者仅1例。尿不畅者11例均消失。

女性排尿障碍的症状，如尿频、尿失禁，在公开场合，常易造成许多不便，对患者心身困扰很大，是虚证，抗感染等治疗效果不好。而中医对这些疾患的记载很多，有效治法也很多，是行之有效的方法，问题是找到适当的评定疗效的办法，便于总结经验。

第十六节　雷公藤所致的药物性急性间质性肾炎两例报告

去年同期，两例肾病综合征患者，在中药加雷公藤片（每日2次，每次5粒）治疗的第四、五周，出现不同程度的药物性间质性肾炎，一例还有肾性糖尿，在停药后的两个月内，基本恢复。这是首次关于雷公藤过敏引起间质性肾炎的报告。

案例一：张××，女，52岁。发现蛋白尿20年，浮肿尿少两个月，查为肾病综合征（N.S）Ⅱ型，尿蛋白定量13.8克，腰下肿甚。8月16日服雷公藤片+中药治疗，用温阳利水法，方用实脾饮加减，一度蛋白总量达5.4克，肿消。9月16日尿蛋白3.2克，但9月18日又发现大量泡沫尿，尿蛋白定量增至9.8克/日，9月24日突然出现剧烈肾区持续性钝痛，尿少，查血压180/100mmHg，尿蛋白（++++），颗粒管型，透明管型可见蜡样管型，少量白细胞（++）~（+++），红细胞（+），尿白细胞分类＜8毫升尿，2000rpm×5min，取0.5毫升，涂片后找10个视野中性粒细胞＞44%，淋巴细胞24%，嗜酸性细胞32%，尿红细胞容积曲线由肾小球性红细胞曲线变为混合型红细胞曲线。血白细胞11.2×10^9/L；中性粒细胞52%，淋巴细胞36%，嗜酸性粒细胞12%，嗜酸细胞直接计数399/mm^2，血尿素氮9.6mmol/L，肌酐133μmol/L，伴有低热，但无皮疹，无淋巴结肿大，诊为急性间质性肾炎。治疗上立即停雷公藤，完全用中药治疗。先用滋肾通关丸，在管型尿消失、血压正常后改益气活血法治疗。中药配方成分，在继发间质性肾炎前也均用过，停药两个月后间质性肾炎基本恢复正常，尿蛋白降至3.1~2.6克，目前已达部分缓解（见图14）。

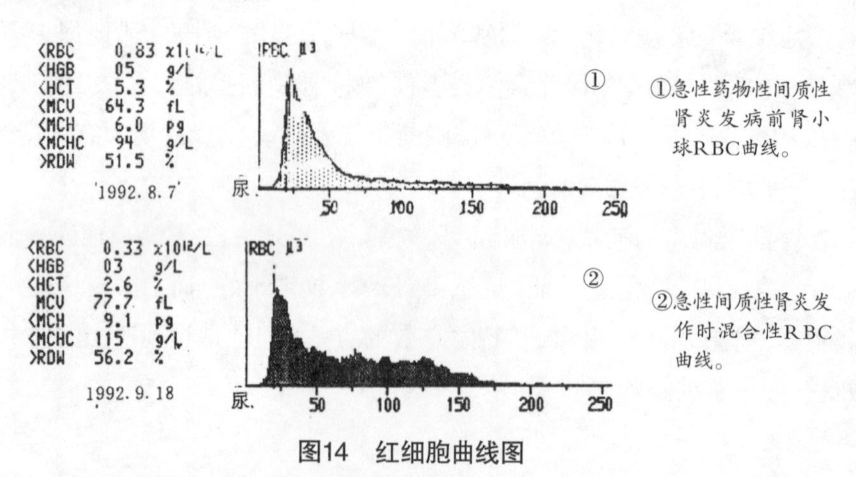

图14　红细胞曲线图

案例二：叶××，女，30岁。发现蛋白尿5年，尿蛋白定量2~9克不等，诊为肾病综合征I型部分缓解，1992年10月14日开始服用雷公藤片，服后未见明显改善，11月16日发现眼睑浮肿加重，尿多、口渴、疲乏心悸。查尿蛋白定量达8.3克/日，红细胞20/UL，白细胞30/UL，尿糖阳性（多次查尿），血糖始终正常保持在5.5mmol/L以下，尿白细胞分类：中性粒细胞50%，淋巴细胞20%，嗜酸性细胞23%，单核细胞7%，红细胞变为混合型曲线。伴有荨麻疹，立即停雷公藤，改中药治疗。到12月20日，尿糖突然消失，尿常规蛋白（++），尿沉渣白细胞少量，血生化正常（见图15）。

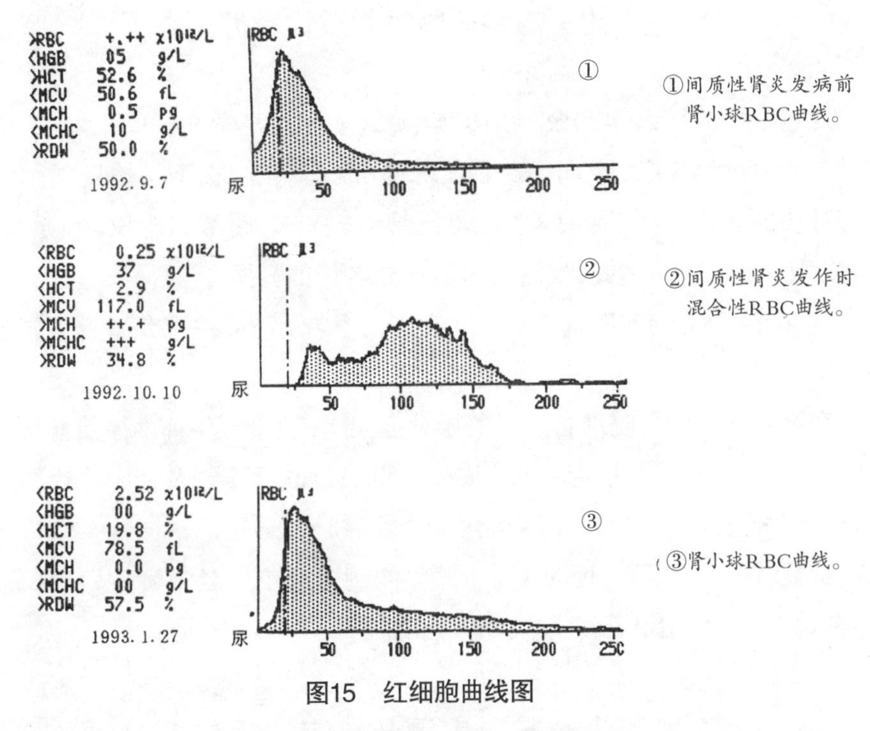

图15　红细胞曲线图

讨论：

（1）药物性间质性肾炎继发于其他肾炎中，诊断易于混淆。笔者于1986年曾首次报告过9例急性间质性肾炎，本文2例，有服药史，有一个突然加重，有别于原发病的尿检查结果（白细胞尿，嗜酸细胞为主。尿红细胞曲线由肾小球性，变为混合型，管型尿）。荨麻疹，末梢血嗜酸细胞升高，诊断可以确定。常规是用肾上腺皮质激素治疗。但两例坚决拒绝激素治疗。在中药治疗下间质性肾炎得到缓解。

（2）两例服雷公藤第四、五周发病，停药两月恢复正常。发生间质性肾炎，所服中药成分，以后继续服用，未用过其他西药，故可确定为雷公藤所致，性质应为过敏反应。

雷公藤1974年用于临床以来，随着制剂提纯，副反应报告越来越少，笔者应用该药中，所见的毒性反应仅有个别闭经者。一般视为雷公藤毒性与剂量有关。急性中毒动物实验，心肝肾严重受损，而亚急性中毒动物实验则对心肝肾无明显毒性。近来还有肾功不全者用雷公藤制剂，5例肾功能反而好转的报告。过敏反应方面尚需进一步观察。

附：急性药物性间质性肾炎

对这个病的认识才20余年，1986年版《实用内科学》未单列本病，因为常常继发于其他肾炎中。致病的药物又常见，故起病时，极不易被发现。但发病后有肾功能急剧下降，伴有发热、淋巴结大、皮疹、嗜酸细胞尿、血嗜酸细胞高。发现早就能完全治好，发现晚可造成永久性的肾损害。

1986年，笔者与北医刘玉春首次在国内报告了9例，主要是青霉素、速尿、倒扣草引起。

在当时有一例住院准备换肾的尿毒症患者，追查五年前的原始病历，据用药史（三次用青霉素均引起发烧、皮疹，同时肾功能下降）及临床诊疗经过，现在推论当时应该是本病。当时未能诊断，发展成为尿毒症。

常规治疗应该用短程的激素治疗。两例坚决不用激素者，我们以养阴活血、疏风解毒法，用龟苓汤、青蒿鳖甲汤加防风、荆芥、蝉衣。

第十七节　感冒及热病的预防

普通感冒（common cold）俗称“伤风”，又称急性鼻炎或上呼吸道卡他，以鼻咽部卡他症状为主要临床表现，一般无发热及全身症状，若无并发症，多在5~7天内痊愈。感冒是最常见的急性呼吸道感染性疾病，多呈自限性，但发生率较高。成人每年发生2~4次，儿童发生率更高，每年6~8次。全年皆可发病，冬春季较多。普通感冒的主要致病菌为鼻病毒、冠状病毒、流感和副流感病毒，还有呼吸道合胞病毒、埃可病毒及柯萨奇病毒。中医认为感冒是因外邪侵袭人体所引发的以头痛、鼻塞、流涕、恶寒、发热、脉浮等为主要临床表现的病症。《温病学》将感冒分为风温、春温、暑瘟、湿温、秋燥等。感冒全年均可发病，但以冬、春季节为多，病情轻者为“伤风”；病情重者，且在一定时期内引起广泛流行的，称为“时行感冒”。

中医认为，本病的发病机理是人体正气不足，卫表不固，外邪侵犯肺卫所致，故越是老年、儿童、身心疲惫的“虚人”越容易因为突然的气候变化而感冒。我们由此可以推断出，预防感冒的要诀，就是巩固自身正气、提升抵抗力，并在身体初现感冒端倪表现时尽早抵御邪气进展、逐邪外出，即扶正与祛邪相兼顾。益卫固表方面，我们在平时应坚持每日锻炼身体一小时左右，积极参加体育活动，工作空闲时适当摄入有益身体的水果、蔬菜，在日积月累中逐渐增强体魄；同时，也要注重劳逸结合，晚间按时休息，不熬夜，让劳累一天的身体通过充足的睡眠恢复自身抵抗疾病、修复功能损伤的能力。抵御外邪方面，感冒初起的处理原则是解表散邪，当我们因着凉受冻，出现或尚未出现畏寒、流涕、鼻塞、咳嗽等症状时，可以切核桃大小的一块姜冲作姜糖水饮下，同时佐以热水泡脚、盐水漱口、按摩鼻沟、保暖休息等方式，使我们的身体最大限度地发挥出御病能力，让风寒邪气在微微汗出中被自然驱散出来，则感冒得愈。若在这一过程中，配以适当的中医艾灸、拔火罐、刮痧等治疗手法，作用于曲池、列缺、尺泽、合谷、太阳、风池、风府、大椎等穴位，则调动体内阳气、调畅经络气机的效果更佳。

外感热病是指感受六淫之邪或温热疫毒之气，导致营卫失和、脏腑阴阳失调，出现病理性体温升高，伴有恶寒、面赤、烦躁、脉数等为主要临床表现的一类外感病证，是中医内科六大急症之一，属于中医伤寒、温病、瘟疫、四时感冒或时行感冒范畴。外感热病包括了现代医学的大部分感染性疾病。外感热病属中医温病范畴，常见于现代医学的流行性感冒、急性化脓性扁桃体炎、急性上呼吸道感染，其重症包括流脑、乙脑、流行性出血热、中毒性肺炎、败血症等。其临床表现为高热、面红目赤、口渴引饮、心烦不安、便秘尿赤、舌红苔黄、脉数等火热炎上亢奋症状，在病程中易化火伤阴或内陷生变，出现动风、动血、窍闭等危逆证候。外感热病，包含现代医学多数感染性疾病及传染性疾病，因为病毒耐药、变异等因素，发病率有逐年增高的趋势，2003年暴发“传染性非典型肺炎”(Severe Acute Respiratory Syndrome，SARS，严重急性呼吸综合征)、2009年世界范围内发生的“甲型H1N1流感病毒感染”“人感染高致病性禽流感”等突发性公共卫生事件，可见我国传染病防治工作面临挑战，是有待攻克的难题。中医对于外感热病的预防强调未病先防，调养正气，如增强卫气疗法中的冷水洗脸、温水擦背、睡前温水泡脚等，饮食疗法中的荆芥粥、双花萝卜煎等，以及调息疗法、吸入疗法等。

第十八节　嗜酒者的典型舌象探讨
——326例中国人及日本人舌象调查报告

1988年5月15日，在日本爱媛县中医药研究会的舌象讨论会上，讨论到参加会议的诸位会员的舌象时，意外地发现，其中的嗜酒者有一种共同的舌象，舌体胖大，舌质深红老暗欠光泽、有厚腻的白苔或黄苔（以下简称为厚腻暗红胖舌）。而非嗜酒者则无这种舌象。笔者当即将各人（包括嗜酒者与非嗜酒者）的舌象记录在案，并观察他们会议期间，同饮食作息过程中，舌象的动态变化。

其后的一个余月，笔者在东京及西日本地区的28个都、府、县、市、町采集了数百例健康卡片，记录了舌象等资料。

1988年7月至1991年，笔者先后在中国北京地区、广东沿海地区，以正常生活与工作中的普通人为对象，对其健康状况、舌象、嗜好作了一些调查。初步证实，在普通人中，嗜酒者通常具有典型的腻苔暗红胖舌。

一、选例与分组

1. 选例

观察对象为普通人，是指正常工作与生活未发现特殊病象的人群（其未做过全面体检及实验室检查，故与健康人是有区别的）。

326例中，日本人100例，中国人226例。男：女=271：55。年龄：<30岁者72例，30~50岁者136例，>50岁者118例。

2. 分组

（1）嗜酒组共100例，均为男性，年龄>30岁者80例（80%）。嗜酒者中含72例嗜烟，故设嗜烟组作对照。

（2）嗜烟组共76例，男性69例，见各年龄组，女性7例，均>50岁。

（3）戒酒组共18例，均为男性，>50岁者15例，含吸烟者6例。其中4例戒酒后17~35个月中，定期复查舌象。

（4）无烟酒嗜好组（下称无嗜好组）共132例。男84例，女48例（见表34）。

表34　326例一般资料统计

	例数	性别		年龄		
		男	女	<30	30~50	>50
嗜酒组	100	100		20	51	29
嗜烟组	76	69	7	14	38	24
戒酒组	18	18			3	15
无嗜好组	132	84	48	38	44	50
合计	326	271	55	72	136	118

二、观察结果

1. 各组舌象资料分析

各组舌象资料分析见表35、表36、表37。

表35　舌象①——舌质色泽

	嗜酒组		嗜烟组		戒酒组		无嗜好组	
舌质淡红	4	4%	14	18.4%	2	11.1%	82	62.1%
舌质暗红	75	75.0%	26	34.2%	5	27.7%	18	13.6%
舌质淡	11	11.0%	12	15.8%	10	55.6%	26	19.7%
其他	10	10.0%	24	31.6%	1	5.6%	6	4.6%
合计	100例	100%	76例	100%	18例	100%	132例	100%

备注：①嗜酒组与无嗜好组n=2，x^2=19.5，p<0.005；②嗜酒组戒酒组间x^2=17.8，p<0.005。

表36　舌象②——舌苔

	嗜酒组		嗜烟组		戒酒组		无嗜好组	
薄白苔	5	5.0%	16	21.1%	2	11.1%	58	43.9%
薄白腻苔	7	7.0%	20	26.3%	3	16.7%	50	37.9%
厚白腻苔	36	36.0%	18	23.7%	8	44.4%	14	10.6%
黄腻苔	48	48.0%	16	21.1%	4	22.2%	9	6.8%
无苔	4	4.0%	6	7.9%	1	5.6%	1	0.8%
合计	100例	100%	76例	100%	18例	100%	132例	100%

备注：n=9，x^2=38.2，P<0.005。

表37　舌象③——舌体及运动

		嗜酒组		嗜烟组		戒酒组		无嗜好组	
		100例	百分比（%）	76例	百分比（%）	18例	百分比（%）	132例	百分比（%）
活体形体	胖大（齿痕）	86	86.0	33	43.4	13	72.2	39	29.5
	普通	10	10.0	32	42.1	5	27.8	89	67.4
	光	4	4.0	6	7.9	0	0	1	0.8
	其他	0	0	5	6.6	0	0	3	2.3
运动	颤动	5例							
	尖斜	4例		1例		1例			

备注：各组胖大舌象与其他舌象比，n=3 x^2=47.2，P<0.01。

从表34~表36看，四组观察对象中：

（1）嗜酒者100例，舌质深红老暗者占75%（75例）；舌体胖大胀满，有时伴有齿痕者占86%（86例）；舌苔厚腻者亦占86%（86例）。

（2）无嗜好组132例，舌质淡红至红而鲜活者占62.1%（82例）；舌体正常者占67.4%（89例）；舌苔薄白/薄白腻（下称薄腻）者占81.8%（108例）。嗜酒者与无嗜好者的舌质、舌体、舌苔各有特色，两组间有显著差异（P值均<0.005）。

嗜酒组100例中，舌体胖大者占绝大多数（86%）；无嗜好组132例中，仅占29.5%（32例）。两者有极显著的差异（P<0.005）。

（3）戒酒组18例中，舌体胖大者亦占72.2%（13例），与嗜酒组接近（P<0.01）；但舌质暗红者仅占27.5%（5例）；而舌质淡~淡红者占66.7%（12例），与嗜酒组有显著差异（P<0.005）。

嗜烟者组76例中，舌质为正常的淡红色者仅18.4%（14例）；但其余81.5%（62例）则深浅明暗各色杂见；舌体胖者与舌苔腻者约占2/5（分别为43.4%、44.8%）。

2. 各观察组中，各例的基本舌象统计

每一例都有其基本舌象。因日常生活中，舌苔较易受饮食、活动、气候影响而变化。故本文观察对象的基本舌象是以舌质、舌体为基础，综合舌体的变化而成的。

表38中可见，各种的典型舌象，嗜酒组是黄/白腻苔暗红胖舌，占69%（69例）。无嗜好组是薄白/薄腻苔淡红舌，占57.6%（76例）。戒酒组是有不同程度舌苔的淡白/淡红舌。唯有嗜烟者舌象较复杂，淡白、淡红、暗红、绛紫、光舌均可见到，无典型舌象。

表38　326例的基本舌象

基本舌象		嗜酒组		嗜烟组		戒酒组		无嗜好组	
淡红舌	薄白/薄腻	2	2.0%	4	5.3%	1	5.6%	76	57.6%
	黄/白腻苔	2	2.0%	10	13.2%	1	5.6%	6	4.5%
暗红舌（含胖舌）	薄白/薄腻	6	6.0%	16	21.1%	2	11.1%	9	6.8%
	黄/白腻苔	69	69.0%	10	13.2%	3	16.7%	9	6.8%
淡（胖）舌	薄白/薄腻	3	3.0%	5	6.6%	2	11.1%	21	15.9%
	黄/白腻苔	8	8.0%	7	9.2%	8	44.4%	5	3.8%
其他（紫，绛，光，裂等）		10	10.0%	24	31.6%	1	5.6%	6	4.5%
合计		100例	100%	76例	100%	18例	100%	132例	100%

备注：n=9，x^2=57.9，P<0.005。

3. 无嗜好组舌象分析

以无嗜好组普通人的舌象与性别、年龄、民族、地区的关系资料，分析如下。

（1）性别与舌象

男性84例，女性48例，舌象无显著差异（$P>0.05$），见表39。

表39　无嗜好组性别与舌象

	男		女	
淡红舌	54	64.3%	28	58.3%
淡白舌	16	19.0%	8	16.7%
暗红舌	10	11.9%	10	20.8%
其他舌	4	4.8%	2	4.2%
合计	84例	100%	48例	100%

备注：$n=3$，$x^2=2.13$，$P>0.05$。

（2）年龄与舌象

正常的淡红舌在青年组占81.6%（31例）。而中、老年组则分别占59.1%（26例）、50.0%（25例）。相反，暗红舌在中、老年组分别为18.2%（8例）、18.0%（9例），而青年组仅为2.6%（1例）。青年组与中老年组间有显著差异（$P<0.005$），见表40。

表40　无嗜好组舌象与年龄

	青年组<30岁		中年组30～50岁		老年组>50岁	
淡红舌	31	81.6%	26	59.1%	25	50.0%
淡白舌	6	15.8%	8	18.2%	12	24.0%
暗红舌	1	2.6%	8	18.2%	9	18.0%
其他舌	0	0.0%	2	4.5%	4	8.0%
合计	38例	100%	44例	100%	50例	100%

备注：青年组与中老年组比$n=1$，暗红舌$x^2=1.2$，$P<0.05$；淡红舌$x^2=14.8$，$P<0.005$。

（3）民族与气候

无嗜好组中国人92例与日本人45例之间舌质相近，淡红舌分别为65.2%、55%；暗红舌分别为13.1%、15%；淡白舌分别为17.4%、25%。

两组舌苔方面，中国人薄白苔约占半数（48.9%），黄白腻苔为10.9%。日本人薄白、薄腻、黄白腻苔各占1/3。但经统计学处理，无显著差异（$P>0.05$）。

但是，如将132例分为大陆气候组（北京地区）、海洋气候组（日本各地、中国广东)，则大陆组薄白苔占57.5%(23例)，海洋组占38%，两组间差异有统计学意义($P<0.05$)。

笔者本人从1988年以来，在北京地区时以薄白苔为主、舌质偏淡，在日本3个月是以薄腻苔为主、舌质偏淡，1990年到广东以后，以薄腻苔为主、舌质偏淡，舌尖红。是否说明受气候的影响，有待进一步观察(见表41)。

表41　民族与气候与舌象关系

民族分组	中国人92例				日本人40例	
	北京40例		广东52例			
薄白苔	23	57.5%	22	42.3%	13	32.5%
薄腻苔	13	32.5%	23	44.2%	14	35.0%
白腻苔	2	5.0%	4	7.7%	8	20.0%
黄腻苔	1	2.5%	3	5.8%	5	12.5%
无苔	1	2.5%	0	0.0%	0	0.0%
气候分组	大陆气候区40例		海洋气候区92例			

备注：薄白苔发现率与其他舌苔比：
①中国人与日本人比x^2=1.2，$P>0.05$；②大陆与海洋气候区比x^2=3.92，$P<0.05$。

4. 嗜酒组舌象分析

(1)嗜酒组100例中，日本人45例，每日饮酒量相当日本清酒(10%~15%)120~180ml/d。中国人55例，常饮中国白酒(45%~65%)100~200ml/d，甚至经常饮至500ml/d。

重度嗜酒者62例，饮酒量相当中国白酒150ml/d以上，有不同程度慢性酒精中毒者，饮酒史多超过5年。这些例的暗红胖舌比例高达82.2%(51例)。还有绛红光舌、裂舌、紫舌等重病舌象及舌颤、舌斜的舌体运动失常现象。

一般嗜酒者38例，暗红胖舌亦有63.2%(24例)。与重度嗜酒组无显著差异($P>0.05$)，但未发现上述严重的病态舌象(见表42)。

表42　不同程度嗜酒者的舌象

	重度嗜酒组62例		一般嗜酒组38例		戒酒组18例	
暗红舌苔	51	82.2%	24	63.1%	4	22.2%
淡红舌苔	1	1.6%	3	7.9%	3	16.7%
蛋白舌苔	2	3.2%	9	23.7%	10	55.6%
其他	8	12.9%	2	5.3%	1	5.6%

备注：舌颤4例，舌斜5例，n=6，x^2=32.2，$P<0.05$。

(2)嗜酒者饮酒后的主观感觉

在所观察的例数中，近半数人认为饮酒有益健康、消除疲劳，使心身愉快，治疗关节痛、失眠，甚至治疗高血压、足癣、消化不良、利尿。但也有1/3的人认为饮酒后对健康不利，除宿醉、消化不适症状外，突出的是性功能障碍。

（3）嗜酒者的辨证（见图16）

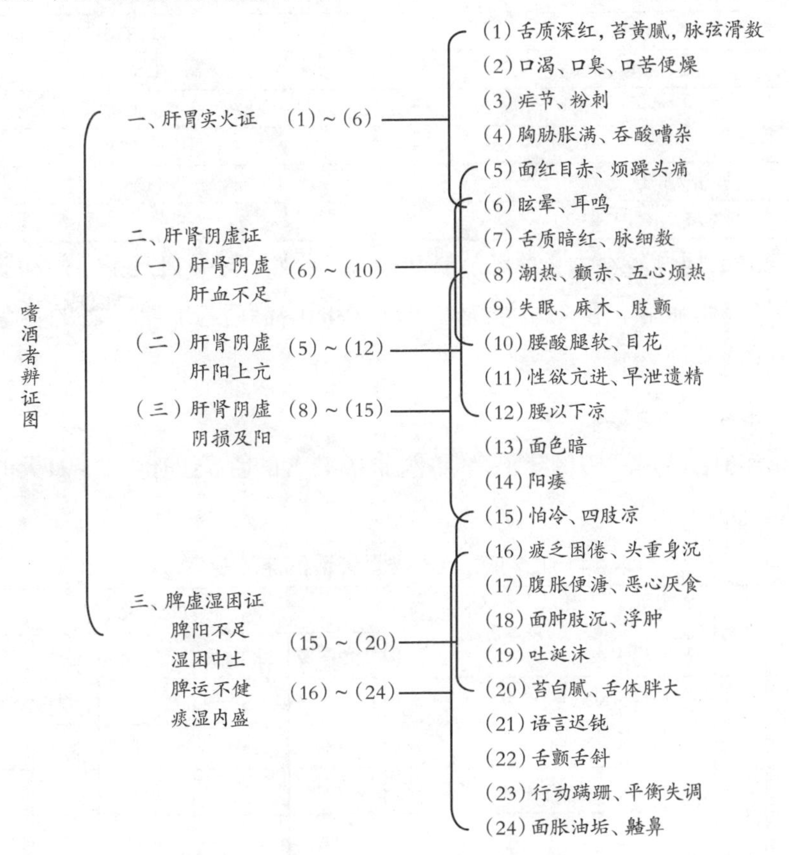

图16　嗜酒者辨证图解

普通人群中，嗜酒者见证较少，今将各例所见罗列如图示，每个证候有2~3条即可诊断。

100例中，肝胃实火证9例；肝肾阴虚兼脾虚湿困者73例（其中肝肾阴虚、肝血不足37例，阴虚阳亢32例，阴损及阳者4例，脾虚湿困、痰湿内盛者10例）；辨证资料不全者18例。

（4）嗜酒者的实验室检查

因条件所限，笔者仅对深圳地区部分嗜酒者做了生化检查。14例全为体检的普通人，年龄>30岁，均有典型的腻苔暗红胖舌，经检查肝肾功能、血脂、血黏度、肝胆B超，发现血脂高、血黏度高者非常突出（表43）。

表43　14例嗜酒者血脂血黏度测定

检查项目		阳性例数/检查例数
血胆固醇>6.5mmol/L		6/14　（42.9%）
甘油三酯>2.0mmol/L		8/14　（57.2%）
β2-脂蛋白>4.5mmol/L		4/14　（28.6%）
纤维蛋白原>400mg		3/8　（37.5%）
全血黏度	高切>6	2/8　（25%）
	低切>8	3/8　（37.5%）
脂肪肝（B超）		2/8　（25%）
转氨酶（GGT）>35U		2/14　（14.3%）

但是由于病例较少，笔者已从1990年7月开始，对高血压病、颈动脉硬化病、原发性高脂血症、糖尿病、肾病综合征中的嗜酒者与非嗜酒者的舌象及血脂水平做了进一步探讨。

（5）舌象连续观察

1988年5月，笔者对9例嗜酒者、3例非嗜酒者的舌象进行了3~21天的连续观察，结果如表44。

表44　12例嗜酒/非嗜酒者舌象连续观察

组别	例次	性别	年龄	观察日数	基本舌象	动态变化				
						舌色深浅	舌胖程度	苔厚薄	苔色	其他舌质
嗜酒者	1中×	男	>30	14	腻苔+++暗红++胖+++舌	++~+++	++~+++	+~+++	白	芒刺—~+
	2田×	男	>40	5	++　++　+++	++~+++	++	++~+++	黄白	
	3吉×	男	>30	5	++　++　++	++~+++	++	+~++	白	
	4森×	男	>40	5	+++　+++　+++	+++	+++	+++	黄	
	5野×	男	>30	8	++　++　++	+~+++	±~++	±~+++	黄白	
	6林×	男	>40	3	++　++　++	++	++	++~+++	白	
	7渡×	男	>40	3	+++　+++　+++	++++	+++	+++	黄白	
	8林×	男	>40	3	+++　+++　+++	+++	+++	+++	黄	
	9奥×	男	>40	10	腻苔++暗红+++裂纹+舌	++~+++	/	+~+++	黄，白	裂纹+~++
非嗜酒者	10肢×	男	<30	7	薄白苔淡红舌		—~+	±~+	白	有时舌红
	11王×	女	>40	20	薄腻苔淡红舌		—~++	±~++	白	有时淡白
	12辛×	女	>50	18	绛红+光舌	+~++	—~+	/	/	裂纹—~+

嗜酒者9例，观察期3~14天，呈典型的腻苔暗红胖舌者8例，腻苔暗红裂纹舌者1例，但各例之间，舌质暗红的深浅，舌苔的厚薄、色泽、洁垢等则可有所不同，以（+）~（+++）表示其程度之区别。

在连续观察中，9例均保持暗红胖舌/暗红裂纹舌。只是暗红深浅明暗、肿胀程度上有少许变化。舌苔的变化则可以很大。其中，例1、例5、例9的变化明显些。舌质明暗变化（++）~（+++），舌体肿胀变化（+）~（+++）。舌苔薄腻、黄白腻、厚腻均见出现。而例4、例7、例8则很少变化。舌质暗红晦涩（+++），舌体胖而胀、苔黄/白厚腻（+++）。

非嗜酒者3例，观察期7~20天。例10、例11为薄苔淡红舌，有时舌尖红或舌质淡，舌苔有薄白、薄腻，偶尔有白腻苔。例12为绛红光舌，有时有裂纹及齿痕。

其中5例嗜酒者和2例非嗜酒者，曾经有过数日一起工作，一同进食，一起休息（见表45）。从表中可见，各例舌象起伏消长大多是平行的，当休息好、饮食适当、饮酒少时，舌趋明润、苔变白变薄；反之，则舌趋晦暗，苔变厚变黄变垢。

表45　7例同作息期间舌象起伏变化观察

组别	例次	基本舌象	冈山县			爱媛县					鸟取县 岛根县			备注
			13/5	14/5	15/5	16/5	17/5	18/5	20/5	21/5	23/5	24/5	29/5	30/5	
嗜酒者	例1	暗红胖舌+++ 腻苔　++	→ ↓	→ →	→ ↑							↓ ↓ ↓	→ ↓	→ →	27日休假后
	2	暗红胖舌++ 腻苔　++					→ →	→ →	→ →	→ ↑					
	3	暗红胖舌++ 腻苔　++					→ →	→ →	→ →	→ ↑					
	4	暗红胖舌+++ 腻苔　+++					→ →	→ →	→ →		→ →				
	5	暗红胖舌++ 腻苔　++				→ →	→ →	↑ ↑	↑ ↑ ↑		↓ ↓ ↓				20日服杞菊地黄丸 服六君子丸 服平胃散
非嗜酒者	11	淡红舌 薄腻苔	→ →	→ →	↑ →	→ →	→ ↑	↑ —	↑ —	→ ↑ ↑	→ ↑	→ —	↓ —	↓ ↑ ↑	18~20日舌尖红 29~30腹泻荨麻疹
	12	绛红光舌+ 无苔　/	→	→	↑	↑	→	→	↑	↑	→	→	→	→ ↑	15日裂纹 30日腹泻
备注		舌质深浅 胖胀程度 苔厚腻 以±~+++表示			转 移				海 鲜 火 锅						注： →：同基本舌象 ↑/↑↑：加重 ↓/↓↓：减轻
			巡回讲学				会议				巡回讲学				

其中，有些例的舌象变化与其他人不平行时，往往有原因可循。例5在服六君子丸、杞菊地黄丸、平胃散两次后，舌苔褪净，舌胖明显见轻，舌质趋明润。而例11在出现腹泻时舌体变大、舌质变淡。

三、讨论

（1）通过对326例普通人中的嗜酒及非嗜酒的分析，初步认为腻苔暗红胖舌，是嗜酒者典型的舌象。

（2）腻苔暗红胖舌，是一种寒热虚实错杂的舌象。舌质红胖，是阴虚有热，舌质深红、苔厚腻是肝胃实火或湿热所致。舌体胖胀有腻苔，是脾虚湿困，苔白转黄为湿从热化。

嗜酒者出现上述舌象，一是因酒精辛甘大热有大毒，升散发扬，嗜饮日久；二是毒热内蕴而脾虚湿困所致。

在中医内科疾患中，出现上述疾患一般是急病或重病。例如中医湿热病，邪热入营，有黄厚腻苔，舌质深红，这种病人舌象变化大，舌体一般不胖大，舌质较干燥，不难鉴别。

内伤性疾患中，致使肝肾阴阳失调，脾虚湿困的多种证均可引起本舌象，可见于轻重症肝病、哮喘、动脉硬化、高血压病、糖尿病等之中。笔者初步看到嗜酒者血脂偏高、血黏度偏高的迹象，上述疾病也有这种倾向。是否与本种舌象成因有关有待进一步探讨。

作为普通人群中的嗜酒者，出现这种脏腑阴阳气血失调，正虚邪实的舌象，应高度重视，研究对嗜酒的保健措施。

第十九节　支气管哮喘

支气管哮喘，相当于中医的哮证，属喘证门，但与狭义的喘证是不同的。

哮证，喉中哮鸣有声，呼吸急促，喘息不得平卧。发病突然，缓解迅速，反复间歇发作，是痰饮停于肺的邪实证。

喘证，呼吸困难、窘迫、张口抬肩、鼻翼煽动、不能平卧。症状多渐进性加重或时重时轻，有邪实证，正虚邪实证，正虚证，是多种急慢性呼吸系统疾患（包括喘息性支气管炎）的一个症状。

治疗原则如下：

（1）哮喘发作期，是痰饮阻肺的实证，要宣肺平喘化痰，离不开麻黄剂。

寒哮：小青龙汤为代表方，以麻黄、细辛、干姜为主药。

热哮：麻杏石甘汤为代表方，以麻黄、石膏为主药，麻杏止咳片也属此类。

（2）哮喘缓解期，培元固本，防止复发。

补肺气，防止感冒，玉屏风散，防己黄芪汤。

健脾燥痰，六君子汤（星火健胃锭）。

固肾气，六味地黄丸、金匮肾气丸。

疗效评价：支气管哮喘是一个令人头痛的病。中医有句古话："内科不治喘，外科不治癣。"可见传统的宣肺化痰定喘方法，疗效不够满意。不能与肾上腺皮质激素缓解哮喘比，但培元固本法是中医特有的，有很大应用价值。

由于哮喘顽症，从古以来，就有许多人超越中医传统的辨证施治，寻找偏方、验方，因而有关寻找止喘药的医话、趣闻不少。例如荠菜汁治疗皇帝的喘证。

目前对哮喘的治疗研究，在平喘、固本、预防三个方面。

（1）平喘方面，主要工作在找有效偏方。上海第一医学院姜春华教授，将古方、日本及朝鲜的单方集在一起，成为一个"截喘方"（旋覆花、防风、五味子、鼠曲草、瓜蒌、合欢皮、老鹳草、碧桃干、野荞麦等，并根据寒热虚实略有增减），效果较好。曼陀罗花为末，卷成香烟状，发病时点燃吸入，可以平喘。

目前，有人从免疫学观点出发，有意将治疗变态反应（如荨麻疹、过敏皮疹等）有效的中药，应用到治喘中来。

疏风清热为主，防风通圣丸、防风散。活血清热为主，温清饮。以清热利湿为主，二妙丸、四妙丸。

应用以上药物时，经常加大黄活血通腑气，用全虫、地龙、蝉衣、僵蚕等疏风熄风之药。本院王大经教授就善于用这类方法治疗哮喘。

（2）补肾法在哮喘治疗与预防上的作用。上海第一医学院姜春华、沈自尹教授等，从1957年开始，在研究中医藏象肾虚实质时，观察到了哮喘病患者用补肾法治疗，远期疗效3年随访，有效率高达84%～95%，其中终止发作和极其进步者占33%～60%，大大高于对照组（$P<0.01$）。同时，用补肾药预防发作总有效率90%，极有效者占54%。研究中发现，哮喘患者均有一定程度垂体——肾上腺皮质功能不足，其中有肾阳虚者尤为明显。因中药温肾助阳药或调理阴阳的药物，可以改善肾上腺皮质功能，所以取得上述效果，而且有半数可以撤除激素。

基本处方：金匮肾气丸，偏阳虚；六味地黄丸加河车大造丸治偏阴虚者。

由于哮喘经常长期服用激素，用激素时用知柏地黄丸、耳鸣丸均可，但剂量一定要大，至今每次两丸，每日3次，才能对抗激素副作用。激素撤减时，金匮肾气丸用量加大，每日2~4丸。

（3）中医研究院气管炎组提高非特异性免疫能力的设想，设计有"冬病夏治消喘膏"（张氏医通）治疗喘息性支气管炎及哮喘1074例。

白芥子、玄胡各21克，甘遂、细辛各12克，共为细末，分3份，每年夏季初伏、中伏、三伏时各一次，用姜汁调好，贴在肺俞、心俞、膈俞处。治疗结果总有效率：喘息性气管炎有效80%，显效46%；哮喘有效83%，显效48%。5年随访67%，患者体力增强，感冒减少。

（4）麻黄剂的反佐方法。在不愿接受肾上腺皮质激素治疗的患者哮喘发作状态时，麻黄为主的方剂还是必要、经常应用之剂。笔者临床中发现麻黄剂久病之后有依赖，停药也会症状加重，久用之后还易出现心悸、头痛等副作用。但是，如果与滋阴补肾之剂同用，或是交替应用，就没有这种情况，滋阴剂应用六味地黄丸、二至丸、五子衍宗丸。

病例：1971年3月12日因哮喘发作初诊的李××，支气管哮喘已5年，反复间断用强的松二年余，中医辨证为热喘，用麻杏石甘汤、葶苈大枣泻肺汤，能够基本控制哮喘大的发作，但不能停药。1971年6月17日，我院白啸山老大夫会诊，他用女贞子、旱莲草各30克（二至丸），熟地15克，五味子10克，牛膝10克，川断10克，一周后哮喘明显减轻，坚持与麻黄剂交替应用，至1972年4月，未再用激素。

第二十节　阳痿

阳痿一病，补火派张景岳常用赞育丸、参茸桂附韭子、蛇床子、熟地等补火助阳方药。我认为，"王道者无近功，霸道者有远虑"（阳痿而阳不举）。阳为用，阴为体，体充则阳强。只补火，有阳无阴，厥阳独行，一振而厥，故不可，应于滋阴填精中求阳。

20年前北京中医医院见吉良辰治本病有心得，一同事家人也被治愈，其药方：熟地（生地）60克、山萸肉24克、山药30克、枸杞子30克、紫霄花120克、炒川断60克、柴狗肾2具。炼蜜为丸，每重6克，日2次，每次2丸，淡盐水送服。

现在门诊见阳痿患者有以下两种：

一是以青年未婚打工一族为多，门诊几乎每天都有。症状极多，如：清晨阳不起、遗精、“早泄”，患者往往神情恐慌、焦虑不安、说话认死理、睡眠欠佳、烦躁出汗、消瘦、脉虚细数，甚至手颤。相当多患者性知识少，性体验不多，手淫者多，并有负罪感。他们一般已经辗转求医，或面对市场诸多售药彷徨不定后，盲目买“肾药”服用。症状无好转，甚或加重，后找寻至我院门诊就诊，除沟通、心理疏导的心灵治疗之外，首诊要求患者停药一周并记载自己的症状，复诊后用滋阴平肝、安神解郁、养血法治之，常用方有白头翁汤、大补阴丸、五子衍宗丸、逍遥丸等加减。

二是糖尿病、肥胖者之阳痿，症见：肥胖、打鼾、头汗出、疲乏身重、身热多汗头部尤甚。此乃痰湿中阻，宗筋萎弱。痰湿盛，宜运脾、去痰浊、益气活血。常用方药：菖蒲、郁金、红景天、瓜蒌衣、茯苓皮、五加皮、黄芪、紫霄花、田七、丹参等。

第四章　调查报告

深圳市3429例文职人员的血脂、血糖、血尿酸状况调查报告

1993年1~12月间，笔者使用美国泰尔康RA-XT型自动生化仪，测定了以下人员的血胆固醇、甘油三酯、血尿酸、空腹血糖数据，旨在观察具有生活紧张、饮食丰盛、缺少运动等共同点的这一人群的代谢状况。

（1）文职人员3429例，年龄均在40岁以上，分别为男2586例，女843例。

（2）正常对照组460例，随机测定了任意职业、任意年龄组的普通人的上述各项指标以资对照。测定本组人员各项指标的均值+2SD作为该指标的正常值上限。

观察结果如下：

（1）3429例中，有上述一项以上指标不正常者共1530例（44.6%）。显著高于对照组的122例（26.5%），$P<0.01$。

（2）3429例中，空腹血糖≥7.8mmol/L、符合糖尿病诊断者93例，占2.7%。6.12mmol/L<空腹血糖<7.8mmol/L的有糖尿病倾向者183例，占5.3%。显著高于对照组（分别为0.86%、1.96%，$P<0.05$），亦高于文献报告的发病率（1%左右）。

（3）3249例中，血脂升高者共933例，占28.7%；其中单纯性甘油三酯升高者783例，占24.1%；单纯胆固醇升高者227例，占6.99%，两者均升高者77例，占2.4%。

（4）3429例中，血尿酸>416μmol/L者621例，占18.1%。621例高尿酸者中，尿酸<500μmol/L者485例，占78.1%，500~700μmol/L者115例，占18.5%，700~1100μmol/L者21例，占3.4%。在尿酸高于700μmol/L的21例中，伴有高血胆固醇、高甘油三酯、高血糖者17例。对照组460例中，高尿酸者64例，占13.9%，其中尿酸<500μmol/L者62例。

文员组621例高尿酸者中，男性583人，占93.9%；女性仅38例，占6.1%。对

照组64例高尿酸者男性60例，占93.7%；女性仅4例，占6.3%。表现出极大的性别倾向。两组高尿酸患者中，均有半数人伴有甘油三酯升高，与文献报告一致。

上述病例调查说明，在现代城市的文职人员中脂肪、糖和尿酸代谢紊乱的情况日趋严重，应引起高度重视。

深圳市某社团大于40岁文员的空腹血糖、血尿酸、血脂状况5年调查报告

1993年来，笔者对深圳市某社团大于40岁文员的空腹血糖、血尿酸、血胆固醇及甘油三酯的测定结果做了连续5年的跟踪调查，共计15174例次，其中男11504例，女3670例。另外，分别在1993年与1996年共测定了1432例无年龄组别、无职业区分的深圳城市普通人的上述指标，作为对照。所用仪器为自动生化仪，1995年以后的数据为计算机统计。

观察结果与分析如下：

（1）15174例次测定中，上述指标有一项以上不正常者共4619例，占30.44%。普通人组1432例中一项以上不正常247例，占17.25%。（$P<0.05$）

（2）15174例中，空腹血糖<6.12mmol/L者共1073例，占7.07%。空腹血糖>7.8mmol/L者385例，占2.54%。6.12mmol/L<空腹血糖<7.8mmol/L者688例，占4.53%。显著高于普通人组的0.98%与2.03%（$P<0.05$）及一般报道，与南京等大城市中老年检查结果一致。

（3）15174例次中，查血胆固醇>6.0mmol/L、血甘油三酯>1.7mmol/L者共3761例次，占24.79%。两项均高者1032例次，占6.8%。其中单项高胆固醇血症者1908例次，占12.57%，甘油三酯高者2885例次，占19.01%。

普通深圳人组1432例中，血脂水平比一般报告3%~9%要高。高胆固醇、高甘油三酯者分别为3.49%（50例）、11.03%（158例），但显著低于文员组。（$P<0.05$）

（4）15174例中，血尿酸>416μmol/L者1678例，占11.06%。普通深圳人组高尿酸者也达112例，占7.82%。（$P<0.05$）

（5）文员组15174例次从1993年至1997年分5组，上述各指标升高者的曲

线图所示（见图17）。

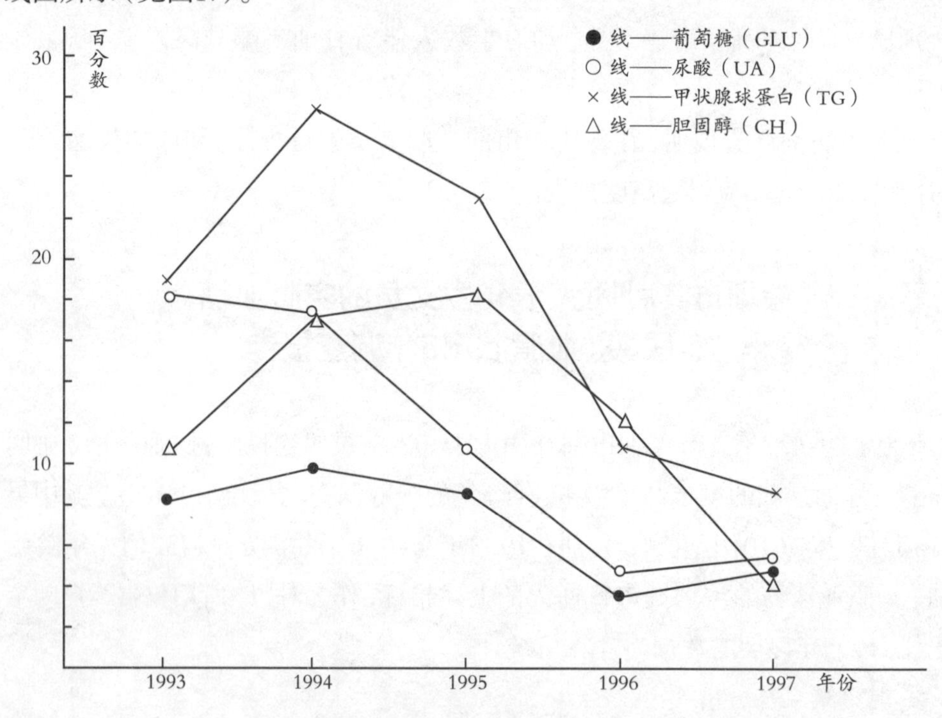

图17　各项指标变化图

四项指标1993~1995年升高者均显著高于1996~1997年，高峰值基本在1994年。

其中，血胆固醇、血甘油三酯升高者峰值分别为17.32%、26.92%、18.01%。这组数据与文献中南京等地报告一致。而到1996年以后血脂两项降至10%左右，血尿酸降至5%。

血糖>6.12mmol/L者1993~1995年均在8%左右，1996年后降至5%左右，但符合糖尿病诊断>7.8mmol/L者一直保持2%~2.8%左右。

这一变化说明深圳市保健水平提高，与被调查人群的预防意识增强，饮食结构改善，活动量加大等社会、人文因素有关。特别是高尿酸血症，20世纪90年代初以前并未作为常规体检项目，通过体检，上述各项指标得以及时改善，取得良好效果。

在调查中发现高尿酸血症、高血压、高血糖、高脂、高黏血症交结在一起，形成三高、四高、五高证，并伴有脂肪肝、胆结石、肾结石、高钙尿证。在1993年的3249例中，288例共同见证有舌苔厚腻、舌质胖胀、面红油光、疲乏身重、多汗怕热、手掌红厚、大便黏滞、尿黄浊臭、肥胖口臭、痤疮痛风等。上述见证与中医分辨痰、湿、瘀、浊有关，其中瘀证有全国标准，痰、湿范围更大，流注于气分、血分、骨骼关节及各脏腑中。笔者将此称为痰瘀综合征。用半定量积分法，将上述阳性见证，按发生几率高低，分别定为1～6分，共计46分，>24分诊为本综合证（见表46）。为中医异病同治的研究提供了线索。

表46　痰瘀综合征证候分类表

证候	分值	例数	百分比（%）	证候	分值	例数	百分比（%）
舌苔厚腻	6	238	82.6	痰核喉蛾	2	64	22.2
舌质胖胀	6	211	73.6	肥胖	2	69	23.4
面红油光	5	196	68.5	口臭	2	58	20.1
疲乏身重	5	183	63.5	眩晕	1	38	11.4
多汗怕热	4	142	49.3	胸闷	1	33	11.1
手掌红厚	3	104	35.3	痤疮	1	32	10.3
大便黏滞	3	101	35.0	腹胀	1	30	10.3
尿黄浊臭	3	89	30.9	痛风	1	30	10.3

第五章　病例分析

第一节　个案详解

案例一：张××，女，50岁，体形偏胖，诊断：IgA与乙肝平行。

初诊：2013年7月13日。

既往病史：乙肝病史多年。子宫肌瘤，月经过多，并于2013年3月行子宫肌瘤剔除术。2012年12月曾住新房10余天。

现病史：患者于2012年10月无明显诱因出现双下肢肿胀，未予重视，后渐至全身肿胀，2013年1月到深圳港大医院就诊，多次查尿隐血（++++），尿蛋白（-）~（++++），尿红细胞6429.5/ul，血浆白蛋白28g/L，24小时尿蛋白3843.20mg/24h，血红蛋白7.4g/L，血肌酐74μmol/L，行肾穿示：可见11个肾小球，未见硬化，可见1个小细胞纤维新月体形成。病理：符合局灶增生型IgA肾病，Lee分级：Ⅲ级，乙肝抗体（-）。治疗上予激素冲击疗法，静脉注射甲基强的松龙80mg，3天后改为40mg，静滴3天后改为口服泼尼松片55mg qd维持。1个月后患者全身肿胀未见明显改善，面红，时有头痛，遂转至深圳市第二人民医院就诊，查尿蛋白（++++），尿隐血（++++），血浆白蛋白23g/L，24小时尿蛋白3270mg/24h，血肌酐69μmol/L，治疗上予改泼尼松片55mg qd，并加用吗替麦考酚酯0.75g bid，拉米夫定0.1g qd。1周后患者又转至广州中山大学附属医院就诊，治疗上改用泼尼松片30mg qd，吗替麦考酚酯0.5g bid。2013年7月复查尿隐血（++++），尿蛋白（++++），遂患者又转至我院门诊就诊，患者诉双下肢肿胀、头痛、眼痛、头胀、声嘶、呕吐、腹泻、纳眠差。见患者说话急躁，情绪不稳，面色红、发胀，双下肢肿胀明显，舌淡红、边有齿印，苔腻，脉弦滑。

面对这类辗转求医，效果不佳，情绪极不稳定，躁动不安的患者，首先应安抚患者情绪，从实验室指标上看确实是有所改善，对发病到目前的治疗效果持肯定态度；并嘱患者定期定点定医生就诊，不能类似游击战，使医生对病情不能全面了解，药物使用存在偏差，且目前病情基本明确，不要舍近求远，可选择就医较便捷的医院；其次，从中医角度，目前患者症状颇多，而且症状很杂，此时，则不能面面俱到，使药物不能达病所，辨证上解决病人目前最基本的问题：纳差、腹泻，可从脾胃论治，中药以燥湿化痰，健脾护胃为法，拟二陈汤加减。方药：生葛根30克、白术20克、茯苓15克、陈皮10克、黄芪30克、薏苡仁10克、山药10克、法半夏15克、佩兰10克、生姜2片、炙甘草10克。上方7剂，水煎服，日一剂。

二诊：2013年7月11日，患者情绪稳定，全身肿胀较前明显改善，以下午5时肿胀为著，恶心呕吐较前好转，仍头痛、眼痛（眼科查眼压正常），面色发红，舌淡红、边有齿印，苔白腻，脉细。

拟方：生葛根30克、茯苓15克、黄芪20克、白术20克、陈皮10克、白蒺藜10克、山药10克、法半夏15克、佩兰10克、炙甘草10克、当归15克、熟地黄15克、太子参15克、青蒿15克、醋鳖甲（先煎）10克、紫河车（先煎）5克。

三诊：2013年8月6日，患者双下肢肿胀明显，有头痛，腹胀，无呕吐、腹泻等不适，面色发红，复查尿隐血（+++），尿蛋白（++），管型尿，血浆白蛋白38.5g/L。

拟方：生葛根30克、白术20克、茯苓15克、黄芪20克、陈皮10克、荷叶10克、决明子15克、白蒺藜10克、大腹皮15克、猪苓15克、水牛角（先煎）15克、熟地黄15克、太子参15克、青蒿15克、醋鳖甲（先煎）10克、紫河车（先煎）10克。

四诊：2013年8月13日，患者双下肢肿胀见好，复查尿隐血（++），尿蛋白（++），24小时尿蛋白定量1.6g/24h。

拟方：生葛根30克、茯苓15克、黄芪20克、陈皮10克、冬瓜皮15克、荷叶10克、决明子15克、白蒺藜10克、大腹皮15克、猪苓15克、水牛角（先煎）15克、熟地黄15克、酒黄精15克、青蒿15克、醋鳖甲（先煎）10克、紫河车（先煎）10克。

五诊：2013年8月20日，患者双下肢轻度肿胀，双眼干涩，查血钾3.0mmol/L，上方去紫河车，加车前草15克。

六诊：2013年8月27日，患者已无头痛，头胀、眼痛好转，全身无明显肿胀，复查24小时尿蛋白1.27g/24h，舌淡，唇暗。守上方。

七诊：2013年9月3日，患者症状较前改善，双下肢下午肿胀，仍有眼痛，眉棱骨痛，面色红。复查24小时尿蛋白1.2g/24h，先服用激素25mg qd，吗替麦考酚酯0.5g/0.25g qd。

拟方：生葛根30克、茯苓15克、黄芪30克、陈皮10克、冬瓜皮15克、荷叶10克、地骨皮15克、白蒺藜10克、大腹皮15克、猪苓15克、水牛角（先煎）15克、熟地黄15克、酒黄精15克、青蒿15克、醋鳖甲（先煎）10克、三七粉（冲服）5克。

八诊：2013年9月10日，症状同上。

拟方：生葛根30克、茯苓15克、黄芪30克、陈皮10克、冬瓜皮15克、荷叶10克、地骨皮15克、莪术10克、大腹皮15克、猪苓15克、水牛角（先煎）15克、生地黄15克、赤芍15克、青蒿15克、桃仁15克、白术30克。

九诊：2013年9月17日，患者症状较前改善，自觉面部发胀，双眼发红，眼科检查无异常，面色红。复查24小时尿蛋白1.1g/24h，血浆白蛋白41g/L，予调整治疗方案。

拟方：玄参30克、麦冬15克、牡丹皮10克、茯苓15克、石斛10克、女贞子30克、墨旱莲15克、荷叶10克、烫水蛭5克、水牛角（先煎）10克、生地黄15克、青蒿15克、醋鳖甲（先煎）10克、桃仁10克、白术15克、葛根30克。

十诊：2013年9月24日，患者双眼发红、面色红。

拟方：玄参30克、枳壳10克、牡丹皮10克、茯苓15克、石斛10克、女贞子30克、墨旱莲15克、荷叶10克、烫水蛭5克、水牛角10克、生地黄15克、青蒿15克、醋鳖甲10克、桃仁10克、地骨皮10克、葛根30克。

思路解析：此证患者，症状繁多，如何辨证，如何用药，从何处下手治之都考验着我们。患者既有大量服用激素后凸显的躁动、面红目赤等阳气妄动之征，又有脾肾亏虚，运化失职之纳差、腹泻、水肿之证，主证当以全身水肿伴有大量蛋白尿丢失，兼有纳差、腹泻、头晕头胀、面红目赤等，辨证论治之初以解决病人最基本的问题——胃纳、腹泻为要务，调整好脾胃运化之职后，再对激素引发的各种症状对症处理，使其阴阳得以平调，协调西医激素和免疫抑制剂治疗，帮助病人平稳康复。经过一段时间治疗，目前患者病情稳定，症状少，治疗效果可。

案例二：魏××，男，11岁，学生，高尿酸血症。

初诊：2013年8月20日，患者家属代诉今年7月体检查血尿酸偏高，近期发现尿液混浊，色微黄，余无不适。体查：面色偏暗，欠光泽，舌质正常，苔腻，脉弦滑。查尿酸514μmol/L，血糖正常，尿常规正常，双肾彩超示：右肾上盏光斑。

中医诊断：尿浊，证属痰湿浊瘀内蕴。

治法：治当利湿泄浊。先拟五皮饮合萆薢分清饮加减。

处方：猪苓15克、茯苓15克、陈皮10克、女贞子15克、旱莲草15克、石斛15克、丹参30克、车前子10克、草决明10克、紫苏10克、萆薢15克、乌药10克、桑枝30克。7剂，每2日1剂，水煎，分2次温服。同时嘱多运动，多饮水，或可用乌梅汤或柠檬水代茶饮，控制饮食，勿饮老火汤等。

二诊：2013年9月10日，患者诉尿色浅，饮水可。体查面色较前光泽，舌质正常，苔腻，脉弦细。

处方：予上方加乌梅10克、甘草10克。7剂，每日1剂，水煎，分2次温服。

三诊：2013年10月2日，诉1周前高热，体温达39.0℃，咽痛，到儿童医院诊断：扁桃体炎，予静滴抗生素治疗后热退。现无不适，复查尿酸360μmol/L。体查面色见好，唇周可见小疱疹，咽不红，左侧扁桃体Ⅰ°肿大，舌质淡，舌底紫暗，苔薄黄。

治疗上予调整方药如下：生地黄15克、黄芩10克、石斛10克、葛根15克、桑枝10克、赤芍10克、草决明10克、乌梅10克、黄精10克、萆薢15克、生甘草15克、板蓝根15克、紫草10克。7剂，每日1剂，水煎，分2次温服。嘱患者2周后复查风湿三项、血沉、血尿酸、血常规等，以了解病情。

思路解析：高尿酸血症的治疗思路为：在控制尿酸生成过多的基础上增加尿酸的排泄，前者主要是通过严格控制饮食，忌高嘌呤食物；后者主要使尿酸通过二便及汗液排出，其中主要经发汗及利小便达到目的。因此治疗上常重视患者教育，嘱饮食控制，加强运动等，中药治疗上则从疏导气血流通，祛除痰湿瘀浊等方面入手。在临证中灵活辨证，个性化施治，根据人体处于不同状态的情况灵活处以方药，治法不拘一格。如案例中患者为儿童高尿酸血症，从病机分析，在利湿泄浊基础上，同时用紫苏叶等辛温发汗之品，双解表里；同时，在大量泄浊清解药中加用二至丸养阴，以防伤津液，此为攻补兼施，表里兼顾。值得一提的是，要重视尿液的pH值，认为pH6.5~7时，尿酸溶解度最大，因此复诊中加用乌梅，取其碱化尿液之意，调节尿液pH。三诊中考虑患者近期有高热等不适，予清热解毒、化瘀泄浊基础上，加用黄精、乌梅、甘草，此为北京中医医院儿科老中医杨艺农之经验用药，可提高机体抵抗力；患者舌底紫暗，予酌量加赤芍、紫草等活血化瘀之品。诸症合参，辨证、辨病、辨药相结合，以达治疗之效。

第二节　案例分析

一、淋证案

案例一：患者陈××，女，61岁。

初诊：2013年7月2日。

主诉：尿频尿急、少腹拘急胀痛1年余。

临床表现：尿频尿急，时有尿热，少腹拘急胀痛，口干，时有烦热感，睡眠不实。舌质红，少苔，脉弦细。

辅助检查：膀胱镜下见膀胱三角区白斑，面积较大，膀胱颈炎性增生。

既往病史：既往尿检异常（隐血+++）10余年。

诊断：淋证（阴伤，湿热蕴结膀胱）。

治法：滋阴清热通淋。拟猪苓汤加减。

处方：猪苓30克、土茯苓20克、鳖甲（先煎）10克、青蒿（后下）15克、百部15克、蒲公英15克、甘草5克、阿胶（烊化）10克、鱼腥草20克、当归10克，7剂。

二诊：2013年8月13日。

患者守前方服用一个月后方来复诊，来诊时见面色有泽，精神状态较佳，诉尿频尿急症状减轻，无尿热，口干时作，烦热、睡眠不实均有改善，期间多次复查尿常规，尿隐血（++）~（+++）。

处方：前方去鱼腥草、当归，加五味子10克，7剂。

三诊：2013年9月5日。

尿频尿急症状明显改善，少腹拘急胀痛感好转。近期三次复查尿常规，尿隐血（+）。

处方：守前方继服。

按语：患者为老年女性，长期尿隐血伴尿道综合征表现，来诊时见舌质红，苔少，脉弦细，结合尿频急，时有尿热，少腹拘急胀痛，为典型的阴已伤，且有湿热之邪蕴滞膀胱之证，选用猪苓汤加清热利湿通淋之土茯苓、蒲公英、鱼腥草等，其中鱼腥草、百部、五味子为治疗泌尿系感染之有效药物，生鱼腥草还可伴蒜泥或煮鱼汤作为食疗方。治疗2月后尿隐血明显改善，尿道综合征症状减轻，可见猪苓汤治疗腺性膀胱炎有效。

案例二：患者刘××，女，68岁。

初诊：2012年4月8日。

主诉：全身浮肿3年余，尿频、尿热间作半年。

既往病史：2型糖尿病史15年余，2010年3月诊断为“糖尿病肾病Ⅳ期”。

临床表现：面部眼睑浮肿，腰骶部及双下肢重度凹陷性水肿，四肢末梢麻木感，倦怠乏力，纳眠可，尿频尿热尿痛，大便干，舌质淡暗、体胖大、有齿痕，苔黄腻，脉沉细。

辅助检查：尿常规示尿葡萄糖（+），尿蛋白（++++），白细胞511/μL，血清总蛋白54.7g/L，血清白蛋白23.9g/L；24h尿蛋白定量7663.9mg/24h，尿量2.1L。

诊断：水肿、淋证（脾肾亏虚，湿瘀内蕴）。

治法：先后以祛湿通淋、健脾补肾活血为法。

处方：先后用猪苓汤、自拟健脾益肾方加减。猪苓30克、阿胶（烊化）10克、五味子10克、荆芥穗15克、柴胡15克、黄芩15克、黄芪30克、当归15克、车前子（包煎）15克、丹参20克，5剂。

按语：患者膀胱刺激征明显，结合尿检西医诊断泌尿系感染，五味子、荆芥穗、柴胡、黄芩、车前子乃治疗泌感效药，配合猪苓以清热利尿通淋以治其标急；同时倦怠乏力等脾气虚之本虚亦明显，少加健脾之品，以黄芪托补，并起助行水之功。

二诊：2012年4月15日。

症状：面部眼睑浮肿消，腰骶部及双下肢水肿稍减，尿热尿痛感缓解。

处方：黄芪30克、当归15克、五加皮10克、猪苓15克、水蛭5克、桃仁10克、红花10克、白术20克、菟丝子15克、女贞子20克、熟地黄15克、紫苏叶15克、紫河车（先煎）5克、鹿角霜（烊化）10克，14剂。

按语：患者膀胱刺激征缓解，去车前子、荆芥穗、柴胡、黄芩等治疗泌尿系感染之药。其大量蛋白尿、血清蛋白低下，浮肿，舌淡暗、胖大有齿痕，脉沉细，为脾肾亏虚、精血不足兼水、瘀内阻之证，加补肾固涩、健脾养血、活血药以标本兼治。

三诊：2012年5月12日。

症见：腰骶部无明显水肿，双下肢轻度浮肿，小便可，大便稍干。复查TP64.3g/L，ALB 28.2g/L；24h尿蛋白定量3103.7mg/24h，尿量2.1L。

处方：上方去桃仁、红花、苏叶，加沙参15克、丹参15克、玄参10克、大黄炭10克，14剂。

守方加减再服用半年，复查24小时尿蛋白定量维持在0.9~1.7克之间，水肿未发。

按语：患者来诊时糖尿病肾病多年，伴热淋半年，全身水肿较甚；鉴于其消渴日久，伤阴耗气，阴伤及血则精血不足，阴虚则生热，气虚无以行水、行血，加之“久病必瘀”，故湿、瘀、热互相积聚于肾之络脉，下注膀胱、停聚下肢甚则全身腑窍，而致淋、致肿。此种淋证，有糖尿病之阴虚内热基础，故治疗上首先采用猪苓汤加减治疗淋证，缓解患者突出的不适症状。而水肿非一朝一夕形成，其消除亦非一朝一夕之事，待膀胱刺激征缓解，再以益气养阴/血、化瘀利水之法治之，当以脾肾同补，并加血肉有情之品培补，方达标本兼治之效。

二、石淋案

案例：患者戴××，女，31岁。

初诊：2013年9月3日。

主诉：双侧下腹部隐痛1周。

临床表现：双侧小腹部隐痛，腰骶部酸痛，尿黄，饮水偏少，昨日起咽喉部不适，大便不畅。平素月经有血块。舌质红，苔薄黄，脉弦细。

辅助检查：查泌尿系彩超，左肾内多发泥沙样结石。

诊断：石淋（湿热蕴结下焦，煎熬尿液成石）

治法：清热利湿，排石通淋。拟猪苓汤加减。

处方：猪苓30克、滑石粉（包煎）15克、阿胶（烊化）10克、当归10克、白芍10克、石韦15克、连翘10克、茼麻子10克、火麻仁15克、熟地15克、黄精15克、甘草10克、车前子（包煎）10克、仙鹤草15克，7剂。

另嘱多喝水，勤排尿，适量运动。避免偏食，少吃老火汤及草酸盐、磷酸盐高的食品。

二诊：2013年9月12日。

服上方后下腹部隐痛缓解，尿淡黄，有一次排尿突然中断，后尿通畅，大便通畅，一般情况可。

处方：上方去火麻仁、仙鹤草，10剂。

三诊：2013年10月8日。

来诊复查泌尿系彩超：双肾输尿管膀胱均未见异常。患者尿淡黄，二便畅，无不适感。

处方：上方去滑石粉、石韦，7剂。

按语：患者尿黄，饮水少，舌质红，脉弦细，B超见泥沙样结石，乃石淋之证，证属湿热蕴结下焦，煎熬尿液成石，湿热伤及络脉，膀胱气化失司；湿热久蕴伤及阴液。故治以清热利湿、排石通淋，采用猪苓汤加排石通淋、清热解毒之品，见显效。治疗石淋，除处以方药之外，尚需从口治之，治饮食源头以治其本，让患者改变生活习惯，调整饮食结构，方有效。

三、水肿案

案例一：患者曾××，男，5岁，体重16kg。

初诊：2014年2月11日。

主诉：全身浮肿反复发作4月。

既往病史：2013年10月14日发现全身浮肿（之前有数日眼肿），于深圳宝安人民医院就诊，诊断为：水肿；肾病综合征。2013年10月20日开始予强的松30mg po qd，10月27日改用甲强龙40mg ivgtt qd，一周后消肿，查尿常规示：尿蛋白(+);11月2日强的松30mg po qd,11月29日查尿常规示:尿蛋白(++),改为35mg po qd,之后调整强的松剂量为25~30mg/5~15mg交替,期间复查尿蛋白(-)~(+);12月21日仍有尿蛋白,予普乐可复(FK506)1mg po tid,3天后查尿常规示:尿蛋白(-)。既往有地中海贫血病史。

临床表现:(现病情不稳定)精神倦怠,仍有尿蛋白,下肢轻微浮肿,舌苔薄黄干,脉细数。

诊断:水肿(阴虚血热,湿瘀内滞)。

治法:凉血滋阴,活血祛湿。

处方:女贞子10克、旱莲草10克、牡丹皮10克、茯苓10克、车前子(包煎)10克、陈皮10克、当归10克、桃仁10克、黄芪15克、石斛10克、甘草10克,7剂。

按语: 患者长期使用大剂量激素,抑制自身真阳、劫伤真阴,就诊时出现阴虚血热兼湿瘀内滞表现,故以女贞子、旱莲草、牡丹皮、石斛滋阴凉血为主;患者仍有轻微浮肿湿滞之象,故少加茯苓、车前子、陈皮以利尿、祛湿、消肿;另长期尿蛋白造成肾脏瘀滞状态,故以当归、桃仁祛瘀通滞、防止肾小球硬化等。患者病久耗气,精神倦怠,以黄芪益气,并取其益气利水之功。

二诊:2014年2月18日。

复查尿常规示:尿蛋白阴性,血常规示:血小板696×10^9/L,服上方后,浮肿消退,舌苔粗,色黄。

处方:茯苓10克、陈皮10克、泽兰10克、白术10克、牡丹皮10克、三七粉(冲服)2克、女贞子10克、黄精15克、桃仁10克、石斛10克,7剂。

按语: 浮肿消退,故去车前子;血小板高,提示血液瘀滞状态,以三七粉易当归加强祛瘀活血之功。

三诊:2014年2月25日。

目前强的松30mg/12.5mg交替。尿蛋白2月13日后持续阴性2周,血小板586×10^9/L。

处方: 茯苓10克、陈皮10克、牡丹皮10克、白术10克、黄芪10克、三七粉(冲服)2克、女贞子10克、黄精15克、白蒺藜10克、石斛10克、烫水蛭2克,7剂。

按语: 桃仁有小毒,故不宜久服,加之血小板仍高,血液仍处瘀滞状态,故以烫水蛭易之。

四诊: 2014年3月4日。

强的松30mg/10mg交替。易出汗,活动后倦怠,脉细弦略数,舌质淡。

处方: 上方去烫水蛭,加乌梅5克,10剂。

按语: 易汗出,以乌梅收涩敛汗。

五诊: 2014年3月13日。

强的松30mg/7.5mg交替。面色黑滞,咽红,头晕倦怠,身高未增,脉沉滑。

处方: 茯苓10克、陈皮10克、牡丹皮10克、白术10克、女贞子10克、黄精15克、白蒺藜10克、石斛10克、黄芪10克、烫水蛭3克、乌梅5克、黄柏5克、巴戟天10克,10剂。

按语: 激素减量过程中,其"温阳"作用减弱,加之自身真阳未复,目前存在阴阳两伤证。患者面色黑滞、倦怠、未长高、脉沉,均提示气阳不足,故治疗宜加巴戟天并继用黄芪、白术温阳益气之品;咽红,一方面说明阴虚血热证,另一方面提示可能存在外感,故以黄精、乌梅、白蒺藜提高自身免疫力,抗外感,此外乌梅尚可利咽。故此次治疗以调和阴阳、益气利咽为主。

六诊: 2014年3月20日。

现口服强的松30mg/7.5mg交替。面色黑滞较前缓和,近日恶寒鼻塞流涕,未发热,咽部充血,脉细数。复查尿常规示: 尿蛋白阴性。

诊断: 感冒(风寒束表)。

治法: 祛风利咽。

处方：柴胡10克、白薇10克、儿茶5克、桔梗10克、茯苓10克、辛夷10克、白蒺藜10克、防风15克、黄芪10克、黄精10克、乌梅10克、甘草10克、橘红10克，3剂。

按语：患者出现感冒，激素不宜继续减量，防止复发，急则治其标，中药治疗以祛风利咽为主。

七诊：2014年3月27日。

服上方感冒第三天改善，现已愈，多次复查尿常规示：尿蛋白阴性（其中有一日尿蛋白±）。

处方：茯苓10克、陈皮10克、牡丹皮10克、白术10克、女贞子10克、黄精15克、白蒺藜10克、石斛10克、黄芪10克、烫水蛭3克、乌梅5克、白茅根10克、车前子10克、甘草10克、麦芽10克，7剂。

八诊：2014年4月2日。

现口服强的松30mg/5mg交替。面色黑，咽红，睡眠时汗多，胃口欠佳，进食差，体重未降。

处方：党参10克、茯苓10克、白术10克、陈皮5克、熟地10克、山药10克、炒麦芽10克、焦山楂10克、黄精15克、甘草10克、当归10克，7剂。

按语：患者目前存在脾气虚之证，汗多，咽红，提示气阴两伤，治疗当以益气健脾开胃兼滋阴为主。

九诊：2014年4月9日。

强的松27.5mg/5mg交替。肾病综合征已稳定近2月余，现胃口改善，舌苔薄白。

处方：上方加鸡内金10克，7剂。

加服硫酸氢氯吡格雷片12.5mg/d。

十诊：2014年4月17日。

近日鼻塞流涕，身热，身痛，咽微红，胃口见好，身高未长。

处方：黄芪15克、黄精15克、茯苓10克、白蒺藜10克、柴胡10克、党参10克、黄芩10克、白芍10克、甘草10克、乌梅5克、辛夷5克、桑寄生10克、菟丝子10克，5剂。

十一诊：2014年4月23日。

服上方流涕已改善，胃口好，脉象细滑。

上方去黄芩，加佩兰10克、菟丝子10克、玄参10克、白藓皮10克，10剂。

另予淡竹叶3克、莲子心5克，泡水喝。

按语：患者再次出现感冒，并仍有咽红，治疗以益气祛风、滋阴利咽为主；由于激素继续减量中，宜加菟丝子、桑寄生补肾助阳，提高免疫力。

十二诊：2014年5月6日。

近日来腹泻、消化不良，时有感冒复发。

处方：党参10克、茯苓10克、白术10克、陈皮5克、熟地黄10克、山药10克、炒麦芽10克、焦山楂10克、黄精15克、甘草10克、当归10克、藿香10克、砂仁5克、黄芪10克、女贞子10克，7剂。

十三诊：2014年5月13日。

现口服强的松25mg/7.5mg交替。精神倦怠，懒动，流涕。其余情况可。

处方：党参15克、白术15克、茯苓15克、鸡内金10克、陈皮10克、麦芽10克、黄精10克、黄芪15克、当归10克，7剂。

十四诊：2014年5月20日。

现口服强的松22.5mg/7.5mg交替，体重17kg，身高未长，胃口欠佳，稍有鼻塞流涕，脉沉滑。

处方：党参15克、白术15克、茯苓15克、鸡内金10克、陈皮10克、焦山楂10克、黄精10克、黄芪15克、当归10克、女贞子15克、山药10克、熟地黄10克、紫河车（先煎）5克，7剂。

按语：患者近三次门诊均提示存在脾虚食滞、气虚易感，故治疗以健脾开胃化滞为主，脾气得健，胃纳得复，便可使水谷化精微，气充则外邪不易入侵，且身形自长。

十五诊：2014年5月29日。

胃口改善，咽不红，舌苔黄腻。

处方：上方去紫河车，加菟丝子10克、乌药10克、神曲10克，10剂。

十六诊：2014年6月3日。

胃纳可，未诉不适。

处方：上方去乌药，加紫河车（先煎）5克、砂仁（后下）5克，12剂。

十七诊：2014年6月19日。

近日来复发感冒一次，余无不适，脉细滑。

处方一：党参15克、白术15克、茯苓15克、鸡内金10克、陈皮10克、焦山楂10克、黄精10克、黄芪15克、女贞子15克、山药10克、乌梅5克、菟丝子10克，10剂。

处方二：柴胡10克、白薇10克、儿茶5克、桔梗10克、茯苓10克、辛夷10克、白蒺藜10克、防风5克、黄芪10克、黄精10克、乌梅10克、甘草10克、化橘红10克、土茯苓15克、白茅根10克，3剂（出差停诊，若出现感冒，予服方二治之）。

十八诊：2014年7月3日。

时有感冒复发，面色可，脉细。

处方一：柴胡10克、儿茶5克、桔梗10克、茯苓10克、辛夷10克、白蒺藜10克、防风5克、黄芪10克、黄精10克、乌梅10克、甘草10克、化橘红10克、土茯苓15克、白茅根10克，5剂。

处方二：党参15克、白术15克、茯苓15克、鸡内金10克、陈皮10克、当归10克、黄精10克、黄芪15克、女贞子15克、山药10克、乌梅5克、菟丝子10克，10剂。

按语：患者以肾病综合征就诊，服用大剂量激素，其特点是激素相当于中医纯阳之品，大量服用后，出现津液耗损，气阴亏虚，甚则瘀血内结，表现出精神倦怠，乏力，面色黑滞，舌干苔粗、脉象细数。治疗初期，除利水消肿治疗水肿外，需兼顾益气养阴活血，以尽量减少激素副作用；激素减量过程中，又会出现阳不足现象，应及时加用温肾助阳之品，治疗当以滋阴助阳为主。患者尿蛋白转阴，水肿消除，肾病综合征病情稳定后，因小儿肺、脾不足，加之病初大量蛋白丢失致使体质弱，常反复出现感冒、纳差，为防止出现病情反跳，中药治疗又需"抓主次"，及时更方，治以祛风利咽、健脾益气。另：在治疗过程中，由于长期服用激素消耗阴血，加上患者纳差反复难改善，使用紫河车以益气养血填精，效果良好。此外，儿童患肾病，往往服药、就医等都存在诸多困难，又难以准确描述自身症状，且治疗时间长，家长颇费时间、心机，医者在治疗过程中，不但要药效明显以增家长的治疗信心，更要以爱人之心呵护小孩、宽慰大人，与家长一道坚持作战，守护孩子们的健康！

案例二：患者陶××，女，2岁，出生日期2011年10月。

初诊：2013年12月30日。

主诉：发现浮肿尿少11个月。

既往病史：患者2013年2月出现眼肿，数日内全身水肿，体重增加3kg，在香港诊断为：肾病综合征，同时住院治疗，3月启用激素治疗，服用泼尼松龙10mg bid，10天消肿，15天里尿蛋白阴性。4周后（5月）减量为10mg bid隔日服，因感冒复发（尿蛋白阳性），改12.5mg qd/ bid服，治疗10天尿蛋白阴性。后激素减至7mg隔日服时复发，改为18mg bid每日服，一周后尿蛋白阴性。11月22日减至9mg隔日一次后复发尿蛋白阳性，遂现改18mg bid每日服。

临床表现：腹泻，满月脸，唇红，杨梅舌，双下肢轻度浮肿，舌尖红，苔白腻，脉滑数。

诊断：水肿（阴虚内热，湿瘀内阻）。

治法：滋阴清热，活血祛湿。

处方：玄参15克、黄精10克、乌梅10克、茯苓10克、法半夏10克、陈皮5克、白蒺藜10克、甘草5克、女贞子10克，3剂。

二诊：2014年1月2日。

上方服用后腹泻改善，大便稀臭，色黑，日一次，胃口欠佳，咽红，杨梅舌，苔白，脉细滑。

处方：上方加山楂5克、麦芽10克，7剂。

三诊：2014年1月9日。

现进食较多，控制饮水，面色可，咽微红，舌尖红，苔薄白，脉细滑。

处方：上方加紫草10克，7剂。

四诊：2014年1月16日。

尿蛋白阴性，腹痛，大便干结，二日一行。

处方：生地15克、玄参10克、麦冬10克、黄芪10克、水蛭2克、牡丹皮10克、茯苓10克、陈皮10克、炒麦芽15克、山楂10克、鸡内金10克、山药10克，5剂。

…………

复诊：2014年3月12日。

外感发热，体温最高38.3℃，咳嗽，咯黄痰，咽红，腹泻。舌尖红，苔黄，脉浮滑。

处方：柴胡10克、荆芥穗10克、黄精10克、儿茶3克、白薇10克、诃子10克、白鲜皮10克、乌梅5克、化橘红5克、白茅根10克、茯苓10克、甘草10克、川贝3克，3剂。

按语：肾病治疗过程中，常出现外感、发热等，往往为疾病反跳先兆，在不增加激素或免疫抑制剂情况下，急予疏风清热化痰去其标，外邪得解，就可防止原发病加重或复发，此时单用中药有效。

复诊：2014年3月18日。

外感已愈，服上方第二天热退，无腹痛腹泻，大便偏干，面色不红，舌尖红减轻，苔白，脉细滑。

处方：土茯苓10克、白术10克、藿香10克、陈皮10克、黄精15克、诃子5克、黄芩5克、葛根10克、橘红5克、菟丝子10克、巴戟天8克、知母5克，7剂。

按语：经过先前滋阴清热为主的治疗，加之上诊外感、发热耗损人体阳气，此诊阴虚内热已减轻，治疗以调整阴阳为主，兼祛湿、清余热。

…………

总按：患者为肾病综合征，在使用激素治疗过程中出现了一系列的服用激素综合征，并且在撤减激素期间多次出现尿蛋白，疾病反跳复发，属激素依赖型，在我处就诊后，治疗半年多来疾病未复发，激素剂量顺利逐渐减少。中药在治疗中不仅能够很好地调整阴阳，减少服用激素的副作用，如长痤疮、燥热、多汗等症状；同时，逐渐撤减激素到一定剂量的时候，出现外感、腹泻、精神倦怠、胃口欠佳等一系列症状提示反跳，疾病易复发，此时，加用中药干预，对症治疗，可以较好地帮助患者缓解症状，平稳过渡。

四、肾衰案

案例一：患者高×，男，63岁。

初诊：2011年9月21日。

主诉：双下肢水肿间作2年余。

临床表现：双下肢中度凹陷性水肿，双下肢末梢麻木刺痛感，倦怠乏力，面色萎黄无华，大便干，小便多。舌质淡暗、体胖大、有齿痕，苔黄厚腻，脉沉细。

辅助检查：尿蛋白（+++），血尿素氮12.20mmol/L，血尿酸383μmol/L，血肌酐216μmol/L，血钾5.73mmol/L。

既往病史：2型糖尿病史7年余，2009年诊断为“2型糖尿病，糖尿病肾病Ⅳ期”。

诊断：肾衰（脾肾亏虚，湿瘀内阻）。

治法：健脾温肾，祛湿活血。

处方：黄芪30克、当归10克、冬瓜皮15克、茯苓皮15克、熟大黄10克、紫河车3克，5剂。

二诊：2011年9月27日。

复查血钾4.07mmol/L，下肢水肿渐消，舌质淡暗，苔腻，脉沉细。

处方：黄芪30克、白术20克、豆蔻15克、杏仁15克、当归15克、薏苡仁15克、冬瓜皮15克、黄精20克、烫水蛭5克、熟大黄10克、紫河车（先煎）5克，7剂。

三诊：2011年10月4日。

患者精神可，面色渐华，光亮有泽，双下肢已无水肿，双下肢末梢麻木刺痛感减轻，大便软，小便量中等，舌质淡暗、体胖大、有齿痕，厚腻苔消退，脉沉细。复查尿蛋白（++），血尿素氮9.20mmol/L，血尿酸377μmol/L，血肌酐193μmol/L，血钾4.51mmol/L。

处方：上方去豆蔻、杏仁、薏苡仁、冬瓜皮、黄精，加山萸肉20克、五加皮10克、丹参15克、菟丝子15克、女贞子10克、墨旱莲20克、穿山甲5克，10剂。

守方加减服用1年余，期间复查尿常规示：尿蛋白（±～+），血肌酐维持在170～230μmol/L，水肿未发。

按语：在中医治疗慢性肾功能衰竭的过程中，常遇到血钾高的情况，此时用药宜轻宜少，因大多数中药含钾高，避免用药过量而加重高血钾病情，故初诊采用通利二便兼托补之法治疗使血钾恢复正常。二诊遵先师姚正平教导的"三焦气化"，同时结合糖尿病气阴两伤、久病致瘀的特点，本病患者尚有舌苔腻、脉细等湿阻证，故治疗以益气养阴/血、化瘀祛湿为主，患者症状、指标均好转。三诊时患者厚腻苔、水肿退去，去祛湿之"三仁"、利水之冬瓜皮，加菟丝子等补肾益精之品，继用黄芪、白术健脾之药，以治疗其舌质暗淡、胖大、齿痕舌及沉细脉所提示的脾肾亏虚之证。

案例二：患者李××，男，51岁。

初诊：2012年11月8日。

主诉：双下肢浮肿2年余。

既往病史：既往有糖尿病肾病，慢性乙型病毒性肝炎（"小三阳"）病史。

临床表现：双下肢浮肿，下肢皮肤色黑，肌肤甲错，下肢发凉，大便干，小便量多有泡沫，舌暗淡，苔白，脉沉细。

辅助检查：肾功能示：肌酐162μmol/L，双肾彩超示：双肾大小正常。

诊断：水肿（脾肾阳虚，津血瘀滞）。

治法：益肾健脾，活血软坚，行气利水。

处方：黄芪30克、大腹皮15克、五加皮20克、冬瓜皮15克、当归15克、白芍15克、熟地黄15克、川芎10克、桃仁10克、桂枝15克、紫河车（先煎）5克、白术20克、陈皮10克、木香10克、厚朴10克、鳖甲（先煎）10克。

按语：患者初诊以水瘀内滞、精血不足表现为主，乃虚实夹杂之证，治疗以行气利水祛瘀、温养精血为法。

二诊：2012年12月6日。

症见：双下肢仍浮肿，较前有所减轻，大便2日一行，干咳无痰，苔薄白，脉沉滑。12月5日复查尿常规：尿蛋白（++++），尿葡萄糖（+）；24h尿蛋白定量4781.7mg/24h，尿量2.98L。

处方：上方去川芎、桃仁、木香，加桑白皮15克、柴胡20克、莱菔子15克。

另予氯吡格雷片50mg po qd。

按语：患者出现大便不通、干咳等症，治疗上加以降气止咳通便。

三诊：2012年12月27日。

症见：双下肢水肿稍减，苔薄白，脉弦滑。复查尿蛋白(++)，尿葡萄糖(++)；尿蛋白定量4714.4mg/24h，24h尿量3.18L。

处方：黄芪30克、大腹皮15克、五加皮20克、枳实15克、当归15克、白芍15克、熟地黄15克、葛根30克、党参15克、桂枝15克、紫河车10克、白术20克、陈皮10克、防风10克、鹿角霜10克、鳖甲(先煎)10克、益智仁10克，7剂。

…………

多次复诊后2013年8月27日。

目前尿蛋白(++)，24h尿蛋白定量4.7g/24h ，尿量1.8L，肌酐148μmol/L，血尿素氮11mmol/L，糖化血红蛋白6.4%，血浆白蛋白37g/L。乙肝现服替米呋定抗病毒治疗。

处方：黄芪30克、白术20克、太子参30克、茯苓皮15克、五加皮15克、山药20克、五爪龙15克、紫河车5克、烫水蛭5克、菟丝子15克、淫羊藿15克、熟地黄15克、冬瓜皮15克、火麻仁20克、当归15克、鳖甲先煎10克、大腹皮15克，7剂。

2013年11月27日。

患者未定时复诊，自服前方2月余，自诉服药至9月时下肢水肿消退，现水肿复现，故来复诊。11月19日查24h尿蛋白定量5.8g/24h，肌酐139μmol/L，血尿素氮11.8mmol/L，尿酸371μmol/L。

现症：双下肢轻度浮肿，肤色黑较前变淡，肢凉，尿量多，大便可，时有咳嗽，舌质暗淡，苔薄白，脉沉细。

处方：黄芪30克、白术20克、太子参30克、茯苓皮15克、五加皮15克、黄精20克、五爪龙15克、紫河车5克、益智仁10克、菟丝子15克、淫羊藿15克、熟地黄15克、白蒺藜10克、火麻仁20克、当归15克、鳖甲先煎10克、大腹皮15克，7剂。

之后患者不定期复诊。

按语：患者此次就诊浮肿不严重，去冬瓜皮；尿量仍多、大量蛋白尿，加益智仁加强固精缩尿。总体治疗仍以补肾助阳、健脾养血为主。

2014年2月21日。

双下肢水肿消退，下肢肤色较前改善，色有润泽，纳眠可，小便量多，大便干，2~3日一行。

处方：前方去茯苓皮、五加皮，加大黄炭10克、三七粉5克，7剂。

按语：末次就诊仍小便多，去茯苓皮、五加皮利水之品，同时以大黄炭通大便，加三七粉通瘀滞。此类水肿证，病情复杂，就诊时见脾肾阳虚、精血不足、气血水内结的虚实夹杂之证，治疗不离证候所在。其下肢水肿、肌肤甲错，一方面由于脾虚运化失职，不能将水谷化为精微物质（包括蛋白等），肾失固摄，精微物质从小便流失，从而导致肌肤失养（与西医低蛋白血症导致水肿不谋而合）；另一方面是湿瘀等实邪停聚下肢所致。故治疗上要泻实邪，用行气利水祛瘀之法，同时要应用补法，当中除以植物药补益脾肾外，尚需加血肉有情之品如紫河车、鳖甲等补益精血，方能奏效。

案例三：患者夏××，女，54岁。

初诊：2012年8月23日。

主诉：夜尿频十余年。

既往病史：发现肾功能不全、高血压已有3年，2011年查双肾彩超见双肾小，血肌酐波动在220~280μmol/L。

临床表现：夜尿频多清长，双下肢水肿，倦怠乏力，无汗，面色萎黄，大便2日一行。舌暗淡，苔薄黄微腻，脉弦滑。

辅助检查：血肌酐280μmol/L，血尿素氮7.77mmol/L，尿酸485μmol/L，查血常规：血红蛋白8.7g/L。

诊断：肾衰病（脾肾亏虚，湿浊内停）。

治法：补益脾肾，通腑泻浊。

处方：黄芪15克、当归10克、冬瓜皮15克、大黄炭10克、茯苓10克、陈皮10克、菟丝子10克、金樱子10克、女贞子15克、白术15克、熟地15克，7剂。

二诊：2012年9月27日。

患者服上方后，精神有改善，面色欠华，下肢水肿，大便2日一行，脉弦滑，舌苔白。

处方：前方去大黄炭，改熟大黄5克，7剂。

三诊：2012年12月20日。

近期在家装修房屋，前日复查肾功能：肌酐343μmol/L，尿酸467.2μmol/L；全身皮肤瘙痒。

处方：黄芪20克、当归10克、冬瓜皮15克、茯苓15克、女贞子30克、熟地15克、熟大黄10克、牡蛎（先煎）30克、柴胡15克、枳实15克，7剂。

四诊：2013年1月8日。

复查肌酐344μmol/L，血尿素氮12.11mmol/L，尿酸460μmol/L，血钾5.63mmol/L。一般情况同前，大便日一行。

水煎口服方：黄芪15克、冬瓜皮30克、茯苓皮15克、熟大黄10克，7剂。

灌肠方：牡蛎（先煎）30克、蒲公英30克、熟大黄15克，7剂。

五诊：2013年1月15日。

复查血钾4.78mmol/L，咳嗽，查胸片示：左下肺炎。

处方：黄芪30克、冬瓜皮15克、冬瓜仁10克、茯苓皮10克、陈皮5克、浙贝母10克、化橘红10克、紫苏子15克、丝瓜络10克、鱼腥草20克，7剂。

灌肠方同前。

…………

2013年3月12日：血肌酐304μmol/L，血钾5.9mmol/L

2013年4月9日：血肌酐307μmol/L，血尿素氮16.74mmol/L，血钾4.32mmol/L。

2013年5月9日：血钾5.56mmol/L。

2013年5月21日：血肌酐358μmol/L，血尿素氮21.01mmol/L，血钾正常。

2013年5月30日：血肌酐284μmol/L，血尿素氮13.44mmol/L，血钾4.8mmol/L。

2013年6月18日：血肌酐303μmol/L，血尿素氮13.03mmol/L。

2013年8月20日：血肌酐285μmol/L，血尿素氮12.92mmol/L，血钾5.12mmol/L，查血常规：血红蛋白9.8g/L。

…………

2014年4月15日：血肌酐363μmol/L，血尿素氮16.86mmol/L，血常规：血红蛋白8.7g/L。

2014年5月13日：血肌酐318μmol/L，血尿素氮17.65mmol/L，血钾4.75mmol/L，血常规：血红蛋白9.7g/L。

按语：此肾衰案，初诊见夜尿频多清长、下肢水肿、精神倦怠，面色萎黄，乃脾肾亏虚，湿浊不能运化而内停，初诊血肌酐已有280μmol/L，近三年时间通过中药治疗，血肌酐能够维持在300μmol/L左右浮动，可谓治疗有效。治疗过程中患者因装修房屋导致肾功能突然恶化，在此特别指出，房屋装修或搬新家接触的各种不过关的涂料、新家具等因甲醛等有害物质，对人体尤其是肾病患者影响极大，往往导致肾病患者病情加重或复发，因此对病患来说，应特别注意避免。四诊时患者肌酐仍升高，并出现高钾血症，此时，很多中药因含钾而难以应用，此时内服中药应少而精，并配合外用灌肠方以通利二便，达泄浊降钾之目的。面对五诊新出现的咳嗽症状（肺炎），应及时更方，治疗不拘于前，更不应胡子眉毛一把抓，出现用药杂而乱，此时应以清热化痰为法解决患者突出且较急的问题。待急症缓解或痊愈后，肾功能不全者，尚需长期随诊治疗，总的以平调阴阳、补益脾肾、通腑泻浊为主，切记不可长期妄用附子等温振肾阳之品，过用反而截伤真阴导致变证丛生。

五、尿频案

案例：患者崔××，女，23岁。

初诊：2013年8月13日。

主诉：尿频尿急约10年。

既往病史：患者幼时尿床多，初中后开始易尿急尿频，尿常规、尿培养多次检查未见异常。

临床表现：尿频尿急，无尿热尿痛不适，尿无异味，无腰带坠胀，体形柔弱，眼圈黑，面色晦暗，手背苍白，手足凉，怕冷，纳眠可，月经正常，舌淡嫩，苔薄，脉细。

诊断：尿频（肾精气虚，膀胱不固）。

治法：补肾固缩。

处方：当归10克、白芍10克、熟地10克、菟丝子10克、金樱子10克、黄芪10克、桑螵蛸10克、五味子10克、女贞子15克、旱莲草15克、桃仁10克、淫羊藿10克、黄柏5克、仙茅5克、甘草5克，7剂。

二诊：2013年8月22日。

服上方后尿急感减轻，仍尿频，余症同前。

处方：上方加鹿角霜（烊化）10克，7剂。

三诊：2013年9月3日。

来诊时见面色有泽，晦暗改善，眼圈黑色淡，尿频，不尿急。

上方去仙茅、甘草，黄芪改20克，14剂。

四诊：2013年9月26日。

尿频改善，次数较前减少约1/3，怕冷感减轻，余可。

处方：上方女贞子改30克，14剂。

按语：患者尿床、尿频尿急多年，且眼圈黑、面色晦暗，存在先天禀赋不足，乃肾虚之证，证属肾脏精气亏虚，膀胱不固，辨证明确。治疗上不能过用温补肾阳之品，以免妄动肾阳截伤肾阴，应以平调肾阴肾阳、填精缩尿为原则；脾为后天之本，先天有赖后天之充养，故以黄芪健脾益气，并取其升提之意以助肾之固涩。复诊过程应根据患者阴阳恢复状况调之，以达肾阳充实、肾阴盈满、精血得充之治本之效。此证虽未继续回访，但近期治疗效果可。

六、尿浊案

案例：患者魏××，男，11岁。

初诊：2013年8月20日。

主诉：小便混浊、尿臊臭半年余。

临床表现：小便混浊，尿臊臭，体形肥胖，易汗出，舌质暗红，苔黄微腻，舌底脉络瘀滞，脉弦滑。

辅助检查：2013年7月15日查尿葡萄糖5.66mmol/L，尿酸511.1μmol/L；尿比重大，经常尿潜血、尿微量蛋白阳性。8月17日复查尿葡萄糖5.87mmol/L，尿酸500μmol/L；8月20日查尿葡萄糖5.24mmol/L，餐后2h血糖6.6mmol/L，尿酸514μmol/L；9月10日查尿酸360μmol/L；10月15日查尿葡萄糖5.29mmol/L，尿酸329μmol/L。

诊断：尿浊（痰湿瘀滞，下注膀胱）。

治法：理气利湿排浊。

处方：五皮饮、萆薢分清饮加减。猪苓15克、茯苓15克、陈皮10克、女贞子15克、旱莲草15克、丹参10克、车前子（包煎）10克、决明子10克、石斛15克、紫苏叶10克，3剂。

同时嘱多运动，多饮水，或可用乌梅汤或柠檬水代茶饮，控制饮食，勿饮老火汤等。

二诊：2013年8月22日。

处方：前方加萆薢15克、乌药10克、桑枝30克，7剂。

三诊：2013年9月10日。

症见：小便白浊，尿酸高。

处方：猪苓15克、茯苓15克、陈皮10克、女贞子15克、旱莲草15克、丹参10克、车前子10克、决明子10克、石斛15克、苏叶10克、萆薢15克、乌药10克、桑枝30克、乌梅10克、甘草10克，14剂。

四诊：2013年12月12日。

患者上方自服1月余，一般情况好，近期饮食调整，晨起眼睛微胀，咽喉可，舌底瘀滞脉络见消退。

处方：猪苓15克、茯苓15克、陈皮10克、女贞子15克、旱莲草15克、丹参10克、白术15克、生地10克、石斛15克、淡竹叶5克、薏苡仁15克、黄芪10克、赤芍10克、乌梅10克、甘草10克、黄精15克，7剂。

按语：患者平素饮食不节、过食肥甘，缺乏运动锻炼，导致中焦湿热，脾失健运，痰湿内生，脾失升降，清浊不分而致小便混浊、体形肥胖、血尿酸高等，用五皮饮、萆薢分清饮以利湿排浊。此案例可见高尿酸血症呈年轻化，为饮食不节营养过剩、少运动致体内痰湿瘀浊壅滞。患者有尿常规潜血、尿蛋白异常，未发作过痛风，如未加控制，则可能进一步发展成尿酸性肾病。治疗高尿酸血症，首先要求饮食控制，少吃或不吃含高嘌呤食物，如（啤）酒、海鲜、动物内脏、老火汤、肉类等，多饮水或饮用乌梅汤、柠檬水碱化尿液以促进尿酸排泄；同时此患者因痰湿阻滞、身形肥胖，需多加运动以去痰湿消脂；其次才是药物治疗。血尿酸小于600μmol/L，一般不考虑西药治疗。此病患中药用利湿、排浊方法，湿浊祛除、气机舒畅则瘀滞消，经治疗其症状消失、血尿酸等指标恢复正常，疗效可。

七、消渴肾病案

案例：患者苏××，男，83岁。

初诊：1993年。

多次复诊后2014年9月4日就诊。

主诉：双下肢间断浮肿10余年。

既往病史：糖尿病病史30余年，蛋白尿病史10余年。

临床表现：昨日燥热，心率93次/分，精神不佳，多汗，咽干，双下肢黑色素沉着，舌质淡红有瘀斑。舌暗红有瘀斑，脉沉细弦。

诊断：消渴肾病（气阴两虚，水停血滞）。

治法：养阴益气为主，随症治以利水消肿、行气活血化瘀等。

方药：经验方加减。

花旗参10克、淡竹叶5克、石斛10克、知母10克、鸡内金10克、麦芽15克、麦冬10克、五味子10克、川贝10克，5剂。

复诊：2014年9月11日。

服前方2剂后精神可，心率下降，目前心率70~77次/分。两下肢瘀斑较前有加深。

处方：回北京，上方川贝改5克、紫草10克、麦冬15克。

入冬方：黄芪30克、青蒿15克、鳖甲（先煎）10克、当归20克、牛膝15克、党参15克、麦冬15克、五味子10克、川贝5克、熟地15克、山药10克、桑寄生10克、葛根30克、川芎10克、红参15克、花旗参15克。

…………

按语： 消渴肾病与其他肾病不同，存在消渴病阴虚内热、气阴两虚证的基础，病人往往有燥热、烦渴、汗多等表现；同时消渴病/消渴肾病亦存在久病必瘀证，故此患者舌、双下肢有瘀斑。多年治疗消渴肾病经验，治疗方向主要是以益气养阴为主，兼以散结活血，平日对症随症加减治疗，以缓解患者症状、改善生活质量、延缓疾病发展为基本治疗目标。此患者在我处就诊十余年，经治疗一般基本情况保持良好，治疗有效。

八、瘿病案

患者女，阙××，31岁。

初诊：2013年9月10日。

主诉：颈前肿大1月余。

既往病史：2013年9月3日查促甲状腺激素0.03mIU/L，游离三碘甲状腺原氨酸33.3pmol/L，游离甲状腺素7.05pmol/L，总三碘甲状腺原氨酸4.99pmol/L，总甲状腺素309.5pmol/L；甲状腺彩超：双侧甲状腺增大，血流丰富。现口服甲巯咪唑30mg/d已经一月。

临床表现：颈前肿大，烦热，易汗出，精神较亢奋，夜间易醒，月经量少（较前减少），胃纳可，二便调。舌质暗淡，苔薄白，脉弦滑。查体：甲状腺Ⅱ°肿大。

诊断：瘿病（气阴耗伤，痰瘀阻滞）。

治法：益气养阴，活血化痰散结。

处方：黄芪30克、当归15克、熟地黄15克、女贞子30克、旱莲草30克、夏枯草10克、酸枣仁20克、牡蛎30克、白术20克、川芎10克、甘草15克、黄精20克，7剂。

二诊：2013年9月19日。

患者服上方后夜间睡眠有改善，烦热感减轻。

处方：上方甘草改为炙甘草10克，加赤芍10克、王不留行10克，14剂。

三诊：2013年12月5日。

患者时隔2月未复诊，来诊时自诉抄上方断断续续地服用，现一般情况可，面色可，体形偏胖，无烦热汗出，睡眠尚可，无躁动亢奋；舌质淡，苔白微腻，脉细。计划怀孕，现改服丙硫氧嘧啶，目前复查甲功正常（促甲状腺激素0.82mIU/L）。

处方：上方去牡蛎，加茯苓10克、荷叶10克、石菖蒲15克，7剂。

按语：此证乃长期气火内结耗损气阴，而见烦热、精神躁动，气虚津液失固而动辄易汗出，气虚无以运行水液、血液致痰瘀内生，加之阴虚内热煎熬血液致血行不畅，痰瘀阻滞颈前故见颈前肿大，阴虚内热、痰瘀交阻发为本病。患者来诊时已使用抗甲亢西药1月，复查甲状腺激素水平游离三碘甲状腺原氨酸稍高，控制尚可，但患者仍有烦热、汗出、燥热亢奋、睡眠不实、颈前肿大等症状，采用益气养阴、安神散结之法治疗。此外，需嘱咐此类患者注意休息、调畅情志，少吃含碘高食物。在中西药结合治疗中，患者阴虚内热明显改善，由于其未按时随诊、自行服前方治疗，后出现苔白微腻等湿滞现象，故三诊加茯苓、荷叶、石菖蒲祛湿；睡眠可，去牡蛎。

九、痛风案

案例：患者马××，男，27岁。

初诊：2013年9月5日。

主诉：足跖趾关节疼痛，皮肤发热红肿间作2年余，再发3天。

临床表现：足跖趾关节疼痛，关节处皮肤潮红发热，体形肥胖，舌暗红，苔黄微腻，脉弦滑。

辅助检查：2013年9月2日查血尿酸768μmol/L，TG1.92mmol/L，胆固醇7.94mmol/L。

诊断：痛风（湿瘀阻滞经络关节）。

治法：祛瘀散结、祛湿化浊。

处方：当归15克、赤芍10克、熟地10克、黄芪30克、猪苓30克、女贞子15克、旱莲草30克、鸡血藤15克、荷叶10克、乌梅10克、桑枝30克、炮山甲（先煎）5克、莪术10克、威灵仙15克、百部10克、鳖甲（先煎）10克，7剂。

并嘱低嘌呤饮食，少肥甘之品，多饮水，多运动。

二诊：2013年10月24日。

服前方后开始两日腹泻臭秽便，续服后大便正常，现无关节痛。

上方去女贞子、旱莲草、炮山甲、莪术、鳖甲，改桃仁10克、五灵脂10克、桂枝15克、防风10克、苍术30克。

处方：当归15克、赤芍10克、熟地10克、黄芪30克、猪苓30克、桃仁10克、五灵脂10克、鸡血藤15克、荷叶10克、乌梅10克、桑枝30克、苍术30克、桂枝15克、威灵仙15克、百部10克、防风10克，10剂。

三诊：2013年11月15日。

患者服前方，一般情况可，自诉身体轻盈许多，痛风未发，11月12日复查血尿酸461μmol/L，TG1.72mmol/L，胆固醇5.43mmol/L。

前方去五灵脂、苍术，加萆薢15克，7剂。

按语：患者年轻，平素嗜食肥甘，缺乏运动，体形肥胖，既往有痛风发作史，血尿酸高，血脂异常，乃代谢综合征表现，治以散瘀结，利湿化浊之法，疗效可。近期门诊见多名体形肥胖，代谢异常患者，均年轻，代谢综合征呈年轻化趋势。此案患者处于痛风急性期，虽血尿酸已大于600μmol/L，也不宜西药降尿酸。在治疗上，我们一方面要用中药化其痰浊，散其瘀结，利湿，另一方面，更要从源头治疗，要给患者下行为、饮食医嘱，培养健康营养的饮食习惯，坚持适当的有氧运动，控制体重，如此中药配合饮食、运动疗法能达事半功倍之疗效。

十、痿证案

案例：患者杨××，女，44岁。

初诊：2013年10月17日。

主诉：肌肉痿软3年余。

既往病史：甲状腺癌术后11年，目前服用左甲状腺素钠片150~200μg/d（甲状腺功能正常）；类风湿性关节炎十余年，服用甲氨蝶呤、羟氯喹。

临床表现：肢体关节僵硬，小关节变形，肌肉痿软，无怕冷感，夜间时有燥热汗出。舌淡红，苔薄白少津，脉沉细。

诊断：痿证（肝肾亏虚，髓枯筋痿）。

治法：补益肝肾。

处方：虎潜丸、青蒿鳖甲汤加减。青蒿15克、鳖甲（先煎）10克、龟板（先煎）10克、白术15克、熟地15克、鹿角霜（烊化）10克、地骨皮10克、白薇10克、独活10克、桑寄生10克，7剂。

二诊：2013年10月31日。

患者服完上方后，自行又服5剂来诊，自诉关节僵硬有缓解，夜间燥热感减轻。

处方：上方加女贞子15克、灵芝10克，10剂。

三诊：2013年11月14日。

来诊见患者面色有泽，舌面苔薄白有津液，关节僵硬较前明显改善。

守前方继服7剂。

按语：此案例乃痹症后期，由于肢体关节僵硬，不能正常活动，肢体长期废用，出现痿证之肌肉痿软。由于患者服用甲氨蝶呤、羟氯喹后疼痛不明显，故可作痿证论治。患者关节变形、筋肉萎缩，舌面少津，乃肝肾亏虚，髓枯筋痿，肢体筋脉失养之象；夜间烦躁汗出，乃肝肾阴虚、虚火旺动之征，治疗时须慎用温阳苦燥伤阴之品，多以滋养肝肾、填精生髓之品，其中不乏血肉有情之品，方能生效。

十一、痹证案

案例：患者郑××，女，41岁。

初诊：2013年10月31日。

主诉：腰部晨僵、疼痛1年余。

既往病史：半年前查CT提示强直性脊柱炎可能，两次查HLA-B27阳性。产2胎，曾月子受风。

临床表现：腰酸，晨起僵硬、疼痛，活动后缓解，倦怠乏力，面色不华，头晕间作，恶风怕冷，四肢凉，月经量少，周期正常，舌淡暗，苔白，脉沉细。

诊断：痹症（脾肾阳虚，气血不足，寒凝痰湿痹阻）。

治法：温阳补血，散寒通滞。

处方：阳和汤、独活寄生汤加减。桑寄生15克、独活10克、丹参10克、女贞子30克、旱莲草15克、当归10克、赤芍10克、阿胶（烊化）10克、鹿角胶（烊化）

10克、艾叶10克、炒白芥子10克、五爪龙20克、黄芪30克、山药10克，7剂。

二诊：2013年11月12日。

服上方后无不适，腰酸痛改善，倦怠乏力感减轻。

守原方继服7剂。

三诊：2014年2月4日。

患者守原方自服一月余，今日复诊见面色润而有泽，自诉头晕好转，精神可，身体较前轻盈，晨起腰部僵硬时间缩短，肢体有暖感。舌质淡暗，苔薄黄，脉沉细，月经中期。

上方去山药，加桑葚15克，7剂。

按语：患者平素腰酸，近来晨起腰部僵硬、疼痛，活动后可缓解，伴有四肢凉怕冷，面色不华，脉沉细，为脾肾阳虚、气血不足，肾府、肢体百骸失温养之象，病久而见气滞寒凝痰湿痹阻于肌肉、筋骨、血脉而发为本病，属中医“痹证”范畴，证属脾肾阳虚、气血不足、寒凝痰湿痹阻。治疗上温阳散寒通滞之同时，须重视补气养血以扶正。只有正气充盈，气血调和，肢体方有所养，方能御邪外出。此案选用独活寄生汤，配以阳和汤之意，温阳散寒，养血通痹而收效。

十二、不寐案

案例：患者昝×，女，18岁。

初诊：2013年3月13日。

主诉：彻夜难眠1年。

临床表现：（来诊时家属陪伴）诉彻夜难眠，头晕、头痛、头胀，昏沉，自觉胸中憋闷，喜叹息，咽中有异物感，咳之不下，时吐白黏痰液，饮食尚可，二便正常，舌质淡，舌尖红，苔白腻，脉左弦滑，右弦细。

诊断：不寐（火郁痰结，上蒙清窍）。

治法：清火化痰，解郁宁神。

处方：解郁化痰汤化裁。丹参15克、玄参10克、合欢皮10克、合欢花10克、栀子10克、竹茹10克、制南星10克、菊花6克、木蝴蝶10克、珍珠母（先煎）30

克、甘草5克，7剂。

二诊：2013年4月2日。

患者服前方后诉咽中不适感减轻，吐痰爽快，昏沉感稍减，睡眠不实。月经过期未至。

处方：当归15克、川芎5克、柴胡5克、香附10克、赤芍10克、泽兰10克、茺蔚子10克、牛膝10克、丹参10克、远志10克、石菖蒲15克、郁金10克，7剂。

三诊：2013年4月13日。

患者今日独自就诊，精神面貌可，诉4月6日已来月经。睡眠较前改善，咽喉不适感仍有，吐痰少，头胀时作，无其他不适。

上方去茺蔚子，继服10剂。

…………

按语：此证患者因学习压力大，经常头晕、头胀痛，后逐渐失眠，甚至彻夜难眠，性格内向易急躁发脾气。乃为强读苦思，劳伤心脾，脾失健运，津液停聚为痰，兼之性格内向气机郁滞，郁而化火，致火郁痰结，蒙蔽清窍发病；治疗以清火化痰，解郁宁神为法。二诊月经后期，乃气郁痰阻胞宫，致血行受阻、血瘀其内，故行气解郁安神之际，加活血调经之品，气行血行，月经来潮后去茺蔚子以减活血之力。此类患者往往因压力过大有抑郁、焦虑情绪，中药治疗同时，尚需进行心理疗法，让其以平和心态正确对待学习、升学压力，并嘱其适当运动以舒畅气机、舒缓心情。经治疗患者郁火渐轻，痰蒙之势已减，疗效可。

十三、胃痛案

案例：患者叶×，女，43岁。

初诊：2013年8月27日。

主诉：胃脘部隐痛间断发作6年余。

临床表现：胃脘部隐痛不适，倦怠乏力，面色萎黄，舌质淡暗，纳欠佳，大便多不成形。平素月经量少，不畅快。舌色淡暗，舌体胖有齿痕，苔薄白，脉细涩。

诊断：胃痛（脾虚失运，瘀血内停）。

治法：温脾益气，养血化瘀。

处方：当归10克、白芍10克、熟地10克、桃仁10克、鸡内金10克、炒麦芽10克、白术15克、茯苓10克、焦山楂10克，7剂。

二诊：2013年9月13日。

胃脘部隐痛偶作，频次较前减少，面色有泽，萎黄改善，胃口较前好转，大便可。月经后期。

上方加艾叶10克、阿胶（烊化）10克，7剂。

三诊：2013年10月13日。

胃脘部疼痛少发，一般情况可，面色见润泽，胃口可。

上方继服7剂。

按语：患者胃脘部隐痛不适多年，多次脾胃科就诊，诊断为慢性浅表胃炎，长期治疗而症状未见改善，查前者多以健脾行气，抑酸和胃止痛为法，收效甚微。此案根据患者面色萎黄、大便不成形、舌体胖而色暗淡、脉细涩等症状，结合其发病多年病史，乃脾气/阳不足、气血不畅，脾虚失运、气血不足之象。不荣则痛，气血虚胃脘失养故痛；久病必瘀，瘀血阻滞，不通则痛；寒性凝滞，凝结、阻滞不通而痛，发为胃痛。气血不足，胞宫不充，加之寒瘀阻滞，故月经后期、量少。故以温脾益气、养血化瘀为法，采用桃红四物汤为主方养血化瘀，加白术、茯苓健脾气，艾叶温脾，阿胶养血，麦芽等开胃增加食纳，而收效。

十四、喘证案

案例：患者刘×，女，42岁。

初诊：2013年9月10日。

主诉：喘促气短2年余。

既往病史：患者既往体质弱，易外感。2年前人流后出现呼吸喘促，自汗畏风，易疲倦，吸用平喘药一年余（现已停用），喘促等仍时有反复。

临床表现：近来喘促偶作不甚，爬楼梯时微喘，自感喉间发凉，后背怕风，手心热，面色少华。舌质淡红，苔薄白，脉沉细。

诊断：喘证（肺气亏虚，阴血不足）。

治法：补益肺气，养血滋阴。

处方：玉屏风散、二至丸合四物汤加减。黄芪30克、白术20克、茯苓15克、防风10克、当归15克、熟地15克、白芍15克、女贞子30克、旱莲草30克、紫河车5克、艾叶10克、阿胶（烊化）10克、柴胡10克、黄芩10克、牡丹皮10克，7剂。

按语：患者平素自汗畏风，易疲倦，易外感，面色少华，乃肺气亏虚，卫表不固；初诊兼见喉间发凉、后背怕风及手心热、脉沉细之阴阳两虚兼证。故治疗以玉屏风散补益肺气为主，兼补阴血、清内热，佐以紫河车、艾叶温肾纳气以平喘。

二诊：2013年9月17日。

服前方后背部怕风感较前改善，晨起有气紧，气喘，休息后缓解，咳嗽时作。

处方：前方去紫河车，加紫苏子10克、桃仁10克，10剂。

三诊：2013年11月14日。

服前方后咳嗽见好，气喘少作，恶风减轻，面色有华，自诉精力好，不易倦怠。

处方：黄芪20克、白术20克、白蒺藜10克、防风10克、当归15克、熟地黄15克、白芍15克、女贞子30克、黄精20克、百合15克、白藓皮10克、柴胡10克、黄芩10克、牡丹皮10克、桃仁10克、甘草10克，14剂。

四诊：2013年12月5日。

患者呼吸顺畅，天气转凉而气喘未作，无恶风，咽喉欠利，咽喉壁有滤泡，面色可，上月15日月经来潮。

处方：黄芪20克、白术20克、白蒺藜10克、浙贝母15克、当归15克、熟地黄15克、白芍15克、女贞子30克、黄精20克、诃子5克、白藓皮15克、柴胡10克、炒苏子10克、牡丹皮10克、桃仁10克、甘草10克，10剂。

按语：此证患者为典型的肺气亏虚、卫表不固之证，同时有面色少华，手心热，脉细等阴血不足之证。想起当年在北京中医医院学习工作期间，先仁有用二至丸合四物汤治疗此类哮喘有效，故在补益肺气基础上借鉴效仿，经近三个月治疗，患者喘促气短之症缓解，时值秋冬转季而未发作，疗效可。

十五、内伤发热案

案例：患者应××，女，29岁。

初诊：2014年9月2日。

主诉：自觉发热、烦躁1月。

既往病史：2014年4月22日促甲状腺激素7.25mIU/L，甲状腺球蛋白抗体227.72 IU/ml，TpoAb >996.0 IU/ml，诊断为甲状腺功能减退症，目前服用左甲状腺素钠片50μg qd治疗，未复查甲功。

临床表现：刻下烦躁易怒，自觉身体发热，手足心热（实测体温不高），咽喉干，脸有痤疮。仍有脸肿，较发病前体重增加，有运动减重。

诊断：内伤发热（肝郁气结，虚热内扰）。

处方：青蒿鳖甲汤合柴胡疏肝散加减。青蒿15克、鳖甲（先煎）10克、槐花10克、蒲黄包煎10克、五灵脂包煎10克、皂角刺10克、柴胡10克、白芍10克、荷叶10克、五加皮15克、杜仲10克、鱼腥草15克、萆薢10克、牡丹皮10克，7剂。

二诊：2014年9月16日。

手足心热缓解，面部痤疮有改善。尿频，尿不热，尿常规正常。

处方：上方去荷叶、鱼腥草、杜仲，加乌梅10克、黄精15克、威灵仙15克、白藓皮15克、熟地15克，7剂。

…………

按语：患者甲状腺功能减退4个月来诊，4月份实验室检查提示甲减，同时有甲状腺球蛋白抗体、甲状腺过氧化物酶抗体滴度高，考虑为桥本甲状腺炎。补充左甲状腺素钠片50μg qd情况下未复查甲状腺功能，来诊时有内热及烦躁易怒，辨证为肝郁气结、虚热内扰。患者同时有脸肿、体重增加之症，考虑兼滞胀。经疏肝清热散结兼祛湿消胀治疗后症状逐步缓解，治疗有效。

十六、闭经案

案例：患者刘××，女，31岁。

初诊：2012年8月17日。

主诉：月经停闭不行2年。

既往病史：自诉省内多家医院就诊，曾诊断有“皮质醇增多症”，未见器质性病变，未见具体生化检查，曾使用过黄体酮等治疗，服用过很长时间活血通经药，均未见效。

月经史：初潮年龄14岁，月经周期28～50天，持续时间4～6天，2010年8月3日，既往月经经常错后，月经量少。

临床表现：体形肥胖，鬓毛黑长，前臂及小腿汗毛浓密，声音粗，性格急躁，精神不易集中，头晕烦躁时作，少动，不耐劳力，记忆力减退。舌质淡，苔黄微腻，脉沉细弦。测血压150/89mmHg。

诊断：闭经（肾水不足，相火有余，冲任失调）。

治法：益肾水，制相火为主，兼调理冲任。

处方：知柏地黄丸加减。生、熟地各15克，山萸肉10克，山药15克，泽兰15克，牡丹皮10克，泽泻10克，知母10克，黄柏6克，苍术15克，女贞子15克，旱莲草20克，白芍15克，牛膝10克，龟板（先煎）15克，14剂。

二诊：2012年10月13日。

患者守上方自服1月余，头晕烦躁症状减轻，血压正常。

处方：上方加莪术15克，女贞子改30克，14剂。嘱加强锻炼，减轻体重。

三诊：2012年12月15日。

来诊见精神状态改善，急躁、倦怠等有改善。苔薄白。

处方：上方去泽兰、苍术，加茯苓10克，制成丸剂，服3月。

四诊：2013年2月7日。

来诊见体形较前明显变瘦，患者坚持锻炼，4个月体重减轻15kg，全身汗毛色变浅，症状少，精神可，2013年2～3月，月经至，现已干净，量少色黑。

嘱继服上方丸剂。

后随访半年，半年月经周期正常，月经量可。

按语：本证患者初诊时体态肥胖，多毛症，性格急躁，闭经，血压高，类似库欣氏征表现。辨证为肾水不足，相火有余；肾水不足，血水不充而月事不行，冲任失调故月经闭止。相火有余在于肾水不足，乃阴虚火旺之证，其本虚，患者毛发丛生，性情急躁，虽体胖但不耐劳力。治疗以知柏地黄汤加女贞子、旱莲草滋肾水、泻相火，初诊体胖、苔微腻，稍加去水湿之品，苍术、泽兰，苔转薄白即去之，免苦躁进一步伤阴，嘱其运动消脂、减重，同时以白芍养阴血、牛膝活血通经，闭经日久，后以丸药缓图而得效。

十七、月经过多案

案例：患者杨××，女，46岁。

初诊：2013年8月13日。

主诉：月经量多，经期长达10余日持续半年余。

临床表现：月经过多，淋漓不尽半年余，无痛经，血块少，面色萎黄。现月经将至有头晕，夜间胃痛，饮热水可缓解，尿频不甚热。舌体瘦、质淡暗，苔薄黄，脉细数。

诊断：月经过多（气血亏虚，冲任失调）。

治法：益气养血、止血调经。

处方：黄芪30克、当归15克、熟地15克、荆芥炭10克、椿皮10克、柴胡15克、黄芩10克、续断10克、阿胶（烊化）10克、白及10克、五味子10克、炙甘草10克、艾叶10克，7剂。

二诊：2013年8月27日。

月经已第7日，经量逐渐减少，贫血貌较前改善，头晕偶作不甚，小便频。

处方：黄芪30克、当归20克、熟地黄15克、菟丝子10克、椿皮10克、柴胡10克、黄芩15克、续断10克、白及10克、五味子10克、炙甘草10克、艾叶10克、阿胶（烊化）10克，7剂。

三诊：2013年9月10日。

小便黄热频，有胀感。

处方：黄芪30克、当归20克、熟地15克、菟丝子10克、椿皮10克、柴胡10克、黄芩20克、车前子（包煎）10克、五味子10克、炙甘草10克、猪苓15克、阿胶

（烊化）10克，7剂。

四诊：2013年10月24日。

现月经6天干净，20天一行，大便2~3天一行，便干结，头晕见好，咽干痛，尿黄臊臭。

处方：柴胡15克、牡丹皮10克、栀子10克、白芍10克、黄芩10克、椿皮10克、黄精20克、白头翁20克、秦皮10克、五味子10克、甘草10克、大黄炭10克、旱莲草30克，7剂。

按语：患者月经量多、经期延长、面色萎黄，舌体瘦质淡、脉细数等提示目前气血已伤，辨证为气血虚损、冲任失调，起初以益气养血、止血调经为主。但月经长期淋漓不尽，外阴不洁，加之正虚，易感外邪，致小便黄、热、频等，故三诊中除需继续益气养血、调冲止血之外，尚需加用车前子、猪苓等清热利湿通淋之品。四诊大便干结、尿黄臊臭、咽干痛，考虑为阴血亏虚、肠失濡润、阴虚生内热所致，故以滋阴清热止血为主，加大黄炭辅助通便又起止血之效。

十八、湿疮案

案例：患者刘××，男，43岁。

初诊：2014年4月29日。

主诉：全身皮肤散在红疹伴瘙痒反复发作1年余。

既往病史：2013年1月14日开始出现全身皮肤散在湿疹，多次在我院皮肤科门诊就诊，多以祛风燥湿解毒之法治之，并予氯雷他定及花蛇解痒胶囊口服、卤米松乳膏外用等治疗，仍间断发作，难于愈合。既往有慢性结肠炎病史。

临床表现：全身皮肤瘙痒，散在少许皮疹，触之较硬，色暗红，无糜烂、流滋，间断发作，常对称分布，舌苔黄微腻，脉滑。

诊断：湿疮（湿瘀阻滞，热扰心神）。

治法：祛湿化瘀，清热安神。

处方：桑白皮15克、白鲜皮15克、白茅根10克、地肤子10克、马齿苋15克、威灵仙10克、白芷10克、地龙10克、生蒲黄（包煎）10克、五灵脂10克、生甘草

15克、防风5克、乌梅10克，5剂。

二诊：2014年5月6日。

服上方后未诉特殊不适，瘙痒有减轻，近日来精神较紧张，舌苔薄黄，脉弦滑。

处方：上方加土茯苓10克，7剂。

三诊：2014年5月15日。

皮肤瘙痒减轻，皮疹同前，精神紧张，睡眠浅，易醒，脉弦。

上方去蒲黄、五灵脂，加白头翁15克、秦皮10克、白芍10克、浮小麦10克。

处方：桑白皮15克、白藓皮15克、白茅根10克、地肤子10克、马齿苋15克、威灵仙10克、白芷10克、地龙10克、生甘草15克、土茯苓10克、白头翁15克、秦皮10克、浮小麦10克、白芍10克、防风5克、乌梅10克，7剂。

四诊：2014年5月29日。

头部皮肤瘙痒见好，神情紧张状态改善，睡眠一般，有轻微腹泻，无腹痛，胃纳一般，舌苔白滑，脉弦滑。

上方去白茅根，加地榆10克，土茯苓加量为20克，7剂。

五诊：2014年6月19日。

皮肤瘙痒基本消除，腹泻未见，睡眠可，舌苔退，脉滑。

处方：上方加白蒺藜10克，7剂。

六诊：2014年7月3日。

湿疹见好，无特殊不适，舌苔薄，脉滑。守上方继服7剂以固疗效。

按语：患者慢性湿疮，辗转治疗而仍难愈，来我处就诊时联想到医家赵炳南治皮肤病的各类医案，效仿其治疗由过敏因素诱发之疾常用药如桑白皮、白藓皮、地肤子、白蒺藜、乌梅等；治疗过程中患者还伴随精神紧张、睡眠不佳等症，借鉴医家陈家杨《实用中医精神病学》中治虚烦内热导致失眠的常用药对白头翁、秦皮，再添用甘麦大枣汤养心安神，又取《素问·至真要大论》“诸痛痒疮，皆属于心”之意，疗效佳。

十九、五迟案

案例：患者邓××，女，17岁。

初诊：2013年2月26日。

主诉：生长迟缓7年余。

既往病史：患者7年内年生长速度约每年0.4厘米，无矮小家族史。狼疮性肾炎病史7年，辗转于多家医院儿科、肾病科等就诊。

临床表现：生长迟缓7年余，身材矮小，倦怠乏力，手背肤色苍白粗糙，指尖赤白肉际处殷红，面部痤疮，性情孤僻，纳眠一般，二便尚可，初潮2012年3月，月经不正常，量少。舌质淡嫩，有齿痕，苔薄黄，脉弦滑。

诊断：五迟（精血亏虚，阴阳失调）。

治法：补益气血，调整阴阳。

处方：黄精20克、青蒿（后下）15克、女贞子30克、鳖甲（先煎）10克、丹参10克、旱莲草15克、石斛15克、熟地15克、茺蔚子15克、半枝莲15克、山药10克、甘草5克、太子参15克、茯苓15克、乌梅10克，7剂。

二诊：2013年3月7日。

服药后无不良反应，手背苍白粗糙，指尖赤白肉际处殷红，面部痤疮如前，月经延迟、量少，脉弦滑。

处方：上方去石斛，加紫草10克、烫水蛭3克、黄芪30克，7剂。

三诊：2013年3月28日。

现面部痤疮减少，手指、手背稍润，月经中期，舌质淡，舌尖红，苔薄黄。

处方：上方去茯苓，加莲子心5克、麦冬20克、黄芩10克，7剂。

之后患者定期复诊，守前方随证加减。

复诊：2014年6月9日。

近来面色可，面部干净，手背肤色苍白较前改善，色泽润，舌质淡红，苔薄白，脉濡滑。

处方：黄精30克、青蒿（后下）10克、当归10克、白术20克、熟地黄15克、山药10克、山萸肉10克、黄芪20克、牡丹皮10克、甘草10克、白芍10克、紫草10克、葛根10克、佩兰10克、党参10克、茺蔚子15克，14剂。

复诊: 2014年7月10日。

时有疲乏感，余一般情况可，近半年来身高长2厘米。

处方: 上方去葛根，加陈皮10克，14剂。

按语: 患者无矮小家族史，因狼疮性肾炎长期大量使用激素及免疫抑制剂，激素相当于纯阳之品，耗损阴津，抑制自身真阳，致使机体阴阳失调；加之大量蛋白尿，精微物质丢失，导致气血阴精不足，机体失养，致生长发育迟缓。脉弦滑，脉与证不符，乃服用激素所致的激素脉象，舌质淡有齿痕为(阳)气血亏虚表现。治疗上，用补益气血阴精、调理阴阳之法，经一段时间治疗后患者面部痤疮消退，最近半年身高增长2厘米，治疗效果尚可。

第三编 为人师表

老中医经验是名老中医在长期与疾病作斗争过程中逐渐形成的，是理论与实践相结合的产物。王孟庸教授是国家四部委认定的带徒名老中医药专家、首批“广东省名中医”。王老临证博采众长，不拘法门，不分门系，有教无类，乐学致远。如今年且七旬有余，犹有壮容，勤于临床，传承育人，诲人不倦。其弟子李惠林、赵恒侠、刘雪梅等潜心侍诊，将王老的临床经验及学术思想进行了深入的总结和探讨，并应用于临床实践中，借鉴思路，触类旁通，颇多独到发挥。

第一章　李惠林主任医师跟师体会

第一节　王孟庸主任医师成才之路及临床经验简介

一、王孟庸主任医师中医辨证论治的思路

1. 辨证施治是中医诊断治疗学的核心

正确地识别证候，才能施治无误。实则这是初学者、西学中同道最怕的部分。王孟庸主任试着用现代逻辑的排比、层析，不断把证候化简，一层层去认识它。

按中医证候规范，如气证、热证等为一级证候，不知气虚、气滞、真热、假热不可指导用药。阴虚、阳虚等为二级证候，无病位、无病因，治疗针对性不强。具有针对性施治意义的证候叫三级证候，是包含有与某种病因、病机相关联的一组舌、脉、症状。如肺脾气虚、湿阻三焦等。辨证的证，就是证候。一个病，如感冒有风寒束肺、风热犯肺、暑湿遏表三种证候，这三种治法叫同病异治。《中医内科学》5版教材56个病名中有15个病以虚损证候为主。针对虚损施治，佐以病因和兼证治疗，叫异病同治，避免了每个病再分几个证候再找几个方的繁复不堪。

2. 虚损的辨证思路

中医证候可分正虚、邪实证，进而再分为虚损，因虚生内邪、外邪之类。虚损为五脏之虚。五脏虚不离气、血、阴、阳。我们以气、血、阴、阳为横坐标，以肺、心、脾、肝、肾定位为纵坐标，排列组合成符合证候规范的证候，去针对性施治，可以事半功倍。

（1）气虚证

症见疲乏、困倦、气短、自汗、脉弱、舌淡。肺气虚，动辄气喘者用补肺汤；反复感冒者用玉屏风散；脾气虚，食少腹胀，四君子汤；心气虚，心悸多梦，生脉散主之；肾气虚，尿频、腰酸，五子衍宗丸。

（2）血虚证

包括有气虚全部见证，症见面色苍白或萎黄，皮毛爪甲不荣，疲乏心悸、头晕、手麻、月经失调、舌淡、脉弱等。心血虚者失眠、健忘，用养心汤；脾血虚，无力、出血、月经多，用归脾汤；肝血虚，麻木、耳鸣、目眩，用四物汤。

（3）阴虚证

潮热、面赤、五心烦热，舌质红、脉细数。肺阴虚兼干咳、咯血、咽干用沙参麦冬汤；心阴虚见心悸、失眠、怔忡用天王补心丹益气养阴宁心；脾（胃）阴虚、纳差、便燥、唇干、胃胀用益胃汤滋阴增液；肝阴虚烦急、肢麻头晕、耳鸣，用补肝汤（四物汤加酸枣仁、木瓜、甘草酸甘化阴）；肾阴虚、腰痛、遗精、尿频、目眩，虑其肝肾同源，肝肾阴虚常同时存在，用左归丸。

（4）阳虚证

形寒肢冷、疲乏、便溏、面暗、舌质淡肿、脉沉细。肺阳虚、虚喘不得卧，用麻附细辛汤肺肾两治；心阳虚心悸、胸痹、青紫、痰浊，用拯阳理劳汤；脾阳虚，完谷不化、水肿，用附子理中汤；肾阳虚，尿少或尿清长、遗精、阳痿，用金匮肾气丸。

3. 脏腑阴阳气血辨证要点

（1）脏腑阴阳气血相互维系，气属阳，血属阴，气血同源，阴阳互根。

（2）气血阴阳虚损中，以气虚为最轻最浅，可发展为气阴两虚证、血虚证（包含气血虚之见证）、阳虚证、阴阳虚/阴阳两虚加精血亏耗（气血阴阳俱损）。肺、心、脾、肝、肾五脏证候中，病在肺较浅，病在肾较深。肾阳虚，五脏阳虚，肾阴虚，五脏阴虚。

（3）气血同源，善治气者治肺脾、善治血者治肝脾（肺主气、肝藏血，脾为后天化生之源）。血虚则气虚，故益气养血同用。

（4）阴阳互根：善治阳者阴中求阳。善治阴者阳中求阴，适用于阴虚。阴虚阳亢者，六味地黄丸正治，内热用知柏地黄丸，阳亢用左归丸、左慈丸。

五脏阴阳亏耗有发展过程。菟丝子用于补肾气；巴戟、仙茅、锁阳用于肾阳虚、性功能下降者；附子、肉桂用于命门火衰者。

滋阴增液药如沙参、麦冬、生地、玄参，用于阴虚中津液亏耗；病位在肺、心、脾（胃）常与气虚同时存在，用生脉散、天王补心丹等滋阴填精；熟地、山萸肉、龟板、阿胶用于肝肾阴虚，真阴不足。掌握脏腑阴阳气血辨证和常用药的性质及常用方，就可运用自如。

阴虚与阳虚发展到最后均出现阴阳互损，精血亏耗，要用龟胶、鹿角胶、鹿茸、紫河车等血肉有情之品。

二、王孟庸主任医师临床经验点滴

1. 肾病综合征（N.S）蛋白质营养不良的从脾论治

N.S是慢性消耗性疾病，病因与病变多元化，治法与预后不一样。但不管其组织活检证实为哪一种类型的肾小球病变，N.S临床共同特征为起病快、病程长。持续大量蛋白尿，引起急速发生与发展的蛋白质营养不良，与此平行出现急速发生、不断升级的脾虚证至脾肾虚证。

这种称之为急性虚损的现象极少见于其他病。从刚刚发病的患者中，看到辨证在数日至数月中的演变过程，而在本病趋向缓解时，演变过程逆转（受到激素及其他免疫抑制剂干扰者不在此内）。

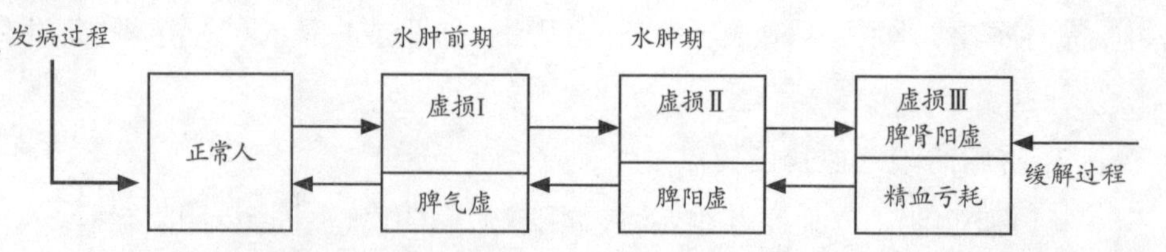

我们看到初发者最早见证为疲乏、困倦、食少、恶心（脾气虚），继而腹胀、水肿、便溏、面白、喜暖（脾阳虚）。再则怕冷、肢冷、高度水肿、尿少（脾肾阳虚），要迁延数月后，可有面色白、舌绛、皮肤干燥脱屑（脾肾阳虚、精血亏耗）。我们分别以虚损I级、Ⅱ级、Ⅲ级、Ⅳ级来表示，脾虚是主证之一。

（1）N.S患者的虚损程度，与血浆蛋白下降程度呈正相关关系。我们诊治107例患者中，虚损Ⅱ级、Ⅲ级、Ⅳ级的血浆蛋白水平分别为4.1~30.8g/L，3.4~24.62g/L，2.6~18.22g/L。

病程、持续水肿与大量蛋白尿时间长短，与虚损程度有关。虚损Ⅳ级者都是病程很长、持续高度水肿与蛋白尿半年以上者。北医潘氏早年用氮平衡法观察N.S的蛋白代谢，发现持续高度水肿三个月者，体内蛋白缺乏可达2~3kg。这是惊人的数字。

（2）N.S患者的虚损程度，与尿蛋白定量却未发现明显的正相关关系。

尿蛋白丢失是蛋白质缺乏的主要原因之一，与尿蛋白持续时间和每日定量有关。但蛋白质缺乏还与营养、食欲、药物（每40mg强的松消耗5g蛋白/日）、年龄、体质等影响蛋白质生成的因素有关。例如年青、食欲好、体质好、消化吸收好、病程短者，与年老、体弱、食少、营养不足者，两者在尿蛋白定量差不多时，其血浆蛋白的丢失和虚损程度，前者轻、后者重，血浆蛋白水平是蛋白代谢出入平衡的一个指征。

（3）N.S从脾治的意义

N.S发展到虚损Ⅱ~Ⅳ级均有水肿，分别用健脾消胀（黄芪防己汤、香砂六君汤、五皮饮等）；健脾益气，行气利水（实脾饮加重剂黄芪）；健脾温肾，行气利水（实脾饮重用附、桂）；健脾温肾，补益气血（十全大补汤加五苓散）之法。所有方剂中甘草均不用。这些消肿方法，尿量增加不多，但体重下降，水肿渐渐退去。已通过对连续出入量值曲线和体重曲线的研究证实，消肿中尿蛋白改善不明显，但血浆蛋白明显升高，肾功改善，同时面色转润，手足转温，皮肤弹性恢复，消肿后肌肉仍然丰满，虚损程度渐渐由重变轻。生活综合素质大大提高，感染减少。测定了其中10例治疗前后的D-木糖吸收试验，由16.33±4.2升至24.61±2.87，已接近正常。说明治疗中小肠吸收功能改善。

北医章友康氏、上海董德长氏分别进行了动物实验与临床实验，证实了用黄芪、当归、党参，能使N.S患者在蛋白尿改善前，血浆蛋白显著提高。现北医王海燕教授正在用自然科学基金做黄芪、当归深入研究。

气血同源，均来自后天生化之源——脾。健脾、温肾、益气、养血之剂，在仍有大量蛋白尿的情况下，使血浆蛋白有显著提高，虚损的程度由重变轻，提示它们有促进蛋白合成，改善蛋白质营养不良的作用，没有哪个西药可替代，这是中医在N.S治疗中，重要的切入点之一。

（4）中药治疗N.S的报告已有44年，激素治疗和中西医治疗N.S也有近40年，1960年前单纯中药治本病时，脾肾阳虚者多。加强的松等肾上腺皮质激素后，患者的见证很快可以由阳虚转为阴虚，并伴湿热、瘀血。故此用益气养阴，清热利湿法多起来了。20世纪70年代于家菊氏提出活血化瘀法，影响深远，成为常规之一。80年代，肾活检开展，针对性的治疗加强，中西医结合治疗更广泛、成熟。90年代，肾移植用的肝素、环孢A也被N.S治疗时借用，疗效进一步提高。到了今天，我们能见到的N.S患者，几乎都是辗转治疗，对激素等不敏感，或有禁忌证、合并证者，或有膜性肾病、膜增殖性肾病，常有持续高度水肿及极低的血浆蛋白。因此健脾补肾，填补精血之剂在临床中具有重大临床意义。

但是，蛋白质营养不良只是N.S许多病因之一种，治疗时，要兼顾各种因素，现在黄芪注射液对提高血浆蛋白、改善蛋白质有一定效果，与丹参注射液等一起应用或用肝素开路则更好。

2. 对“坏病”——医源性疾病的认识及防治

“坏病”之病名，出自仲景《伤寒论》，原意为伤寒病者，因被误汗、误吐、误下、温针不当（汗、吐、下、温针几乎概括了当时对热病治疗的措施）而致病情恶化或新变化者，是我国最早的医源性疾病的记载，元、明医者还明确提出药邪之说，今以坏病之名统称现代医源性疾病。

中医辨证施治以人为本，而不仅仅针对病，中医学燮理阴阳、调和气血，取冲和之道，深谙“药不可用尽”“大毒治病、十去其六”之理。对患者见证和药物反应及任何反常变化敏锐发现，及时善后，防止坏病发生。故此在许多慢性病、重症治疗中，中医对患者生存质量的改善是被公认的。

我国肾病的中西医结合治疗史已40年。从开始中药与激素、环磷酰胺等免疫抑制剂、雷公藤制剂等同用时，就从中医角度，对上述药物应用过程中对人体脏腑阴阳气血功能的影响，做了细微的观察，尤其是在激素治疗流程中与中药配合问题已形成了共识。环磷酰胺、雷公藤可使患者恶心、呕吐、面黯、手指背侧黧黑、指甲黑色布纹、闭经，前者还可致脱发。此属脾肾两伤、气血亏耗、冲任失调，用二仙汤、当归补血汤、乌鸡白凤丸、紫河车等益气扶阳、养血调经之剂而使上述见证减轻，粒细胞降低及肝功损害减少。本病中西医结合治疗时至今日已经能够拿出有个体针对性、药物剂量小型化、品种简单化的治疗方案，这是预防上述药物发生坏病的关键。

肾病临床中最常见的“坏病”有激素所致的库欣氏证，免疫抑制剂所致肝损伤、粒细胞减少，抗生素所致的霉菌感染，清热通淋排石剂久用所致肾小管浓缩功能损害，外阴清洁剂不当应用致尿道口损伤，也可见急性脱离激素综合征，儿童与孕妇过食钙质、鱼肝油所致双肾钙化、肾功不全，农药、肾造影剂、大戟、木通所致急性肾小管坏死，青霉素、速尿、倒扣草等药所致药物性间质性肾炎等。上述医源性疾病早期发现与治疗可以缓解，诊断失误、错失病机则危及生命。药物性间质性肾炎比较容易误诊，原因一是对本病认识时间不长，我国是1986年由刘玉春教授与王孟庸主任医师首次在《中华内科杂志》上报告9例；二是在某种肾脏病基础上药物过敏所致，这些药物，如青霉素、雷公藤片、速尿等又是最常见药物，故不易发现。三是嗜酸性白细胞尿，不做尿白细胞分类是不能发现的，往往误以为感染，继续用抗生素。因此当一个肾脏病患者用药中，突然肾功恶化，伴嗜酸性白细胞尿、淋巴结肿大、荨麻疹等过敏症状，可致本病。及时用短程的激素加黄芪、冬瓜皮、萆薢、丹参、猪苓各15克，益气、消肿、活血，能很快复原，但错失病机则会永久性肾损害，至今仍陆续见到不少这种病人。

肾脏病患者种类繁多，病程漫长，预后不一，故住院患者与尿毒症透析或换肾者共处一室，造成心因性损害程度是我们健康人不可想象的，因此而造成病情恶化者亦有，并长期困扰肾病专业医生们，也使我们尽力在现有条件下，避免病院性不良因素干扰治疗。

3. 尊古而不泥古，知常更须达变——中医临床诊治糖尿病的若干体会

糖尿病属于中医消渴病范畴，随着人民生活水平不断提高，其患病率有逐年增高的趋势，或为仅次于恶性肿瘤和心血管疾病的第三大危害人体健康的疾病。中医辨治消渴病，早在《内经》时代即有论述，后世又有不断发展，但纵观历代对消渴病之辨治，因对其病因病机认识的局限，多单从阴虚燥热入手辨证，滋阴清热一法统驭消渴治疗。

我们在对大量消渴病人的临床辨治过程中，通过症状、体征的观察并结合中西医有关糖尿病（消渴病）的理论，充分认识到阴虚燥热仅是消渴病发展过程中的一个阶段、一种证候，在整个消渴发病、病机中有脾气虚弱、气阴两虚、胃肠燥结、瘀血阻滞等不同的方面，且往往多种证候同时出现，因此其治疗除滋阴清热之外，还根据证候应用其他治法，方能取得满意疗效。

（1）脾胃气虚常与阴虚并存，治当气阴双补

阴虚燥热是消渴病的主要病机及证候之一，但脾气虚弱在消渴病的病机、证候中也有相当重要的作用。《内经》曰："脾脆，善病消瘅。"消渴病人常因素体气虚，或饮食疲劳倦损伤脾胃，或因一味用滋腻苦寒之品损伤脾气，多有脾气虚弱的证候。我们曾对164例糖尿病人的症状进行分析，大多数病人有疲倦乏力、纳差、舌淡胖有齿印等气虚表现。现代医学研究亦表明，糖尿病常因植物神经病变导致胃肠运动、分泌、吸收功能异常，出现腹胀、疲乏、恶心呕吐

等脾气虚弱的表现。因此我们认为绝大多数糖尿病在整个病程中不同程度存在着脾气虚弱的现象，而与阴虚并见者尤多。所以说气阴两虚才是消渴病辨治的主要着眼点，相应地，在其治疗上亦应健脾益气养阴并举。我们常用大量黄芪、太子参、白术、山药、生地、麦冬、玄参等组方治疗，取得了明显的疗效。即使无气虚证者，亦酌加益气健脾之品，一以健脾益气，使津液易生，燥热得消，二可制约滋阴清热药物滋腻苦寒之性。

（2）阴虚燥热每致胃肠燥结，治宜滋阴通下

《内经》曰："二阳结谓之消……大肠移热与胃，善食而瘦，又谓之食亦。"提示消渴病有胃肠燥热的表现，张仲景《金匮要略》中更有"趺阳脉浮而数，浮即为气，数即消谷而大坚；气盛则溲数，溲数即坚，坚数相搏，即为消渴"，提出了消渴病有"小便数，大便坚"的证候特点。我们诊疗消渴病患者的过程中，也发现许多病人有便秘症状，曾对30例患者进行症状统计，便秘者达63%，且有便秘程度与病情轻重、病程长短成正比的趋向。为了进一步探讨消渴病人便秘与整个证候的关系，有意识地对部分病人应用泻下药物试验性治疗，经治疗后其"大便硬，小便数"的病理状态得以纠正，二便自调，同时血糖下降，饮多、食多、尿多、体重减轻等表现缓解。进一步对其中6例病人经加用泻下药后便秘及整个病情好转的停用泻下药，则便秘又出现，血糖、尿糖亦反跳回升。如一住院病人，服用益气养阴、泻下活血中药后便秘转为大便自调，1周后血糖由14.2mmol/L降为10.9mmol/L。3周后降为8.1mmol/L，鉴于其大便已通，恐久用泻下伤正，去大黄，旋即又出现便秘，血糖升为11.7mmol/L，继而再加用大黄，则便通畅，血糖又下降。

我们认为，消渴病出现便秘腑实，一者是反映其病因阴虚亏热结的一面，再者，也作为一种病理因素，反过来伤耗阴津，阻滞气机，加重病情。这与现代认识糖尿病人因胃肠植物神经紊乱而见便秘、胃肠功能紊乱有通过"肠胰轴心"影响胰岛分泌的学说有不谋而合之处。对其治疗，我们认为应重视应用泻下之法，临床可酌用大黄、芒硝、桃仁、生地、玄参、麦冬等药，取其"通下存阴""增水行舟"之意，一者解除病人便秘之苦，二者通过滋阴通下，顾护了阴津，调畅了气机，可以改善整个病情。

（3）消渴病人常兼瘀血阻滞，应予活血化瘀

《内经》中对瘀血与消渴病的关系曾有所论述，如《灵枢·五变》有："怒

则气上逆，胸中蓄积，血气遂留，髋皮充肌，血脉不行，转而为热，热则消肌肤，顾伟消疸。”自从1978年祝谌予提出消渴病病机的瘀血阻滞学说以来，国内从活血化瘀论证消渴病受到了广泛的重视。我们通过大量病例的临床观察，并参考中西医有关消渴病（糖尿病）研究的有关资料，认为：①糖尿病是一种终身性疾病，其久病则多瘀，皆因阴虚火旺煎炼津液，是血液久瘀不畅而致瘀，或因气虚日久运血无力而致瘀滞。②对糖尿病人胰腺的病理解剖显示瘀血性改变。③糖尿病所致的多种并发症多属于中医血瘀证范畴。④病人舌象、舌下静脉（舌质暗、瘀斑，舌下静脉增宽曲张）及血液流变学指标和微循环已呈现瘀滞之象。我们曾观察64例病人，90%有血液流变学异常及舌下静脉曲张，部分病人的甲皱微循环显示瘀滞性改变。

由此可见，瘀血阻滞是糖尿病病变过程中非常常见的一个重要证候特点，只有在辨证治疗中充分认识并针对这一特点，才能提高中医药对消渴病（糖尿病）及其并发症的治疗效果。我们在临床上多用大黄、桃仁、丹参、田七、川芎等药组方治疗，提高了疗效并明显地改善了患者的症状。

（4）消渴病往往变化多端，治当多法并举

消渴一病，从病因来分析有饮食不节、情志不调、劳欲过度等多种因素，从病机来看有阴虚燥热、气虚、肝郁、瘀血阻滞、气阴两虚、阴阳两虚等不同，从病位来讲涉及上、中、下（上消、中消、下消）三焦、肺、脾、胃、肝、肾等脏腑，其并发症有可引起心、脑、肾、液体、肠道、眼等多器官的损害。可见，消渴病病情变化多端，证候错综复杂，在辨证施治（护）过程中必须照顾到多方面，综合调理。从治则而言，常常是益气、健脾、养阴、清热、活血、疏肝、润肺、益胃、滋肾等一法为主，多法并用，有主有次，相辅相成；从治疗措施而言，则应中药、针灸、按摩、气功、饮食、控制、食疗、体育锻炼等并举。

第二节　活血降糖饮治疗糖尿病的临床研究

活血降糖饮是我们总结王孟庸主任医师多年来应用中医药诊治糖尿病的经验，以益气养阴、活血化瘀为主法制定的院内科研协定处方，经过几年临床研究，现已取得了阶段性成果，特总结如下：

一、活血降糖饮对2型糖尿病的疗效观察及其作用机理

1. 临床资料及研究方法

研究对象为我院糖尿病专科门诊及住院病人，按照WHO诊断标准诊断为2型糖尿病，无严重并发症，心肝肾功能基本正常，无怀孕并可配合临床观察者。确诊为2型糖尿病的时间是1周到18年，平均病程5.2±3.0年，年龄30~76岁（平均为51.3±9.2岁），其中男性27例，女性29例，有并发症者18例，无并发症者38例。

治疗用活血降糖饮（由中药北芪、太子参、生地、丹参、红花、桃仁、大黄等组成），一日三次，餐前饮用。全部患者均采用粗算法控制饮食并辅以适当运动，以往未服西药者直接予活血降糖饮治疗，以往服用西药者部分停用西药三天后改服中药，部分不能停用西药者加用中药治疗。观察两个月为一周期。

于用中药活血降糖饮前后测定患者空腹血糖（FBG）、餐后2小时血糖（2hPBG）、血甘油三酯（TG）、总胆固醇（TC）、糖化血红蛋白（HbA1c）、胰岛素释放试验（IRT），并记录其主要症状变化。

疗效标准采用卫生部《新药（中药）临床研究指导原则》标准分为显效、有效、无效。

2. 结果

(1)疗效分析及症状变化

由表47、表48可见，全部2型糖尿病患者用活血降糖饮治疗总有效率为80.4%，显效率25%，而从其症状变化来看，经治疗后患者大部分症状缓解或消失，有些患者血糖未见明显下降，但临床症状明显减轻。

表47　2型糖尿病患者中药疗效分析

疗效	显效	有效	总有效	无效
例数	14	31	45	11
百分之(%)	25%	55.4%	80.4%	19.6%

表48　2型糖尿病患者中药治疗前后症状变化分析

症状		易饥多食	多饮	多尿	乏力	消瘦	便秘	多汗	肢体麻痛	视力模糊
治疗前		12	18	16	35	7	21	10	8	5
治疗后	减轻	2	6	3	20	4	7	8	4	4
	消失	10	10	11	15	3	11	2	4	1
	无变化	0	2	2	0	0	3	0	0	0

（2）2型糖尿病人中活血降糖饮治疗前后血糖、血脂及糖化血红蛋白的变化（见表49）：

表49　2型糖尿病患者中药治疗前后症状变化分析（$\overline{X}\pm S$）

	FBG（mmol/L）	2PBG（mmol/L）	TG（mmol/L）	TC（mmol/L）	HbAIC（%）
治疗前	10.64±2.72	13.02±3.26	4.77±0.89	8.07±2.32	9.76±2.50
治疗后	7.88±1.64**	9.50±2.48**	2.52±0.60**	6.95±1.80**	8.89±2.07*

注：与治疗前相比，*P<0.05，**P<0.01。

由表49可见，全部经过应用中药活血降糖饮治疗后患者空腹及餐后2小时血糖均有明显下降（P<0.01），而反映较长时间血糖控制水平的糖化血红蛋白值也明显下降。同时，患者TG及TC水平也明显下降。

（3）中药活血降糖饮治疗前后胰岛素释放试验（IRT）的变化（见图18）：

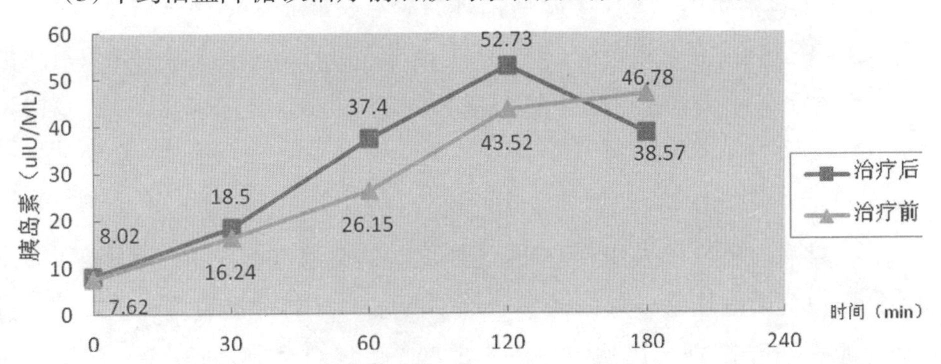

图18　治疗前后患者IRT变化

表50　治疗前后患者IRT各点胰岛素值（$\overline{X}\pm S$, uIU/ml）

时间（min）	0	30	60	120	180
治疗前	7.62±3.40	16.24±4.75	26.15±5.33	43.52±6.78	46.78±9.26
治疗后	8.02±3.37★★	18.50±5.48★	37.40±5.85★★	52.73±8.99★★	38.57±9.72★★

从图18及表50可见，治疗前后患者IRT基础值比较无差异，治疗前IRT曲线呈高峰延迟型，直到180分钟才出现分泌高峰；而治疗后IRT曲线30分、60分、120分各点均较治疗前分泌增加，其峰值出现在120分，180分的胰岛素分泌较120分显著下降，与治疗前同点比较亦下降显著。

3. 讨论

（1）活血降糖饮治疗2型糖尿病的理论法方药及疗效分析

糖尿病，中医谓之“消渴”“消瘅”等，传统理论普遍认为糖尿病的中医病机为阴虚燥热，如全国中医院校统编教材《中医内科学·消渴》[1]中即以"阴虚为本，燥热为标"来统赅消渴之病机。随着现代中医对糖尿病认识和诊疗水平的不断加深，同时也由于现代糖尿病人往往与体检时发现或在中医治疗之前已用西医治疗，其证候表现与古代大为不同，所以现代中医提出了气阴两虚[2]、肝郁气滞[3]、脾气虚弱[4]、瘀血阻滞[5]等学说，丰富了中医辨治消渴的内容。

笔者认为，现代2型糖尿病患者往往是"三多一少"，并不典型，而疲乏、多汗、手足麻痛等尤为多见，从血液流变学指标及微循环一科看到其大量的瘀滞性征象，因此，气阴两虚是概括现代绝大部分2型糖尿病人的病机，不同程度的瘀血阻滞变化则贯穿其病程的始终，故结合临床研究成果拟定"活血降糖饮"，其治则为益气养阴、活血化瘀。

本研究结果表明，活血降糖饮治疗后患者空腹血糖、2h餐后血糖、糖化血红蛋白等指标均有明显下降，血TG/TC水平亦降低，临床症状明显改善或消失，临床治疗总有效率达到80.4%，显效率为25%，也反过来印证了我们对2型糖尿病中医病机及辨证的观点。

（2）活血降糖饮治疗2型糖尿病的机理探索

曾有学者对糖尿病人IRT与中医辨证之间的关系进行探讨，认为糖尿病发展不同阶段为阴虚热盛→气阴两盛→阴阳两虚，其IRT分别表现为正常或者过多分泌型→分泌高峰延迟型→分泌不足型[6,7]，我们对2型糖尿病人病机及辨证的认识如上所述，而本研究中患者IRT亦普遍表现为分泌高峰延缓，与其他研究有类似之处。

进一步对患者运用活血降糖饮治疗前后IRT的观测表明，治疗前患者IRT曲线呈高峰延迟，各时相分泌均不足，分泌高峰出现在180分；经用药治疗后其胰岛素基础值均无明显差异，但30分、60分、120分分泌值有较明显上升，峰值出现在120分，180分分泌值有所下降。说明其对血糖、血脂等的作用可能与提高胰岛β细胞负荷下分泌、恢复期正常分泌时相有关。

二、活血降糖饮对2型糖尿病人红细胞膜脂区流动性的影响

活血降糖饮是以中医益气养阴、活血祛瘀为法确立的协定处方，我们长期以来将其用于治疗大量2型糖尿病患者，临床疗效显著，有降低血糖、血脂、改善症状、改善微循环及血液流变性等作用。本研究对部分2型糖尿病人的红细

胞膜脂区流动性及上方治疗的影响进行了观察。

1. 研究对象及方法

病例来源均为糖尿病专科门诊病人，按照WHO诊断，准诊断为2型糖尿病，无急性并发症或严重慢性并发症，心肝肾功能正常，无其他内分泌系统疾病，非孕妇并可坚持配合治疗者。共17例，其中女性8例，男性9例，年龄32~60（50.3±8.9岁）；病程<1年者4例，1~5年者10例，>5年者3例；有并发症者9例，全部为视网膜病变。

正常对照为健康体检者，心肝肾功能正常，无内分泌系统疾病，近一月无感染性疾病，非孕妇者，共14例，其中男性8例，女性6例，年龄29~59岁（48.4±9.3岁，与2型糖尿病患者比较，经统计学处理无显著性差异）。

活血降糖饮由黄芪、生地、桃仁、大黄、麦冬等组成，制成煎剂。每日早晚2次服用。以往未用过西药降糖药者单用本方治疗；曾用过西药者如疗程短、剂量小或已失效者，停用西药3天后用本药治疗。辅以适当体育锻炼及粗算法控制饮食。治疗观察期为2个月。

治疗组于治疗前后记录主要症状体征，测定空腹血糖、总胆固醇、甘油三酯、空腹胰岛素（INS）及红细胞膜脂区流动性。正常对照组测定一次上述指标。

红细胞膜脂区流动性采用文献方法[8,9]，用荧光标记探剂1，6–二苯基1，3，5–已三烯（DPH，A.R，Serva产品）标记红细胞膜脂区，用日立850荧光分光光度计测定荧光偏振度P，由此计算出红细胞膜脂区微黏度（η），单位为泊（poise）。

2. 结果

（1）2型糖尿病人治疗前后FBG、INS、TC、TG的变化及正常人的比较

表51　治疗前后血糖、血脂、胰岛素水平（$\overline{X} \pm S$）

分组	正常组（n=14）	2型糖尿病	
		治疗前（n=17）	治疗后（n=17）
FBG（mmol/L）	5.71±0.83**△△	12.50±2.54	9.98±2.74**
INS（uIU/ml）	13.66±6.50	9.34±5.76	10.57±5.70*
TC（mmol/L）	5.39±0.81*	6.92±2.34	5.82±1.63**
TG（mmol/L）	1.69±0.30	2.09±1.37	1.93±1.31

注：与治疗前比较 *P<0.05，**P<0.01；
与治疗后比较 △P<0.05，△△P<0.01。（下表同）

表51数据及比较结果表明，2型糖尿病人无论是治疗前还是治疗后，其空腹血糖均显著高于正常人，治疗前后自身比较空腹血糖下降非常显著，降幅达20.20%；2型糖尿病人INS治疗前后与正常对照组相比无明显差异，且大部分人INS均在正常范围内（5~20uIU/ml），治疗前后自身比较INS升高约13.1%，统计学上有显著性意义；2型糖尿病人治疗前TC值显著高于正常对照组，经治疗后下降15.89%，治疗前后对比差异非常显著；2型糖尿病人治疗前后TG值自身比较及与正常对照组比较均无显著性差异。

（2）2型糖尿病治疗前后及正常人红细胞膜脂区流动性的变化

表52　治疗前后红细胞膜脂区微黏度及荧光偏振度（$\overline{X}\pm S$）

分组	正常组（n=14）	2型糖尿病	
		治疗前（n=17）	治疗后（n=17）
P	0.229±0.015**△	0.259±0.019	0.245±0.010*
η（泊）	1.995±0.259**△	2.622±0.420	2.297±0.354**

如表52所示，2型糖尿病人治疗前完整红细胞膜荧光偏振度及微黏度均显著高于正常对照组（有极显著差异），经治疗后荧光偏振度及微黏度仍较正常对照组高，但治疗前后比较下降有非常显著差异，微黏度下降率约为12.40%。

3. 讨论

（1）活血降糖饮治疗2型糖尿病的作用

近年来在中医药及中西医结合治疗糖尿病方面已经进行了大量研究，并取得了可喜成果[10, 11]，在病因病机方面除传统的阴虚燥热说外，还提出肝气郁滞[12]、瘀血阻滞[13]、脾气虚弱[14]等观点；辨证方面除传统之三消证论治外，多赞同阴虚燥热→气阴两虚→阴阳两虚的分阶段辨证论治[15]。我们认为气阴两虚证占2型糖尿病辨证的绝大多数，气阴两虚是糖尿病病机及辨证的基本着眼点，而瘀血阻滞的变化贯穿了糖尿病发展的全过程，与糖尿病并发症有密切关系，糖尿病并发症多表现为瘀血阻滞证，而糖尿病人潜在的瘀滞性变化又是导致并发症的主要原因。

针对上述认识，我们创活血降糖饮，其基本治法为益气、养阴、活血、祛瘀。已经临床研究表明其有降低血糖、血脂及改善血液流变学和微循环的作用。本文研究表明，该方治疗可显著降低2型糖尿病人的血糖、血胆固醇，血糖下降幅度平均为20.20%。从临床上看，患者症状改善明显，三多一少及乏力、视朦、便秘等均明显好转或者消失，证实该方的临床疗效。其降糖作用机理与增加胰岛素分泌有关。

(2)2型糖尿病患者红细胞膜脂区流动性的变化及活血降糖饮的影响

现代分子生物学认为细胞膜是双层脂质结构为基质嵌有不同功能膜蛋白、处于不断流动状态的生物膜，细胞膜脂区的流动性是细胞膜动力学的主要特征，他直接影响膜的多种功能如受体活性、变形性、物质在膜内外的转运等，细胞膜脂区流动性主要与膜脂质的成分有关。细胞膜脂区流动性用微黏度表示，微黏度越大，流动性越少[16]。

红细胞是人血中主要有形成分，在生理状态，红细胞保持着变形性，在血管内高速血流中顺流动方向，细胞膜包绕细胞内容做履带状运动，在少于自身直径的毛细血管中只有变形才能通过，所以对维持正常的血液黏度及微循环灌注有重要意义，而其变形性主要取决于膜脂区流动性[17]。国内外研究认为糖尿病可致红细胞膜脂区流动性下降[18,19]。我们的研究表明，2型糖尿病人红细胞膜脂区流动性显著低于正常人。用活血降糖饮治疗后红细胞膜脂区微黏度下降，说明该方有降低红细胞膜微黏度、增加其流动性的作用。

研究认为红细胞膜流动性主要与膜胆固醇含量成反比。在膜上脱去胆固醇可增加其流动性，而使膜上胆固醇含量增高可降低其流动性。红细胞本身不能合成胆固醇，其膜上胆固醇来源于血中，高胆固醇血症可使红细胞膜胆固醇增加，流动性下降[20]。因此，我们可以推论，本研究所观察到的2型糖尿病人红细胞膜流动性下降与高胆固醇血症有关，而降低血胆固醇含量是活血降糖饮方增加糖尿病人红细胞膜流动性的作用机理之一。

另有研究认为红细胞膜流动性下降与胰岛素受体活性减低有关，降低胆固醇含量、增强膜流动性可使受体蛋白在膜结构中位移增多、暴露增多、活性增强[21]；再者膜流动性增加可使膜上葡萄糖转运系统（Glucose transporter）活动增加，葡萄糖进入细胞利用加快，从而降低血糖[22]，本方作用是否与此有关，笔者不敢妄言，有待研究。

三、2型糖尿病的血液流变学变化及活血降糖饮治疗的影响

活血降糖饮是我院科研协定处方，基于对糖尿病的中医病机为气阴两虚为主、瘀血变化贯穿其病程始终的认识，我们对56例2型糖尿病人的血液流变学变化及活血降糖饮的治疗作用进行了观察和分析。现报道如下：

1. 临床资料

病例选择：按照WHO新的糖尿病诊断标准诊断为2型糖尿病，病人全部为我院糖尿病内分泌专科及住院病人，无严重并发症，无肝肾功能损害，非怀孕并可配合临床观察，确诊为2型糖尿病的时间为1周到18年，平均病程5.2±3.0年，年龄30~76岁（51.3±9.2），其中男性27例，女性29例，有并发症者18例，无并发症者38例。正常对照组52例，采用我院健康体检人群，其性别、年龄构成与病人基本类似。

2. 观察方法

（1）治疗方法：活血降糖饮（由黄芪、太子参、生地、丹参、红花、桃仁、大黄等组成）每日三次，餐前饮用。全部病例均按照粗算法控制饮食并适当运动，以往服用西药者部分停用西药三天后改服中药，部分不能停用西药者加用中药治疗，既往未服西药者予以本方治疗。两个月为一个观察周期。

（2）观察指标：活血降糖饮治疗前后测定患者空腹血糖（FBG）、血甘油三酯（TG）、总胆固醇（TC）及血液流变学指标，比较其治疗前后的变化。健康对照组只测定血液流变学指标。

3. 结果与分析

（1）活血降糖饮对2型糖尿病患者血糖、血脂的作用

表53　治疗前后血糖、血脂的变化（$\overline{X}\pm S$）

	FBG（mmol/L）	TG（mmol/L）	TC（mmol/L）
治疗前	10.64±2.72	4.77±0.89	8.07±2.32
治疗后	7.88±1.64**	2.52±0.60**	6.95±1.80**

注：表示治疗前后比较，**$P<0.01$。

由表53可见，经过服用中药活血降糖饮治疗后患者空腹血糖有明显下降，与治疗前比较，有显著性差异；同时，患者的总胆固醇及血甘油三酯治疗后亦有明显降低，经统计学处理均有显著意义。

（2）2型糖尿病患者血液流变学指标改变

表54 患者治疗前后血液流变学指标结果比较（$\overline{X} \pm S$）

组别	全血比黏度		血浆比	红细胞	血沉	红细胞压积	红细胞
	高切	低切	黏度	电泳时间			聚集指数
正常组	4.26±0.26	6.78±0.81	1.59±0.20	13.86±3.24	18.45±3.71	38.61±2.92	1.32±0.13
治疗前组	6.18±0.23	10.96±2.73	1.74±0.29	23.96±4.27	30.32±5.49	47.16±3.86	1.76±0.21
	**	**	**	**	**	**	**
治疗后组	6.04±0.38	8.63±1.28	1.68±0.14	21.83±4.56	28.79±3.57	45.58±3.75	1.56±0.18
	△	△△		△		△	△△

注：治疗前与正常组比较，*P<0.05，**P<0.01；
治疗前后比较，△P<0.05，△△P<0.01。

由表54可见，2型糖尿病患者的血液流变性均发生了病理改变，其全血比黏度、血浆比黏度等指标与正常对照组比较，差异均有显著意义。治疗后患者的血液流变学许多指标亦有较大改善，与治疗前比较，全血比黏度、红细胞电泳时间、红细胞压积等指标均有明显下降。

4. 讨论

糖尿病属于中医消渴的范畴，中医辨证其基本病机为肺、胃、肾三脏热灼阴虚所致燥热内生，阴液亏损，久病耗气，导致气阴两虚。现代医学发现瘀血为本病之标，如陈氏观察患者舌象，发现本病患者舌象，都有不同程度的瘀血症状[23]。因此糖尿病的病机以气阴两虚为主，不同程度的瘀血变化贯穿其病程始终。

糖尿病患者血液流变学异常已被许多研究所证实[24,25]。糖尿病患者因胰岛素绝对或者相对分泌不足而引起血糖、脂肪、蛋白质等代谢紊乱，导致血液有形成分异常，血小板增多，血小板聚集率升高，血液黏稠度相对增高：另外，研究表明，血糖持续升高引起糖化血红蛋白升高，血脂升高导致红细胞膜流动性减低，均可导致红细胞变形性下降，通过毛细血管能力下降，血液黏度增高[26,27]，造成血流缓慢，严重者可并发血管病变，导致重要器官功能损害。我们观察了56例2型糖尿病者并统计其血液流变学的改变，发现其有不同程度的异常，全血比黏度、血浆比黏度、细胞压积、红细胞电泳时间等各项指标均增高，经统计学处理均有显著意义。患者经过本方治疗，其血液流变学的各项指标都有明显的改善。

2型糖尿病人由于胰岛素相对缺乏，脂质代谢失常，加上胆固醇合成增加，使血液中脂质水平增高，血管壁脂类沉积，这也是糖尿病并发血管病变的主要因素之一，而本方对降低2型糖尿病人的胆固醇及甘油三酯有明显的疗效。

通过临床观察及实验室观察结果分析来看，瘀血贯穿于糖尿病的各个阶段，故主张即使在糖尿病的早期，也可将血液流变学、血脂等实验室指标作为监测手段，治疗上以活血化瘀法作为重要的治则，以防止大血管及微血管并发症的发生。

本方是以活血化瘀、益气养阴为主组成的复方。从临床观察及实验室观察结果分析，它能降低血糖、血脂，改善血液的黏聚状态，使血流通畅，对糖尿病血管并发症的防治有较好的效果。故证明本方在降低血糖的同时，又能控制微血管病变的进展，用于预防糖尿病血管并发症的发生以及治疗其血管并发症，都不失为一组值得进一步探索的理想药物。

四、2型糖尿病有无视网膜病变两组血糖、血脂及红细胞膜脂区流动性的变化

本文对17例2型糖尿病患者分为有无并发症（糖尿病视网膜病变）两组红细胞膜脂区流动性及血糖、血脂等相关指标进行了对比观察，报道如下：

1. 研究方法

17例患者均为糖尿病专科门诊及病房患者，按照WHO诊断标准诊断为2型糖尿病，其中8例无并发症，9例有并发症者全部为糖尿病视网膜病变，按照1984年全国眼底病学术会议制度的诊断分期标准[28]属单纯型视网膜病变者6例、属增殖型视网膜病变者3例，所有被观察者心肝肾功能正常，无急性并发症及感染性病，无其他内分泌代谢疾病，并可配合治疗观察。

正常对照组为正常体检人群，其年龄、性别构成与2型糖尿病病人基本相似，年龄经统计学对此处理并无显著性差异。

两组患者及正常对照组均测定空腹血糖（FBG）、总胆固醇（TC）、甘油三酯（TG）、胰岛素（INS）、红细胞膜脂区流动性等。

胰岛素测定采用放免法。红细胞膜脂区流动性测定按照文献方法[29,30]、用荧光标记探剂1，6–二苯基，1，3，5–己三烯（DPH，A.R，Serva产品）标记红细胞膜脂区，用日立850荧光分光光度计测定荧光偏振度P，由此计算出红细

胞膜脂区微黏度（η），用泊（poise）为单位，微黏度越大，则红细胞膜流动性越小。

2. 结果

（1）有无并发症两组2型糖尿病病人及正常人FBG、TC、TG、INS的比较

表55　正常人及两组2型糖尿病人FBG、INS、TC、TG水平（$\overline{X} \pm S$）

分组	正常组（n=14）	2型糖尿病	
		治疗前（n=9）	治疗后（n=8）
FBG（mmol/L）	5.71±0.83**	13.59±1.83**	11.27±2.77**△
INS（uIU/ml）	13.66±6.50	9.51±4.77	9.20±4.82*
TC（mmol/L）	5.39±0.81*	7.72±2.12**	6.03±2.57△
TG（mmol/L）	1.69±0.30	2.49±1.59**	1.62±0.93△△

注：与正常对照组比较 *0.01<P<0.05，**P<0.01；

有无并发症两组比较 △0.01<P<0.05，△△P<0.01。（下表同）

由表55可见，无论有无并发视网膜病变两组2型糖尿病患者FBG均显著高于正常人，但两组间比较有并发症组FBG明显高于无并发症组；三组间空腹INS比较无显著性差异；有并发症组TC值较正常人显著升高，无并发症组与正常对照组相比TC值无显著性差异，有并发症组TC值较无并发症组明显升高；2型糖尿病有并发症组TG值显著高于正常对照组和糖尿病无并发症组。

（2）正常人及2型糖尿病有无并发症两组红细胞膜微黏度的比较

如表56所示，2型糖尿病有或无视网膜病变两组病人红细胞胞膜微黏度均明显高于对照组，而有视网膜病变组有显著高于无视网膜病变组。

表56　正常人及2型糖尿病有无并发症两组红细胞胞膜微黏度（$\overline{X} \pm S$）

分组	正常组（n=14）	2型糖尿病	
		治疗前（n=9）	治疗后（n=8）
η（泊）	1.995±0.259	2.790±0.379★★△	2.433±0.403★★

3. 讨论

（1）糖尿病视网膜病变与血糖、血脂的关系

视网膜血管是人体内脏血管中唯一可以在体外无创伤直观观察到的血管，同时视网膜血管也是脑血管的直接分支，其变化反映了脑血管的变化。所以视网膜血管病变反映了糖尿病病情的轻重，反映了导致多种并发症的微血管病变的程度。近年来由于眼底检查及眼底荧光造影技术的普及，糖尿病视

网膜病变的诊断率不断提高，有报道5~7年的糖尿病患者并发视网膜病变高达25%~30%，病程15年以上者达90%~100%，北京医院对147例糖尿病人眼底荧光造影发现并发现并发视网膜病变达96.9%，说明视网膜病变是糖尿病最常见的并发症[31]。

研究认为，糖尿病代谢控制不良，持续高血糖、高血脂与并发视网膜病变密切相关，早在50年代Scott[32]观察150例病程15~26年的糖尿病人表明，严格控制糖尿病造成血红蛋白糖基化、带氧血红蛋白解离困难，血管基底膜增厚、组织缺氧。

（2）糖尿病视网膜病变与红细胞流动性的关系

红细胞是人体血液中的主要有形成分，在生理状态下红细胞保持着变形性，在大血管内高速血流中顺流动方向包绕细胞内容做履带式运动，在小于自身的毛细血管中则只有变形才能通过，对维持正常的血液黏度和微循环灌注有重要意义，而其变形性主要取决于膜脂区流动性，与膜脂区微黏度成反比，国内外研究认为糖尿病可导致红细胞膜流动性下降[33]，我们观察发现，2型糖尿病不管有无视网膜病变，其红细胞膜流动性均显著低于正常对照组，与文献报道一致。

研究认为[34]，血液黏度增高、红细胞变形性下降、红细胞聚集等导致的微循环障碍是糖尿病视网膜病变的发病机理之一。我们研究表明，2型糖尿病并发视网膜病变组红细胞膜流动性较无视网膜病变组显著下降，可推论红细胞膜微黏度增高、变形性下降与视网膜病变及其他微血管病变有一定关系。

（3）糖尿病视网膜病变与中医“瘀”证的关系

现代中医认为，糖尿病多种并发症均与血瘀证有关[35]，而糖尿病视网膜病变的形成与糖尿病因高糖、高脂、代谢紊乱造成的高凝、高黏、高聚状态及红细胞变现能力下降有关，均属于中医瘀证范畴[36]。而目前中医瘀证研究已将血液流变学指标及红细胞膜流动性等作为微观辨证指标[37,38]。我们对2型糖尿病观察的结果表明，反映“瘀滞”状态的指标如TC、TG及红细胞膜脂区微黏度有视网膜病变组显著高于无视网膜病变组，说明“瘀滞”是形成糖尿病视网膜病变的中医病变机理之一。

参考文献

[1]张伯臾主编. 中医内科学[M]. 上海：上海科技出版社，1982：249.
[2]张鸿恩等. 中医药治疗糖尿病[J]. 中医药信息，1988（4）：35.
[3]李良. 治疗糖尿病的一点体会[J]. 浙江中医杂志，1982（4）：180.
[4][14]熊曼琪，李惠林. 脾气虚弱是消渴病的中医病机[J]. 广州中医学院学报，1991（1）：1.
[5][15]钱秋海. 糖尿病病机探讨与治疗回顾[J]. 山东中医学院学报，1988（4）：66.
[6]李惠林. 不拘经旨知常达变才能提高消渴病的疗效[J]. 陕西中医函授，1992（2）：26.
[7]张云加，等. 成人糖尿病中医辨证分型的初步探讨[J]. 辽宁中医杂志,1982（5）：40.
[8][29]Cooper B.A.et al: Factors influencing the Lipid co, position and fluidity of red cell membranes in vitro: production of red cells possessing more than two cholesterols perphospholipid[J]. Biochemistry. 1978, 17: 327, 328.
[9][16][30]陶根伟，等. 糖尿病人红细胞膜脂区流动性变化和胰岛素对其影响[J]. 中华内分泌代谢杂志，1986，2（4）：239.
[10]高彦彬. 中医药辨治糖尿病概述[J]. 中医杂志，1988（8）：64.
[11]李惠林. 糖尿病中医辨证与若干客观指标的关系[J]. 特区中医药，1993（1）：58.
[12]李良. 论糖尿病与肝[J]. 新中医，1985（8）：1.
[13]苗理平. 活血化瘀法与糖尿病辨治中的应用[J]. 广州中医学院学报，1989（2）：109.
[17][18][33][38]梁晓春，等. 微孔滤过法测定红细胞变形性在糖尿病研究中的应用[J]. 中西医结合杂志，1988，8（11）：695.
[19]Kamada T, et al: Lower Levels of erythrocyte membrane fluidity in diabetic patients[J]. Diabetes. 1983, 32: 585.
[20]Otsuji S.et al ： Erythrocyte membrane microviscosity in diabetes. Horm. Metab. Res. 1981;11 （supple）:97.
[21]张维仁，等. Ⅱ型糖尿病红细胞胰岛素受体及红细胞膜流动性的观察[J]. 生理学报，1988，40（5）：510.
[22]Yuli I. et al: Glucose transport though cell membrane of modified Lipid fluidity[J]. Biochemistry, 1981, 20:4250.
[23]陈泽霖. 200例糖尿病患者舌象检查分析[J]. 浙江中医杂志，1985（3）：137.
[24]钱宇薇. 老年糖尿病血液流变学的测定分析[J]. 中华老年医学杂志，1987（1）：24.
[25]王柏生. 糖尿病患者血液流变学和甲皱微循环的改变[J]. 临床医学，1987（2）：95.
[26]Otsuji.S. Erythrocyte membrane microviscosity in diabetes[J]. Horm.Metab. Res.1981, 11（supple）: 97.
[27]杨玉学.非酶糖基化与糖尿病.国外医学（内分泌分册），1988，（1）：16.
[28]第一届全国眼底学术会议.糖尿病视网膜病变分期标准，中华眼科杂志，1985；21:13.
[31]蒋国彦. 实用糖尿病学[M]. 北京：人民卫生出版社，1992:89.
[32]Scot G I. Ocular complication of diabetes mellitus[J]. Br. J. Ophthalmol. 1953; 37: 705.
[34]刘新民. 实用内分泌学[M]. 2版. 北京：人民军医出版社，1997：328.
[35]高彦彬，等. 糖尿病血浆胰岛素、血脂、穴位与中医辨证的关系[J]. 中国医药学报. 1988；3（5）：16.
[36]谌剑飞，等. 现代中医内分泌学[M]. 上海：上海医科大学出版社. 1995:159.
[37]血瘀证诊断标准（第二届全国活血化瘀研究学术会议修订）[J]. 中西医结合杂志. 1987（3）：129.

第三节　病案分析

一、消渴病痹症/阳痿案

患者郭××，男，54岁，香港人。

初诊：1992年11月5日。

既往病史：患者因20年前在柬埔寨饥饿3天后暴饮暴食，引发“急性坏死性胰腺炎”并手术治疗，此后几年开始出现多饮、多尿、消瘦，在香港诊断为“糖尿病”，曾用过多种中药及西药治疗（具体不详）。近期查空腹血糖12.6mmol/L，空腹尿糖（++）。

临床表现：精神萎靡，全身乏力，畏寒，多汗，双下肢酸麻疼痛，入夜尤甚，心悸惊惕，不能独立行走，夜间需有人陪伴并捶打下肢，性功能障碍，失眠，大便干，已控制饮食。舌质暗胖，有齿痕，苔少，脉细缓。

诊断：消渴病痹症、消渴病阳痿（阴阳两虚挟瘀）。

治法：温阳养阴活血。

方药：金匮肾气丸加减。桂枝12克、制附片（先煎）12克、熟地24克、山萸肉12克、山药12克、丹皮12克、丹参30克、川牛膝30克、鸡血藤30克、北芪60克、花旗参（另炖）10克、田七粉（冲服）6克、大黄10克、五味子18克、炒枣仁30克，10剂，水煎服。

二诊：1992年12月7日。

服上药后精神明显好转，畏寒消失，虚汗减少，大便通畅，服完10剂后又自行取服20剂，诸症均有减轻，但仍有性功能障碍，惊惕，下肢麻痛。舌质暗，苔少，脉细缓。

前方去花旗参，北芪改为50克，制附片改为6克，桂枝18克，15剂。

三诊：1993年1月4日。

服药后精神爽惠，性功能明显好转，下肢麻痛基本消失，无畏寒，大便畅，惊惕偶作，能独立行走，无需人陪伴，最长独立步行达3公里，咽干，时有痰，梦多，舌质暗、体胖，苔白，脉细弦。查空腹血糖8.5mmol/L，空腹尿糖（–）。

辨证：气阴两虚。

治法：益气养阴。

方药：生脉散加减。

北芪40克、太子参30克、五味子18克、麦冬15克、苍术10克、玄参18克、天花粉12克、丹参30克、大黄10克，15剂，水煎服。

按语：此案经饮食、中西药控制后，消渴病典型的“三多一少”症状不明显，而表现出双下肢酸麻疼痛、性功能障碍等消渴病变证症状。肾气丸治消渴病是张仲景经论正解，为何前医均未敢用，有两点推测也是体会：其一，一般医生都认为消渴病是阴虚为本燥热为标，所以多用养阴生津润燥之类，不敢用温燥之品；其二，岭南地区从医生到普通百姓遇病先从热解释，语多“热气”，治用“凉茶、凉药”，几成定势思维，因此久用寒凉，大伤阳气。岂知经方讲有是证用是药，既要因地因时制宜，又要因人制宜。此案初诊有明显的消渴病痹症、消渴病阳痿之阴阳两虚挟瘀表现，治宜温阳养阴活血，但温阳收效后则不宜久服；三诊阳虚见好，重新辨证为气阴两虚而处以益气养阴之品。

二、瘿病案

案例：患者高××，男，55岁。

初诊：2013年1月8日。

病史、个人史：既往有“甲状腺功能亢进症”“双侧甲状腺结节”病史3年余，“2型糖尿病”2年余，患者长期服用中药治疗。吸烟史，2包/日。

临床表现：颈前肿大，突眼，眼肌不平衡，性情急躁，头晕头痛，口干口苦，眠欠佳，尿频，大便调。舌质暗，苔黄厚腻，脉弦滑。

体查、辅查：甲状腺Ⅱ°肿大，双手细颤呈弱阳性。2013年1月6日我院查甲功三项：促甲状腺激素0.03mIU/L，游离三碘甲状腺原氨酸4.99pmol/L，游离甲状腺素13.2pmol/L。空腹血糖8.6mmol/L，未测餐后血糖。

诊断：瘿病（气郁痰凝血瘀）。

治法：疏肝理气，化痰散结。

处方：丹栀逍遥散加减。丹皮10克、栀子10克、柴胡15克、当归20克、夏枯草20克、白术15克、茯苓15克、炙甘草10克、浙贝母15克、元胡15克、川楝子15克、莪术15克、三棱10克、益母草30克、青皮15克、猫爪草30克，7剂，水煎服。

配合我院自制中成药（滋肾降糖丸6丸tid po）。嘱患者严格控制饮食，适量运动，戒烟酒。

二诊：2013年1月15日。

患者口干口苦症状缓解，服药期间患者吸烟量有所减少，精神状态明显好转。舌质暗苔厚腻，脉弦滑。

上方去元胡，加天麻15克、钩藤30克、白芍30克以平肝敛肝熄风；加草果15克健脾祛湿，续服7剂。

三诊：2012年1月22日。

患者精神好转，性情温和，口干口苦减轻，眼胀不明显，舌质暗，苔薄白，脉弦。近1周患者自测FBG波动在5.9～6.3mmol/L，2h餐后血糖波动在7.8～8.2mmol/L。甲功三项未查。

按语：瘿病以气滞、痰凝、血瘀为主要病理变化，但究其根源气郁为其发病之本。正如《丹溪心法》云：“气血冲和，万病不生，一有怫郁，诸病生焉”，“故人身之病，多生于郁”。诸郁之中，以气郁为先。《成方便读》载：“治郁者必先理气，以气行则郁行，气阻则郁结矣。”本案气郁进一步导致水湿不化、血运不行，故气郁痰凝血瘀于颈前，发为本病。故施以理气疏肝解郁、化痰散结活血，丹栀逍遥散加散结、化痰、活血之品。此方在临床中常用，效果甚佳。

三、呕吐案

案例：患者孔××，女，54岁。

初诊：2012年6月12日。

主诉：频繁呕吐反复发作4年。

现病史：患者近4年反复出现每天频繁呕吐，进食后尤甚，呕出胃内容物，甚则吐出酸苦黄水，曾在西安医科大学、第四军医大学等处多方诊治，诊断为“胆汁返流性胃炎”，服用多种中西药并住院治疗均无效。现随子女来深圳，仍每天出现多次呕吐，甚则吐酸苦水，进食则吐，对冷热无反应，严重消瘦，面色萎黄，神情忧郁，口干口苦，胸脘时闷，二便正常。舌质淡，苔薄白，脉弦缓。

诊断：呕吐（少阳枢机不利，胆胃不和）。

治法：疏利气机，清胆和胃。

处方：小柴胡汤加左金丸加减。柴胡15克、黄芩12克、党参15克、法半夏12克、炙甘草12克、生姜3片、大枣5枚、姜黄连12克、吴茱萸12克、旋覆花包煎12克、赭石（先煎）18克、陈皮15克、茵陈15克、茯苓15克，7剂，水煎服。

医嘱：①禁食辛辣、肥甘，忌饮酒。②清淡饮食，少食多餐。

二诊：1997年6月20日。

服上方3剂后呕吐明显减轻，服完后，每日仅早晨呕吐一两次，诸症减轻，纳食少，舌脉同前。

继予前方，7剂，水煎服。

三诊：1997年7月7日。

服前方7剂后自觉呕吐等症状明显好转，又自取药7剂煎服。现症：呕吐多日未作，面色、精神明显好转，纳食少，但较前增加，仍消瘦，无口干苦，大便溏，每日两次。舌淡，苔白，脉细缓。

辨证：病后脾胃气虚。

处方：六君子汤加味。陈皮12克、法半夏12克、党参20克、太子参30克、白术15克、茯苓12克、炙甘草12克、山楂12克、建曲12克、北芪50克、川芎12克、当归10克，7剂，水煎服。

四诊：1997年7月14日。

现呕吐已止，饮食增加，精神尚可，仍消瘦，大便正常。舌淡，苔白，脉缓。

方药：六君子丸5盒，6克/次，日3次。

按语：患者见呕吐频剧，吐酸苦水，神情忧郁，胸脘时闷，口干口苦，脉弦缓等，与《伤寒论》少阳证“……胸胁苦满，嘿嘿不欲饮食，心烦喜呕……”及“口苦，咽干，目眩”等证多有吻合，虽未悉具，但断为“少阳枢机不利，胆胃不和”当无疑问，更有“吐酸苦水”为胆气犯胃，胆胃不和之明证；而其消瘦、面色萎黄，则为久病呕吐，水谷不入，无以化生精微奉养身体。其证较少阳证更为复杂，为虚实夹杂，本虚标实之证，因其呕吐为诸症之源，急则治其标，故当先止其呕，予疏利气机，清胆和胃，兼益气扶正，予张仲景小柴胡汤合左金丸并重加降逆止呕之品，三剂呕吐大减，再服半月，呕吐全消，饮食稍进，口无干苦。可见经方只要辨证准确，法方对证，则立竿见影，效验称奇。而其消瘦，面色萎黄为本虚之象，呕吐一止，脾胃运化健旺，气血渐复，其证自消；大便溏一为脾胃虚弱之象，也不排除上方柴、芩、连、赭等寒凉药所致。故予六君子丸调理气血、健脾扶正善后而愈。

四、泄泻案

案例：患者陈××，女，10个月，2012年10月10日就诊。

主诉：腹泻四月余。

临床表现：患儿面黄虚浮，食欲不振，腹泻便溏，日4~5次不等，腹膨胀，小便清长。舌苔白，舌质淡，指纹淡隐。

诊断：泄泻（脾阳虚弱，寒湿困滞）。

治法：温中健脾，祛寒除湿。

处方：理中汤加减。党参8克、炒白术6克、炮姜5克、茯苓8克、陈皮4克、扁豆8克、车前子（包煎）6克、炙甘草3克。

二剂，水煎服，一剂三煎，分早中晚温服。

按语：患者女，年仅10个月，为稚阳之体，脾阳尚不健全，久泄定伤脾阳。除腹泻外，其面黄为脾虚之色；虚浮说明有脾虚水湿泛滥，不重，故只及面部。食欲不振为运化不健，胃纳亦不佳；腹虽胀但按之柔软无块，且按压时无哭闹、腹痛，所以说“虚膨”，说明为虚胀，而非实胀；小便清长，舌苔白，质淡，指纹淡隐，都提示脾胃虚寒。所以此辨证为脾胃虚寒，兼有轻度水湿，正属太阴病机之脾阳虚弱，寒湿困滞之证。治则应为健脾温中、祛寒除湿，用四逆辈。用方时，此证手足未见厥冷，下利未至完谷不化，阳虚不太厉害，故不用四逆汤；证以脾虚运化不健较甚（如面黄、纳差等），而甘草干姜汤以温为主，健脾气则稍逊一筹，故亦不用甘草干姜汤。唯理中汤温中健脾祛寒燥湿并举，为对证，加茯苓、车前子、陈皮、扁豆健脾化湿止泄。

五、便血案

案例：患者林××，男，54岁。

腹部隐痛，腹泻、便中带血十余日，虽经服药和注射止血针，均未收效，而来院就诊。患者素来胃肠虚弱，时常下利，愈而复发。近十余天来，腹鸣隐痛，按之痛减，泄泻日2~3次，粪稀带血，呈暗红色，食欲不振，神疲懒言，四肢乏力，面色淡黄。舌淡，苔薄白，脉细涩。

诊断：血证——便血（脾胃虚寒，中气不健，脾不统血）。

治法：温中健脾，辅以固涩。

处方：理中汤加味。党参15克、白术9克、炮姜6克、炙甘草3克、赤石脂12克、建曲9克、生山药12克。

2剂，水煎服。服后利减，又经治疗则渐愈。

按语：从患者久患下利，时发时愈来看，久泻伤阳，脾胃阳气已虚。现症泄泻，腹隐痛喜按，纳差，乏力，则为脾气虚弱；便中带血，血色暗红说明非热性出血（热证出血鲜红），而是脾阳虚，脾气虚，脾不统血，气不摄血。腹虽痛但为隐痛，而且喜按，说明并非邪实腹痛，而是中阳虚失于温煦的腹痛，按则阳气至而痛减；脾胃虚弱，运化不佳，故食欲不振；四肢乏力，面色淡黄，神疲懒言均是一派脾虚失养的表现；腹泻，肠鸣，是脾不运化，寒湿下趋的表现；舌淡，脉细涩为脾虚寒湿，气血不足，脉道不充；苔薄白则说明寒湿不盛，未至苔白腻、白滑。便血为便中带血，说明血量不多，为久泻伤络，脾不统血所致。说明以脾虚寒证为主，血虚不明显，故以理中汤收效。

六、不寐案

案例：患者葛××，女，25岁。

初诊：2013年6月24日。

临床表现：眠差，梦多，疲乏，无力，口干多饮，面色不华，唇色淡，纳可，二便调，月经正常。舌淡胖，边有齿痕，脉细。

诊断：不寐（心脾两虚）。

治法：补益心脾，以生气血。

处方：归脾汤加减。白术15克、当归20克、茯苓30克、黄芪30克、龙眼肉30克、酸枣仁30克、木香10克、炙甘草10克、远志15克、龙骨（先煎）30克、牡蛎（先煎）30克、五爪龙30克、紫河车10克、防风10克、升麻5克、桂枝10克，7剂。

二诊：2013年7月1日。

症同前，面色较前稍红润，纳可，眠差，二便调。舌淡胖，边有齿痕，脉细。

去木香、远志、防风，加何首乌20克、党参30克、厚朴10克，14剂。

三诊：2013年7月15日。

眠差，多梦，精神欠佳。LMP2013年7月10日，近2月月经来潮3次。舌淡胖，边有齿痕，脉沉细。

上方去桂枝，加珍珠母30克、合欢皮30克。

处方：白术15克、当归20克、茯苓30克、黄芪30克、龙眼肉30克、酸枣仁30克、牛大力30克、炙甘草10克、党参30克、龙骨（先煎）30克、牡蛎（先煎）30克、五爪龙30克、珍珠母（先煎）30克、升麻5克、合欢皮30克，7剂。

四诊：2013年7月22日。

精神可，运动较前增加，睡眠较前好转，大便干。舌红，苔黄腻，脉细。

处方：白术15克、当归20克、茯苓30克、黄芪30克、槟榔15克、厚朴15克、牛大力30克、炙甘草10克、党参30克、龙骨（先煎）30克、牡蛎（先煎）30克、五爪龙30克、珍珠母（先煎）30克、升麻5克、合欢皮30克、大黄5克，7剂。

五诊：2013年7月29日。

7月26日月经又至，痛经，血块较以往减少，月经第一天量多，后少，月经前两天睡眠欠佳，腰酸乏力，二便调。舌淡红，边有齿痕，苔薄白，脉细。

处方：黄芪30克、炙甘草10克、当归20克、陈皮10克、升麻5克、柴胡10克、白术15克、茯苓30克、党参30克、五爪龙30克、牛大力30克、血余炭30克、杜仲30克、益母草30克，7剂。

按语： 患者此次来诊以月经先期为主诊，故加大益气升提摄血之品。

六诊：2013年8月5日。

月经结束后精神较前好转，眠欠佳，多梦。舌淡胖，边有齿痕，脉弦。

处方：上方去血余炭，加紫河车15克，7剂。

七诊：2013年8月12日。

近日精神可，适当运动，夜眠多梦，纳可，二便调。舌淡胖，边有齿痕，脉弦。

处方：上方加桂枝10克，7剂。

后患者精神可，面色较红润，夜寐较前好转。

按语：《景岳全书·不寐》中说："无邪而不寐者，必营血之不足，营主血，血虚则无以养心，心虚则神不守舍。"心脾两虚，营血不足，不能奉养心神，致使心神不安，而生失眠、多梦；气血虚，故面色少华，神疲、乏力；气虚不摄，故月经先期；月经先期又进一步加重血虚。治当补益心脾，养血安神，以归脾汤加安神之品治之。心脾得养，气血充足，则神色佳、夜寐安。

七、眩晕案

案例：患者姚××，女，23岁。

初诊：2013年7月15日。

临床表现：头晕目眩，动则加剧，疲倦乏力，面色㿠白，唇甲苍白，精力不能集中，纳眠欠佳，二便调。月经推迟，量少，痛经。舌淡胖，边有齿痕，苔白润，脉沉细。肥胖，BMI>$28kg/m^2$。

辅助检查：血常规示：红细胞3.16×10^{12}/L↓，血红蛋白52g/L↓，血小板478$\times10^{9}$/L↑。

诊断：眩晕（气血亏虚）。

治法：补气养血。

处方：十全大补汤加减。茯苓10克、紫河车20克、川芎10克、熟地黄10克、当归20克、炙甘草15克、白术30克、黄芪10克、白芍10克、牛大力30克、党参10克、阿胶（烊化）10克、枸杞子20克，7剂。

二诊：2013年7月22日。

头晕较前好转，疲倦乏力减轻，近1周适当步行，自觉双下肢较前有力，余症同前。舌淡胖，边有齿痕，苔白润，脉沉细。复查血常规示：红细胞3.49×10^{12}/L↓，血红蛋白63g/L↓，血小板367×10^{9}/L↑。

处方：上方加千斤拔20克，14剂。

三诊：2013年8月5日。

头晕症状较前明显减轻，稍乏力，面色稍红润，唇甲颜色淡红，精力集中，运动量有所增加，纳眠较前好转。舌淡胖，苔白，脉沉细。复查血常规示：红细胞4.04×10^{12}/L↓，血红蛋白74g/L↓，血小板451×10^{9}/L↑。

守上方继服14剂。

四诊：2013年8月19日。

无头晕，乏力症状明显好转，面色红润，唇甲色淡红，纳可，眠佳，二便调。舌淡，苔白，脉细。体重下降8kg，复查血常规示：红细胞4.53×10^{12}/L，血红蛋白85g/L↓，血小板412×10^{9}/L↑。

处方：茯苓10克、紫河车（先煎）20克、川芎10克、熟地黄10克、当归20克、白术30克、炙甘草15克、黄芪10克、白芍10克、牛大力30克、党参10克、阿胶（烊化）10克、木香5克、枸杞子10克、千斤拔20克、桂枝30克，7剂。

按语：此案乃眩晕——气血亏虚；脾为后天之本，气血生化之源，脾胃虚弱，不能运化水谷，生化气血；气虚则清阳不展，血虚则脑失所养而发为眩晕。治当补气养血。方中茯苓、白术、黄芪健脾益气，当归、熟地补血养血，木香理气醒脾，补而不滞，桂枝温通经脉，牛大力、千斤拔补气，枸杞子、白芍、阿胶增强补气养血之药力，全方共奏补气养血之功。服药后不但症状大为减轻，且红细胞恢复正常，血红蛋白逐步上升，效果显著。

八、自汗、盗汗案

案例：患者朱××，女，47岁。

初诊：2012年7月15日。

既往病史：血糖升高7年余，平素饮食控制欠佳，喜食油腻，运动较少，现服二甲双胍0.5tid，空腹血糖7.6mmol/L，2h前列腺素13.4mmol/L。

临床表现：自汗、盗汗，动则汗出，乍寒乍热，汗出不多，手足心汗，时有心悸，夜眠多梦，纳可，二便调。月经1~2月一行。舌质淡红、边有齿痕，苔白，脉细。

诊断：自汗、盗汗（营卫不和，气虚表疏）。

治法：益气固表，调和营卫。

处方：桂枝加龙骨牡蛎汤加减。桂枝10克、白芍10克、龙骨（先煎）30克、牡蛎（先煎）30克、黄芪30克、当归20克、太子参30克、糯稻根30克、合欢皮30克、炙甘草10克、大枣10克、仙灵脾30克、仙茅30克、旱莲草20克，7剂，水煎服。

嘱其严格控制饮食，每餐七分饱，每天坚持适量运动，西药如前服。

二诊：2012年7月22日。

患者已控制饮食，自测FBG 7.0mmol/L，轻度运动，精神可，眠可，梦减少，乍寒乍热好转，但仍汗出，无盗汗，手足心汗出，口干欲饮。舌质淡，苔白，脉细。

前方去仙灵脾、仙茅，加天花粉30克，7剂。

三诊：2012年7月29日。

患者自测空腹血糖6.2mmol/L，2h前列腺素10.8mmol/L，饮食控制良好，每天坚持运动（散步、爬山），精神佳，眠佳，汗出基本正常（运动则有汗，不动则无汗），手足心无汗，诸症消。

按语： 此为桂枝加龙骨牡蛎汤案。《灵枢·营卫生会》篇指出此必阴阳失调所致，因其非仅自汗之气虚，又非仅盗汗之阴虚；加之有消渴病阴虚内热基础，“气至阳而起”，阴虚不能敛阳，虚阳浮越，阳加于阴，故使汗出，《伤寒论》第53条云：“病常自汗出者……卫气不共荣气谐和故尔……宜桂枝汤。”故处以桂枝汤调和营卫，加龙骨、牡蛎以潜虚阳，黄芪益气固表止汗，太子参益气养阴，仙茅、仙灵脾及旱莲草、天花粉调阳和阴而起效。

九、痄腮案

案例：患者黄×，男，10岁。

初诊：2013年6月4日。

既往病史：2013年4月18日下午不明原因出现右耳周围疼痛，渐至发红肿胀，疼痛加剧，遂来就诊。

临床表现：右耳廓、耳轮、乳突及腮部红肿热痛，肿胀明显，说话及吞咽时疼痛加重，伴发热，口干苦，纳眠差，二便调。舌质淡，苔薄黄，脉弦数。

辅助检查：血常规：白细胞11.6×10^9/L，中性粒细胞%：82.5%，淋巴细胞%：15.5%，单核细胞%：2%。

诊断：痄腮（少阳胆火上炎）。

治法：清解少阳胆火。

处方：小柴胡汤化裁。柴胡15克、黄芩12克、半夏12克、夏枯草20克、猫爪草15克、炙甘草6克、川芎12克、连翘12克、野菊花30克。

5剂水煎，每日2剂，每剂煎一次取250ml，药汁频服，并外用青黛调醋敷患处。

二诊：2013年6月12日。

患者红肿已全消退，无发热，患处皮肤轻微痒痛，仍纳差，口不干苦，但喜冷饮，小便黄，大便正常。舌淡，苔薄白，脉弦缓。

血常规：白细胞7.4×10^9/L，中性粒细胞%：69%，淋巴细胞%：30%，单核细胞%：1%。

辨证属少阳余热未清，仍守前法用小柴胡汤加减，前方去猫爪草，野菊花减为15克，加玄参18克、生地15克，4剂水煎，如上法再服2日，停外敷。

三诊：2013年6月16日。

患者右耳周及乳突、腮部无红肿，无自觉不适，无发热，口干，纳差，眠可，二便调。舌淡，苔薄白，脉弦。患者要求不再服汤药，因而予夏桑菊冲剂一包，花旗参茶一盒冲服调理而愈。

按语：张仲景在《伤寒论》101条中说："伤寒中风，有柴胡证，但见一证便是，不必悉具。"本例患者有发热、口干口苦，其患病部位，耳、耳周、腮部为少阳经络所过，病者患处红肿热痛，舌淡苔薄黄，脉弦数，虽非如少阳病典型证候般寒热往来，胸胁苦满，嘿嘿不欲饮食，心烦喜呕，口苦，咽干，目眩诸症俱全，但其主要临床症状、体征及舌脉均显示其病机为少阳胆经有热，胆火上炎，正符合"但见一证便是，不必悉具"之精髓，遂断为少阳柴胡证，酌加清热解毒发散之品，辅之外治，四日而愈，足见仲景经论之精辟，验之不爽，虽"但见一症"亦不致有误，关键在抓住其病机。

十、少阳病案

案例：患者叶××，女，51岁。

初诊：2012年7月2日。

既往病史：患多发性内分泌腺瘤，双侧甲状腺髓样癌（术后）、嗜铬细胞瘤（左侧肾上腺切除术后）、乳腺恶性肿瘤（术后）。患者多次在上海瑞金医院及北京协和医院等西医院住院治疗，现用抗肿瘤药及华法林等多种西药治疗。

临床表现：精神可，形体偏胖，左侧上肢酸痛，头晕，心悸，易汗出，寒热往来，疲乏，偶有反应迟钝，胃脘部胀满，食后尤甚，纳差，眠可，二便调。舌质暗有瘀点，苔厚腻，脉弦滑。

辨证：少阳枢机不利。

治法：和解少阳。

处方：小柴胡汤加减。柴胡10克、黄芩10克、法半夏15克、炙甘草10克、大枣10克、石菖蒲15克、郁金15克、党参30克、黄芪30克、香附15克、川芎10克、莪术10克、莱菔子15克、紫苏子15克、川楝子15克、元胡15克。

7剂，水煎服，日1剂，早晚分服。

二诊：2012年7月9日。

服上方后，患者头晕及疲乏好转，胃脘部胀痛好转，仍有左侧上肢酸痛，舌质暗有瘀点，苔厚腻，脉弦滑。

处方：上方加桃仁10克、红花10克、桂枝10克、桑枝15克温经活血通络，续服7剂。

三诊：2012年7月16日。

患者服药后精神较前明显好转，胃脘部胀痛缓解，汗出减少，左侧上肢酸痛缓解，纳眠可。舌质暗有瘀点，苔厚腻，脉弦滑。

上方去莱菔子、紫苏子、桂枝，加薏苡仁30克、苍术10克、白芍15克加强祛湿之功。

处方：柴胡10克、黄芩10克、法半夏15克、炙甘草10克、大枣10克、石菖蒲15克、郁金15克、党参30克、黄芪30克、香附15克、川芎10克、莪术10克、薏苡仁30克、川楝子15克、苍术10克、元胡15克、桃仁10克、红花10克、白芍15克、桑枝15克。

续服7剂。患者服药后患者精神状态明显好转，舌质暗有瘀点，苔薄白，脉弦。

按语：少阳经病证表现为三焦经以及胆经的病证。少阳病证，邪不在表，也不在里，汗、吐、下三法均不适宜，只有采用和解方法。本方中柴胡透解邪热，疏达经气；黄芩清泄邪热；法半夏和胃降逆；人参、炙甘草扶助正气，抵抗病邪；生姜、大枣和胃气，生津。使用以上方剂后，可使邪气得解，少阳得和，三焦得通，津液得下，胃气得和，有汗出热解之功效。

十一、少阴病兼表证案

案例：患者刘××，男，62岁。

初诊：2012年5月8日。

主诉："发现血糖升高"12年，现使用甘精胰岛素12u ih qd，瑞格列奈片1mg po tid（三餐前），自测FBG 5.8~7.2mmol/L，2h餐后血糖9.2~11.8mmol/L，糖化血红蛋白 6.7%。"血压升高"3年，现服用缬沙坦胶囊80mg qd，血压128/84mmHg。吸烟史30年。

临床表现：畏寒肢冷，背部有恶风感，无汗，即使头热亦无汗出，但手心有少许汗，面色苍白，时有头晕，心烦，眠差易醒，纳差，口不干，二便调。舌质暗，苔黄腻，脉细涩。

辨证：少阴病兼表证（心肾阳虚，表郁里寒）。

治法：温里解表。

处方：麻黄附子细辛汤合四逆汤加减。麻黄10克、制附子（先煎）10克、细辛5克、干姜15克、桂枝10克、黄芪30克、升麻5克、川芎10克、荆芥10克、炙甘草10克、大枣10克。

7剂，水煎服。服药后加热粥，休息。患者服药3剂后，休息时已觉缓缓汗出，5剂药后汗出较多，欲解衣被，嘱其服后不加热粥和衣被。

二诊：2012年5月15日。

少许畏风寒，但较前好转，运动及进热食后头颈汗出，纳可，仍眠差易醒，舌质淡，苔黄腻，脉细。血糖控制如前。守上方去升麻，麻黄减为5克，加茯苓15克、酸枣仁30克、五味子15克，再服7剂。

三诊：2012年5月22日。

肢体汗缓出，不恶寒，纳可，睡眠仍欠佳，但较前好转，舌脉同前，守前方去麻黄、细辛，加白术15克、柴胡10克，7剂。

按语：少阴病，是里虚寒证，发热属表证。素日阳虚，又感受风寒，里阳不能协应，故有脉沉发热之症。仅从表治之，阳气随汗外泄，必至亡阳，若仅从里治之，恐使表邪郁内，故以麻黄附子细辛温阳而解表。此方温阳中促进解表，解表不伤阳气。

第二章　赵恒侠主任医师跟诊体会

王孟庸主任治疗肾性水肿经验

王孟庸主任医师是广东省首批名中医，自20世纪60年代初从医以来，一直致力于肾病的临床研究，近四十年的医疗工作，积累了丰富的临床经验，特别是运用中医药治疗肾性水肿更有独到之处。我在跟师学习中，看到王主任治疗肾虚水肿疗效奇好，用药精炼，让我看到了中医药这一宝库之精髓，现简要总结如下，供同道们临证参考。

一、掌握活血破血的应用时机

肾性水肿是指由于肾病综合征、急性肾炎、慢性肾炎、慢性肾功能不全、尿毒症等肾脏疾病引起的水肿。其中又以肾病综合征引起的水肿最为常见，而且肿势严重。肾病综合征初期见突然颜面浮肿，甚则一身尽肿，按之没指，恶心欲吐，纳呆。检查可见三高（高胆固醇、高血压、高度水肿）一低（低蛋白血症），中医辨证为水肿（水湿浸渍型），按常规治疗，此时应选用健脾化湿、通阳利水的五皮饮和胃苓汤治疗。然而王主任此时选用具有活血破血功效的抵当汤加减。王主任认为，肾病患者引起的水肿是由于水湿泛滥，停聚于肌肤、体内，阻滞脉络使血流受阻，血与水互结，使浮肿难消，若选用发汗，利尿消肿的方法是只治其表，而不治其本。此时趁患者疾病初起，正气尚足，用活血破血药使血水互结之瘀消除，则血流畅快，血脉通利，水湿归返而从小便排出，水肿自消。使用破血活血药时，若尿中管型较多，往往是药到病除，药起效果的佳兆。因管型属代谢废物，若停于肾中，阻塞肾小管，影响肾脏功能的正常发挥，管型增多，说明瘀浊得以排除，而使肾脏清洁。尿液已得排出，则水肿消退。然活血破血药一般使用3~5剂，药中即止，不可妄用，以免伤正气。

典型病例：钟××，男，42岁，2000年4月7日就诊。20天前曾患急性扁桃体炎，经治疗痊愈，然4月1日晨起发现眼睑、面部浮肿，几天后下肢浮肿，某医院经过详查确诊为“肾病综合征”。遂慕名前来求治于王主任。刻诊：颜面、下肢浮肿，按之凹陷不起，少尿，每日尿量约700ml左右，胃纳差，体重72.5公斤，尿蛋白（++++），颗粒管型0～1。血压150/90mmHg，胆固醇7.32mmol/L。处方：熟大黄10克、桃仁15克、土鳖虫15克、泽兰15克、王不留行15克、三棱10克，3剂。3天后复诊，查尿蛋白（+++），颗粒管型（+++），王主任嘱药已起效，效不改方继用3剂。再诊：患者从第4剂药起尿量逐日增多，现每日尿量约2000ml，面部浮肿已明显消退，体重减轻3kg，尿蛋白（++++），管型（－）：此时药中即止，不能再用活血破血药。用强的松50mg，每日一次，及中药五皮饮辨证加减治疗。1月后尿蛋白（－），血压135/80mmHg，水肿已全部消退，精神佳，信心倍增。以后每半月复诊1次，治疗顺利，病情未见反复。

二、宣肺解表法贯穿肾性水肿治疗的整个过程

宣肺解表法是外感表证的治疗原则，然而王主任在治疗肾性水肿中经常使用宣肺解表法，不论是急性肾炎引起的早期水肿，还是肾病综合征各期引起的水肿以及尿毒症期的水肿。常用方剂有：麻黄连翘赤小豆汤、银翘散。为何在肾性水肿中可广泛应用解表剂呢？这是因为肺合皮毛，主通调水道，宣肺则水道畅顺，解表则汗出，使水邪从皮毛而出，宣肺解表即“开鬼门”以祛除水邪之意。在慢性肾功能衰竭引起的水肿或在尚未出现水肿时均可间断使用解表剂，解表不仅能消肿，而且有利于毒素从表排出。解表法使用得当，既不伤正气，又可降低肌酐、尿素氮。

益气解表同样在肾病水肿时整个治疗过程中都可使用，代表方剂是玉屏风散。因为无论何种肾性水肿，感冒都是其发病的初始原因及病情复发的常见诱因。玉屏风散可提高患者的卫外功能，从而减少感冒的发生，防止疾病复发，巩固治疗效果。因此，具有益气解表的玉屏风散也是王主任在治疗肾性水肿中常用的方剂之一。

三、利水渗湿药的选择应用

王主任在治疗肾性水肿时，对于西药利尿剂不主张使用，一则肾性水肿多由低蛋白血症引起，如低蛋白血症得不到有效纠正，单纯使用利尿剂往往难以奏效。二则西药利尿剂容易引起电解质紊乱，使本来已复杂的病情变得更

为复杂。对于中药利水渗湿药，王主任也是有选择地使用，常用的只有三种药物：茯苓、猪苓、赤小豆。茯苓健脾祛湿利水，肾性水肿患者多数在饮食上要忌盐，忌盐后患者胃纳不佳，加之脾主运化水湿，水肿虽由肾病引起，然与脾的运化功能也息息相关，茯苓既健脾胃又利水祛湿消肿，故常用。若水肿较重者，可加用茯苓皮，用量为30克。猪苓，利水渗湿，适用于发病日久，用激素时间较长而出现水肿并阴虚证者，方选猪苓汤，重用猪苓30~60克。赤小豆，利水消肿解毒，适用于肾性水肿的各个阶段。赤小豆其解毒功能可抑制链球菌生长，对咽炎、扁桃体炎、疖病都有良效，在肾性水肿中使用赤小豆既可消肿治标，又可解毒治因。其他利水渗湿药如木通、泽泻，王主任很少使用。木通、泽泻均为寒性，寒则伤阳，阳虚则不利于祛除水湿和消退水肿。且据报道，木通对肾功能有不利的影响，真大量使用可致急性肾功能衰竭。王主任在临证时选择性使用利水渗湿药，祛邪而不伤正，可谓用兵如神也。

四、妙用温通法

肾性水肿是由多种原因引起的肾蒸腾气化功能失常，膀胱气化不利，水液代谢受阻，停于体内，泛溢于肌肤所致的水肿。水湿为阴邪，易伤阳阻碍气机。因此在治疗过程中除宣肺、健脾、补肾外，温通法也是常用之法。温阳化气，利水渗湿，水道通调，邪出有路。因此王主任在治疗肾性水肿时常用方剂中加用温通之品以提高疗效。常用药物为乌药、肉桂。乌药、肉桂味辛，性温热，味辛走窜而通达气机，温阳而化气利水，即“益火之源，以消阴翳”之意。乌药常用量为10克，肉桂常用量3克，越南肉桂为上品。

小结：从以上王主任治疗肾性水肿的经验总结可以看出，“开鬼门，洁净府，去菀陈莝”是治疗肾性水肿的三大原则，王主任运用得得心应手，临床疗效十分显著，深受患者好评。这也要求广大中医工作者在临证用药时一定要有的放矢，对症下药，时刻牢记辨证论治是中医治疗的基本原则，是指导临床的制胜法宝。

高尿酸血症与痰湿瘀浊综合征辨析

高尿酸血症是由于血尿酸产生过多或排泄减少而致的一种代谢性疾病，分为原发性和继发性。高尿酸血症不仅可引起急性关节炎症，而且日久会形成痛风石及慢性的关节炎症，更为严重的是长期患者约1/3有肾脏损害，进而发展为尿毒症，或死于肾功能衰竭。

有资料显示，痛风在我国50年代以前很少见，20世纪80年代以来其发病率明显增加。近年来对高尿酸的研究日益增多，已受到广泛关注。高尿酸血症是痛风的重要生化指标，人类血尿酸水平像血压和血糖一样，随着年龄增加有升高倾向。该水平的变化代表着基因遗传的复杂变化，受饮食习惯、体重、性别、民族及生活方式因素的影响。在一组大样本调查中，约5%的人有轻度高尿酸血症，其中10%～20%将发生或已患痛风。现已证明血清尿酸水平与痛风首次发作或反复发作之间有密切关系。但是，也有些高尿酸血症患者未出现发作，这可能是由于高尿酸血症的严重程度不够和（或）持续时间不长的缘故。因此，对于高尿酸血症的早期发现、早期治疗对减少痛风的发生有着非常重要的意义。我们通过大量的临床观察和辨证治疗发现高尿酸血症患者存在着痰湿瘀浊的病机和证候，下面从病因、病机及临床表现等方面分述之。

一、定义

痰湿瘀浊均是机体代谢障碍所形成的病理产物。痰湿是人体的津液在输布和排泄过程中发生障碍，停留于体内所致。中医学一般认为"湿凝为痰"，并且在许多情况下痰、湿并不能截然分开，故常统称"痰湿"。痰湿既是病理产物，同时又成为某些疾病的致病因素。"瘀"即瘀血，是指血液停滞，不能正常运行而生成的病理产物，它既指体内的离经之血，又包括阻滞于血脉及脏腑内的运行不畅的血液。"浊"即污浊的意思，非清即浊，痰湿瘀邪非清气亦非水谷精微，均是机体代谢的病理产物，对人体有害而无益，与高尿酸一样，故可统称为"浊"。因此，痰湿瘀浊综合征即指有痰、湿、瘀、浊表现的一组症候群。

二、病因病机

外感六淫、内伤七情、饮食不节、劳逸损伤均可影响水湿的敷布、运化及排泄，日久聚湿生痰。痰湿停于体内，既可阻滞气机，影响脏腑气机的升降，又可流注经络，阻碍气血的运行形成瘀浊，因此痰、湿、瘀、浊可互相影响、互为因果。高尿酸血症大都发生于40岁以上男性肥胖者，提示其出现与饮食及体质有密切关系。饮酒过度、偏食肥甘厚味，使脾运失健，助湿生痰，痰湿流注肌体，形成肥胖，故有“肥人多湿多痰”之说。痰湿内阻，影响气血运行，清浊代谢失调，日久化生瘀浊，形成痰湿瘀浊的病理基础。原发性高尿酸血症患者中有1%～2%是由于酶缺乏引起，与中医所指的体质因素十分相似。虽然有产生痰、湿、瘀、浊的外因，但体内是否形成痰湿瘀浊，还与脏腑功能直接有关，正所谓“正气存内，邪不可干”，因此高尿酸血症多见于中老年男性及绝经后妇女，均为正气渐衰之龄。年迈脏气渐衰，脏腑功能失调，其中以脾肾两脏清浊代谢功能紊乱尤为突出。因脾失健运则升清降浊无权，肾失气化则分清别浊失司，于是痰浊内生，滞留血论中，不得泄利，瘀结日久，闭阻经络而发病。

三、证候分析

高尿酸血症不仅可形成痛风，也可引起尿酸性肾病、泌尿系结石、痛风石等。痛风在中医属于“痹证”的范畴，虽由外感风寒湿邪所致，但与内因及诱因密切相关。朱丹溪认为，“痛风乃浊毒瘀滞使然”，“此浊毒之邪非受自于外，而主生于内”。荣氏认为形成原发性痛风的主要原因在于先天性脾肾功能失调。脾胃运化失常，则湿浊内生；肾司二便，失职排泄湿浊不及，则湿浊内聚。久之，湿浊内盛或湿浊化热，流注关节、肌肉、筋骨，闭阻经脉，即可出现痹痛；流注内脏，可伴发石淋、肾病等；流注皮下则形成痛风石。若内有湿浊留聚，加之外感风寒湿热之邪，内外合并，则加重经脉闭阻，极易发病。湿浊内聚，一旦劳倦过度，或七情内伤，或酗酒食伤，或关节外伤，或复感外邪，均可诱发本病。

临床上一旦发生痛风、痛风石、泌尿系结石及高尿酸性肾病，其与痰湿瘀浊综合征之间的关系不难分辨。但是，在高尿酸阶段尚未出现上述临床表现时，我们科研小组在临床上也观察到了痰湿瘀浊的表现。高尿酸血症的患者大多有身体重着乏力，头重或周身胀感，痰多，小便不利，大便黏臭不爽，身体肌肉或关节阵发刺痛，舌质暗红有瘀斑，或舌下静脉黑、暗，舌体胖大，舌苔厚腻，脉滑或涩。痰湿瘀浊停滞体内，气机不利，气血运行不畅则身体重着乏力，周身胀满，痰多；浊闭清阳，清阳不升则头重或晕；痰湿瘀浊阻滞，影响膀胱气化功能，则小便不利，小便不利则湿浊之出路受阻，反而更加重湿邪停聚；湿痰瘀浊日久化热逼于大肠则大便黏臭不爽；瘀血阻滞经络，肌肉关节失养，气血不通，则身体肌肉或关节刺痛。舌质暗红有瘀斑或舌下静脉粗黑暗，为瘀血征象；舌体胖大，舌苔厚腻为痰浊征象，痰湿盛则脉滑，瘀血盛则脉涩。

总之，高尿酸血症作为痛风的重要生化指标，在痛风的发病上有着不可取代的意义。祖国医学认为，痛风多因饮食失宜，过食肥甘厚味，湿浊内蕴，日久化热所致。朱良春教授提出“其名为风而实非风，症似风而本非风”的观点，被多数医家所接受，并同时指出痛风的发病机制，主要与湿浊、痰瘀、热毒有关。我们通过观察分析高尿酸血症与中医的湿痰瘀浊在病因、病机和临床表现方面的相似之处，并以此理论指导临床实践，取得了良好的疗效。另据最近的研究结果高尿酸血症不仅是引起痛风、泌尿系结石、痛风肾等的主要因素，它还与心脑血管疾病、胰岛素抵抗密切相关。由此可见，高尿酸血症作为一个代谢异常的病理产物已严重危害着人们的健康，我们必须予以足够的重视。

（赵恒侠　王孟庸）

涤浊降酸汤治疗高尿酸血证的临床观察

高尿酸血症是由于血尿酸产生过多，和（或）排泄减少而致的一种代谢性疾病，是痛风的重要生化指标。高尿酸血症不仅可引起痛风的急性关节炎症改变，而且日久会形成痛风石及慢性的关节炎症，更为严重的是长期患者约1/3有肾脏损害情况。人类血尿酸水平像血压和血糖一样，随着年龄的增加有升高的倾向。该水平的变化代表着基因遗传的复杂变化，受饮食习惯、体重、性别、民族及生活方式等因素的影响。在一组大样本调查中约5%的人有轻度高尿酸血症，其中10%~20%将发生或已患痛风。现已证明，血清尿酸水平与以后发生痛风及首次发作之间有密切关系。但是，有些高尿酸血症患者无痛风发作，这可能是由于高尿酸血症的程度不够严重和（或）持续时间不够长。因此，对于高尿酸血症的早期发现、早期治疗，对减少痛风的发生有着非常重要的意义。

高尿酸血症与中医痰湿瘀浊的关系是王孟庸主任医师首先提出的，我们通过大量的临床观察和辨证分析也发现高尿酸血症的患者存在着痰湿瘀浊的病机和证候。课题组经过精究文献，并结合临床经验，组成涤浊降酸汤，用于治疗高尿酸血症，并且这一研究成果取得了良好的临床效果，总结如下：

一、临床资料

2000年10月至2003年8月，在我院门诊及住院病人中，共收集高尿酸血症患者157人。其中男性103人，女性54人，男女之比约为2∶1，与既往报道高尿酸血症以中年男性为主有差距。年龄28岁~75岁，其中以50~70岁者居多，占82%，平均年龄58.3岁。在这157人中，合并2型糖尿病者65例，合并高血压者53例，合并甲亢（Graves病）者2例，甲状腺机能减退者1例，有痛风病史者31例，合并肝硬化者3例，合并脑血管意外者22例，有泌尿系结石者22例，BMI>23者67例（其中BMI>25者19例），有血脂异常者54例，单纯血尿酸增高者24例。

（1）入选标准：男性血尿酸>420μmol/L，女性>350μmol/L；年龄28~75岁，能够坚持服药治疗3个月者。

（2）排除标准：肾功能损害，血肌酐>133μmol/L，近期有急性心脑血管事件者。

（3）观察方法：根据入选标准和排除标准共入选88例患者，将他们随机分为4组。1组为中药组；2组为西药组；3组为中西医结合组；4组为对照组。四组患者均进行饮食指导，避免高嘌呤饮食。各组间年龄、性别、合并症基本匹配。

（4）观察时间为3个月。

二、治疗方法

1组服中药降酸汤（以黄芪30克、桃仁10克、苍术10克、石菖蒲10克、熟大黄5~10克、荷叶10克为基本方）随症辨证治疗，每日一剂，分两次服。中药用免煎中药；2组服别嘌呤醇0.1g，每日2次，早晚服药；3组服别嘌呤醇0.1g，每日2次，中药每日一剂，分两次服；4组只进行饮食指导不服药。合并高血压者加用降压药，首选ACEI类，若服用单种药物不能将血压良好控制者，再加用钙离子拮抗剂；合并糖尿病者加用降糖药；合并血脂紊乱者加用调脂药，胆固醇升高为主者用他汀类，甘油三酯升高为主者用贝特类。若在入组前已服用降糖、降脂、降压药，并能良好控制者，既往药物不变动。在治疗前后检查并记录患者的血尿酸、血糖、血脂、肝功、肾功、血压、BMI、体重、泌尿系B超、痛风的发作频率、肾绞痛的发作次数、结石排出个数。

三、治疗结果

（1）治疗前后血尿酸水平的变化

治疗前后血尿酸水平的变化见表57。

表57　血尿酸的变化（$\overline{X}\pm SD$）

	组别	N	治疗前（μmol/L）	治疗前（μmol/L）
1	中药组	23	475.1±5.34*	424.5±5.07△，▲，△△
2	西药组	20	473.8±6.01*	422.7±4.38△，△△
3	中西药组	22	474.5±5.94*	399.8±4.26△
4	对照组	23	472.7±6.21*	469.4±6.34

注：*治疗前比较，$P>0.05$，提示各组间在治疗前血尿酸水平无显著性差异。

△治疗后1、2、3组与4组比较，$P<0.01$，提示不论中药、西药、中西药合用与单纯饮食控制比较，均有显著性差异。

△△治疗后与中西药结合组比较，$P<0.01$，提示不论单纯使用中药、西药，与中西药合用治疗比较，都有非常显著性差异，提示中西药结合治疗降低血尿酸较单纯中药、单纯西药治疗效果好。

▲治疗后中药组与西药组相比，$P>0.05$，提示两者均可降低血尿酸，但无显著性差异，说明中药涤浊降酸汤与别嘌呤醇降低血尿酸的疗效相当。

（2）对痛风的影响：在收集的资料中，其中31例有痛风发作史，入选临床观察者27例，其中1组、2组和3组共有痛风患者20例，4组有痛风患者7例。观察3个月后，1组、2组、3组患者仅2人急性痛风发作，占总人数的10%，而4组的痛风患者中有2人急性痛风发作，占总人数的28.6%，说明单纯饮食控制的痛风发生率较用药物治疗者要高。1组和3组有痛风史者共14例，仅1例急性痛风发作；2组和4组有痛风史者共13例，有3例急性痛风发作。由此可见，服用涤浊降酸汤不仅可以降低血尿酸水平，而且可以减少急性痛风的发作次数。

（3）在观察对血压的影响的病例中，合并高血压者32例，其中1组和3组有高血压患者15例，使用一种降压药可以将血压控制至正常范围者10例，使用2种降压药可以将血压控制至正常范围者4例，使用3种降压药者1例。在2组和4组中共有高血压患者17例，用1种降压药可以将血压控制至正常范围者7例，使用2种降压药可以将血压控制至正常范围者9例，使用3种降压药者1例。由此可见，服用涤浊降酸汤的第1、3组，用一种降压药的比例占66.7%，而未服用涤浊降酸汤的2、4组使用1种降压药者仅占41.1%，证明涤浊降酸汤与降压药有协同降低血压的作用。

（4）对体重的影响见表58。

表58　涤浊降酸汤对体重的影响（$\overline{X}\pm SD$）

例数	组别	治疗前（kg）	治疗后（kg　）	P
45	A（1组+3组）	68.3±4.12	64.2±3.45	$P<0.01$
43	B（2组+4组）	67.8±4.08	66.7±3.97	$P<0.05$

从表58可以看出使用涤浊降酸汤可以减轻体重，治疗前后相比体重平均下降约4公斤，而不使用降酸汤的2组和4组体重平均下降仅为0.9公斤。经检验，A组治疗后与治疗前相比体重下降，$P<0.01$，有显著性差异。B组治疗后与治疗前相比，$P>0.05$，无显著性差异。

（5）对肾结石的影响：有资料报道，在高尿酸血症患者中，约40%可发生肾结石。在我们观察的病例中合并肾结石者15例，占17%，其中1组和3组有8例肾结石患者，2组和4组有7例肾结石患者。在治疗过程中，1组和3组有2例出现急性肾绞痛，排出结石2粒，并有2例结石数量减少。而2组和4组治疗前后B超检查结石的数量和大小均无变化。提示涤浊降酸汤有促进结石排出和减少结石数量的作用。

（6）对急性痛风性关节炎的影响：在观察病例中有痛风史者35例，在治疗期间，服用中药的1组和3组，仅1例出现痛风急性发作。在2组和4组中，共有8例出现急性痛风发作，其中有1例出现2次痛风发作。说明中药涤浊降酸汤有减少痛风急性发作频率的倾向。

四、讨论

高尿酸血症是由于代谢紊乱引起的病理产物积于体内所致的一种病症。持续高尿酸血症可以引起痛风性关节炎、尿酸性肾病、泌尿系结石等一系列严重危害人类健康的疾病。最新的研究资料也显示，高尿酸血症还与冠心病、高血压、脑卒中等有密切关系。

中医认为，高尿酸血症是由于脾、肾功能失调引起的脾主运化水湿功能受损，湿邪内生，聚湿成痰，则痰浊内停；肾司二便，气化功能失调则湿浊排泄缓慢、量少，以致痰浊内聚，气机不畅，气血运行受阻，血停于脉内或溢于络外致使瘀血内生，形成痰湿瘀浊的病理变化。使用涤浊降酸汤干预治疗，具有与别嘌呤醇相当的降血尿酸效果，而无别嘌呤醇的副作用。涤浊降酸汤基本方由黄芪30克、桃仁10克、苍术10克、石菖蒲10克、熟大黄8克、荷叶10克组成。其中黄芪益气健脾以治本虚，桃仁活血化瘀，苍术、石菖蒲祛湿化痰，荷叶升发清阳利湿，熟大黄荡涤体内浊毒排出体外，使邪有出路。以涤浊降酸汤为基本方，结合临床症状，随症加减。关节疼痛者加豨莶草30克、海风藤30克；合并泌尿系结石者加金钱草30克、海金沙30克；合并周身重浊、肥胖者加大腹皮30克、决明子30克。经辨证治疗后，服用涤浊降酸汤的两组不仅降低了血尿酸，减少了痛风的发作，促进了结石的排出，而且有协同降压及控制体重的作用。

我们分析，涤浊降酸汤治疗高尿酸血症的主要机理为：①溶解肾脏集合管、肾盂肾盏及输尿管内的尿酸结晶，从而加速尿酸的排泄；②涤浊降酸汤益气活血降浊，能通利水道，保证人体有足够的尿量以利于血尿酸的排出；③方中大黄能碱化尿液，碱化尿液至pH7.0时，尿酸溶解度可增加10倍，同时大黄的泻下作用也有助于尿酸排出体外；黄芪有补气作用，可以加快水液代谢，水液代谢通畅，则津液不得停滞为痰；桃仁有活血化瘀作用，可促进血液循环，血液运行通畅，则瘀血不生，痰湿瘀浊已生者得以消除，未生者不得生，故痰湿瘀浊综合征可消于无形，从而控制高尿酸血症及其并发症对人体的危害。但由于时间较短，观察病例不足，仍需要进一步研究。

参考文献

[1]荣远明.谈谈中医对痛风的认识专题报告资料. 1988.
[2][3]姚祖培，陈建新.朱良春治疗痛风的经验[J]. 中医杂志，1989，30（3）：16.
[4]Reaven GM.The kidney: an unviUing auompliee in syndrom X Am J kidney Dis, 1997, 30（60）928.
[5]江文君. 大黄对尿液碱度的影响[J]. 国外医学：中医中药分册，1980，（4）：4.

第三章　刘雪梅副主任医师跟师体会

名中医王孟庸诊治心得总结

一、辨证论治

辨证论治与整体观是中医的两大特色。辨证是中医诊治疾病最重要的指导思想和方法，其具体过程就是辨证思维。中医辨证思维，是祖国医学理论体系的重要组成部分，是中医诊断学和治疗学的基础，是遵循中医理论对人的生理和病理进行全面的辨证分析和综合概括，从而认识疾病的本质、特征、规律以及与自然界的联系等。辨证论治是在中医理论的指导下，运用四诊、八纲，通过相应的六经辨证、卫气营血辨证、脏腑辨症、三焦辨证等，对疾病作出诊断，制订治疗原则，选方用药进行治疗。辨证论治的正确与否决定其治疗效果。所以对于临床中医师来说，辨证是治病的基础。

然而中医内科学无论哪个版本，均将每个病具体分型，并要求对每个病辨得越精细越好。我们在临床中一般都遵循教科书中的辨证分型，为就诊的患者定个型，但临床中经常都有不相符之时，经常用书中的证型无法解释患者的症状。王老认为临床所见之病例往往是千头万绪，有许多种病纠结在一起。辨证要旨是删繁就简，以当前用药为切入点。在临床跟诊时，我发现王老基本没有按教科书上的分型，而是自有一种辨证思维，均以辨病为基本。

辨病就是对疾病的病名作出诊断，是诊断的第一要务。张仲景创立的“病脉证治”的诊疗模式，就是把病摆在首位，要求必须对疾病的病名作出诊断，是辨证与论治的前提与基础。王老认为当前辨证存在不少疑惑，例如：中医病名的疑惑、辨病（西医病名）的可能与必要的疑惑、辨药（干扰中医辨证的药物）的可能与必要的疑惑等等。临床不少患者就诊时并无任何不适，只是体检时发现了生化指标的异常，在西医院医生就指标就事论事，就针对生化指标予以用药。但于中医医生而言，必须给予一个明确的中医诊断，比如一位糖尿病患者就诊时可以没有“三多一少”的典型症状，但我们必须给予其一个“消渴”的诊断。阴阳大道渊深，很难理解其义，“阴阳者，大地之道也”（《素问·阴阳应象大论》）。广泛大剂量应用的类固醇激素是我们临床上无法绕开的问题，它颠倒阴阳，耗气伤阴，引起患者辨证颠覆性的变化，在病情自然进程中是不可能发生的。

证是疾病发展阶段的病位、病因、病性及病势等所作的病理概括。一种病可以有多种不同的证候，而同一证候又可见于多种疾病。而辨证就是从整体观出发，用中医理论为指导对疾病的病位、病因、病性以及病理机制等本质作出诊断。王老谈及了辨证的思路，她认为横向思维越辨越繁，罗列全面，难以应用，在辨病的基础上应用二分法，纵向思维，越辨越简，直达用药之所在，还要看到治疗过程中的辨证的演变。

例如虚证，王老师认为气、血、阴、阳虚损不是在一个层面上，如图19所示：

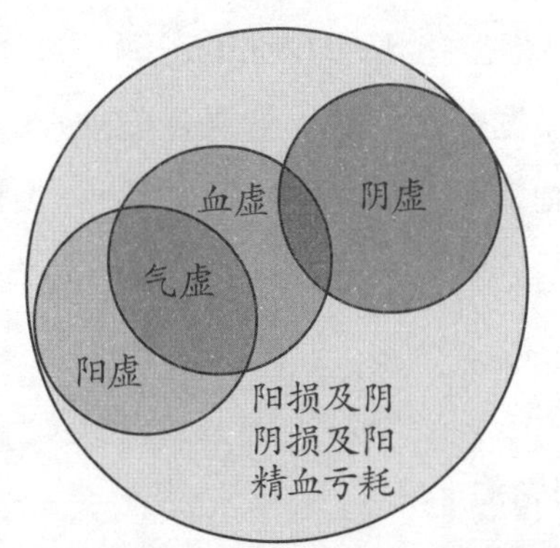

图19　气血阴阳虚损深浅示意图

另以淋证为例，教科书中淋证分热、气、血、湿、膏、石等六淋虚实共11型（热淋无虚证），其间颇多重叠繁乱，故先将病因病机不同的膏淋（乳糜尿）除外，再将病机治疗不尽相同的石淋除外。

淋证限于泌尿系感染范围内，以虚实为纲：实证（急性泌尿系感染、慢性泌尿系感染急性发作）以热淋为主，可有血尿，瘀血，夹湿，夹痰等；虚证，肾虚，脾肾虚，可有夹热，夹血瘀尿血，夹湿，夹郁等。这样一分为二，纵向思维，清晰易辨。而古人“气淋”临床实见颇多，也是肾科门诊最常见、最令人头痛的病。气淋患者处方中加用石菖蒲、郁金、乌药、柴胡。

在跟师学习中，经常有一些病人就诊时，有一大堆的问题，一大堆的不适，让人乍一听，摸不着头脑，感觉无从下手，在脑海中出现的一些中医病名，找不到一个可以完全对应的、可以解释病人症状的病名，但王老总能从其中抓住主要问题，围绕这个问题再进行辨证，或从阴阳、或从虚实、或从津气液学说等分型，以达到治疗用药的目的。待病人下次复诊时，症状多数都有所改善。

自汉代张仲景在《伤寒论》中建立了六经辨证，奠定了中医辨证施治的基础，后经历后代医家发展，形成了以四诊、八纲为诊断依据的脏腑阴阳气血辨证系统。清代的温病学家又创立了以三焦、卫、气、营、血辨证法，对急性热病、时疫的诊治是飞跃的进步。

现代中医，在传统的辨证施治基础上，与“辨病”“辨药”相结合。辨病是用中医理论去对现代医学中，各种疾病的病因、病理、实验室检查结果进行再认识。与中医的证联系，然后予以针对性治疗。例如，有血管阻塞、血循障碍、高凝状态被认为与中医“瘀血证”有关，用活血化瘀法治疗。“辨药”是根据现代药理研究中药的结果去开拓新的应用范围。例如葛根汤（《伤寒论》方）主治太阳病（风寒表实证，项背强几几），以往的医籍记载不外治疗外感、肩背痛、腹泻、皮肤瘙痒等。但根据药理研究，葛根有扩张心脑血管、改善微循环的作用，所以将此方用于脑血管病、暴发性耳聋的治疗，由此又发展为葛根提取物葛根黄酮片（商品名愈风宁心片），成为目前中西医院治动脉硬化的主要药物。

二、肾病治疗经验

1. 内科肾脏病从脾论治

肾病综合征病因和病变是多元化的，治疗方法也很多。但其共同特征为起病急，病程长，持续大量蛋白尿，急速发生蛋白质营养不良，引起急速发生并可在数日至数月中由正常人不断升级，脾虚至脾阳虚、至脾肾阳虚/精血亏耗。这种急性脾虚现象是较少在其他病见到的。初发病例病程经过如下：

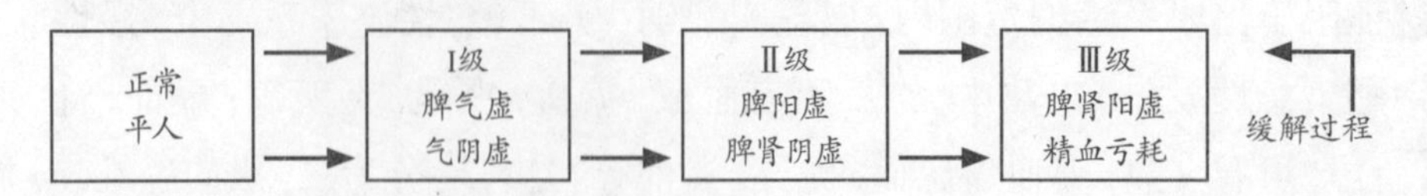

（1）脾虚程度与血浆白蛋白下降程度成正比。王老观察107例中Ⅰ级、Ⅱ级、Ⅲ级的白蛋白水平分别为30.8±4.1克、24.62±3.4克、18.22±2.6克（$P<0.01$）。

病程长短与脾虚程度有关。脾虚Ⅲ级者，根据经典文献报告肾病综合征均为持续水肿半年以上未能缓解者。这类病者氮平衡计缺少蛋白质高达2~3千克。

尿蛋白是蛋白缺乏的主要原因之一，由于还与营养状况、体质年龄有关，有时与脾虚程度并不一致。

（2）健脾药应用于患者，能在蛋白尿改善之前提高血浆白蛋白至正常，脾虚征改善，说明这类药物是有改善脾肾吸收合成蛋白功能的，激素及免疫抑制剂控制蛋白尿后2月左右，血浆蛋白才正常。两者作用点不同，提示互补的可能。

（3）健脾药的应用，改善了本病及各种慢性疾病患者生存质量，从而提高患者治病信心，增加抵抗力，使一些难治性肾病得到缓解，对减少感染与复发也有保证。

2. 慢性肾功能不全、尿毒症的中西医结合治疗

慢性肾功能不全、尿毒症，系指种肾脏疾患发展至肾功能不全，使体内蛋白质代谢产物不能及时排出体外，以致血中尿素氮潴留，血浆肌酐升高而产生的尿毒症综合征。本病病情严重，死亡率高，治疗也很困难。王老经过几十年临床实践，发现中西医结合治疗慢性肾衰尿毒症，对保护病人残余肾功能、缓解症状和延长生命能起到重要的作用。

肾功能不全理论是不可逆的，尽管有很大精神压力，但是王老依然尽力找出可逆因素以求病情稳定。肾功不全期，极力保存其肾功能，“肾不可为”，以全身功能安全为本，立足于人有强大生命力。近数年，王老在保健办与内分泌科周慕英医生共同治疗十余例高龄、糖尿病或高血压、动脉硬化心脏病等肾功不全者，中药对患者的病情稳定的作用得到肯定。

糖尿病肾功不全，高渗，多尿，肌酐水平与肾功损害不平行，皮肤变黑，面色不华，用益气、健脾、消胀、活血、排毒之品，不用利尿之剂。

尿毒症的临床表现错综复杂，既有水电解质酸碱平衡紊乱，又可使机体各系统各器官受累。王老采用以中药为主的中西医结合疗法，除服中药外，对肾性高血压以及重度酸中毒的患者，还采用西药降压及纠正酸中毒，必要时用抗生素控制感染或应用强心利尿剂等。对尿毒症患者的饮食，强调给低蛋白、高热卡、限制氨基酸含量高的食物，如禽蛋、乳类等，规定患者每天食用不超过两个鸡蛋、半磅牛奶。

尿毒症：尿毒症期，肾小球滤过功能降至5%左右，双肾萎缩至不可为时，无透析条件者，用中药治疗，王老先后4年治疗41例中，肌酐5~8mg者存活23月；肌酐>8mg者，存活9月。

主要治疗方法，立足于人有强大的生命能力，有的患者肌酐8~10mg/L尚无症状。肾不可为则不为之。治疗方法以救胃气为主，加活血降浊之剂。用陈夏六君去甘草，应用茯苓、半夏加丹参，可提高生命质素；提高对内环境失控的耐受性，如酸中毒、高钾，除重大合并症外，以不变应万变，喻重病轻取之义。

注意：尽量少用药。入量及饮食要按要求办。抗生素、利尿剂慎用。

（1）急则治标：根据急则治标，缓则治本的原则，首先纠正酸中毒及抢救危及生命的合并症。

①改善酸中毒：患者二氧化碳结合力降低伴有恶心呕吐不能进食，精神萎靡，在辨证施治的基础上，先以和胃降逆，升清降浊之剂改善症状，缓解病情，方用小半夏加茯苓汤（半夏30克、生姜10克、茯苓15克、陈皮6克、炒麦芽15克、炒稻芽15克、伏龙肝60克煎汤频服）；重度酸中毒患者配合静点碳酸氢钠，一般患者服药后症状可显著好转，恶心呕吐缓解，食欲增加，精神振作。

②治疗合并症：合并有心功能不全或尿少尿闭等可酌用生脉散、二仙汤或真武汤合方加减（白人参10克、麦冬15、五味子10克、当归12克、仙茅12克、仙灵脾12克、炒知柏10克、肉桂3克）。

③保留灌肠：中医理论认为肾司二便，浊阴出下窍，尿毒症患者恶心呕吐、腹胀、大便不爽，腑气不利时，可在辨证的基础上加生大黄3~10克，以泄胃浊。或以熟大黄15克、银花15克、生牡蛎30克、公英30克煎汤200毫升，保留灌肠，使患者大便通畅，通利三焦，可降低尿素氮。

④高血钾时，可用生牡蛎30克、冬瓜皮15克、黄芪15克、熟大黄10克煎服。

⑤合并上消化道出血（因糜烂所致），用川贝2克、大黄炭3克鼻饲，此方引自北京中医医院赵炳荣方，效佳。

⑥因腹泻引起下消化道出血，出现血便者，可用伏龙肝30克煎煮取汁，加入茯苓、白术各15克，山楂炭10克继续煎服。此方取自姚正平老师。

⑦若出现磷酸盐结石，可用猪苓汤加仙灵脾、巴戟肉。

（2）中医辨证施治

①脾肾阳虚、精气血亏耗：方拟黄芪30克、当归10克、生地12克、白人参10

克、白术10克、茯苓10克、陈皮6克、枸杞12克、五味子10克、肉佳3克、丹参15克、熟大黄15克。

②肝肾阴、肝风内动：方拟生地12克、白芍20克、生赭石15克、生龙骨15克、生牡蛎15克、珍珠母15克、首乌藤15克、女贞子15克、枸杞12克、草决明10克、丹参15克。

③阴阳耗竭、气血双亏：拟方熟地10克、五味子10克、山药12克、麦冬15克、白人参10克、枸杞12克、肉苁蓉12克、附片6克、肉桂3克、茯苓12克、远志10克、泽泻10克、丹参15克、二芍各15克。

3. 急性药物性间质性肾炎的治疗

王孟庸老师对于急性药物性间质性肾炎的认识颇深，早在十几年前，她就开始研究整理，今已有很深的体会。

对于这个病，1986年《实用内科学》1版未单列，因为常常继发于其他肾炎中，致病的药物又常见（如青霉素、速尿、雷公藤、别嘌呤醇、磺胺类、阿斯匹林等），故起病时极不易被发现，提示本病的难点，不在治疗，而在于发现。但因致病后有肾功能急骤下降伴有发热、淋巴结大、皮疹、嗜酸细胞尿、血嗜酸细胞高，发现早能完全治好，发现晚则永久性损伤。

1986年王老与北医刘玉春首次在国内报告39例，主要是青霉素、速尿、倒扣草引起，同时在当时一例住院尿毒症患者追查发病病史、用药及临床经过，当时应是本病，但未能发现而致恶化，又发现2例雷公藤所致。常规治疗应加短程的治疗量激素。2例坚决不用激素者，在治疗原发病肾病综合征的中药基础上养阴活血疏风解毒，用龟苓汤、青蒿鳖甲汤加防风、荆芥、蝉衣。

案例：患者，叶××，女，30岁。发现蛋白尿5年，尿蛋白定量2~9克不等，诊为“肾病综合征I型部分缓解期”。1992年10月14日开始服雷公藤片，服后未见明显改善，11月16日发现眼睑浮肿加重，尿多，口渴，疲乏心悸，查尿蛋白定量达8.3克/日。尿：红细胞（++）、白细胞（+++）、葡萄糖（++）。血糖始终正常。尿白细胞分类：中性50%、淋巴20%、嗜酸性23%、单核7%。红细胞变为混合性同线。伴有荨麻疹。立即停雷公藤，改中药治疗，至12月20日，尿糖突然消失，尿常规蛋白（++），尿沉渣白细胞少，血生化正常。诊断为“急性药物性间质性肾炎”。

现代病理认为：病变主要发生在间质，表现为严重的间质水肿、淋巴细胞和巨噬细胞浸润，并可出现大量嗜酸性粒细胞和嗜中性粒细胞。新型青霉素I（methicillin）、噻嗪类（thiazides）利尿药和利福平（rifampin）等药物可引起间质肉芽肿性改变。肾小管出现不同程度的变性和坏死。肾小球通常正常。非甾体类消炎药引起的间质性肾炎可伴有轻微病变性肾小球肾炎和肾病综合征。

急性药物性间质性肾炎主要由免疫机制引起。药物可作为半抗原与肾小管上皮细胞胞质或细胞外成分结合，产生抗原性，并通过IgE的形成和细胞介导的迟发性过敏性反应引起上皮细胞和基膜的免疫损伤。病人通常在用药后约15天（2~40天）后出现发烧、一过性嗜酸性粒细胞增高等症状。约25%的病人出现皮疹。肾脏改变可表现为血尿、轻度蛋白尿和尿中出现白细胞（包括嗜酸性粒细胞）。约有50%的病人血清肌酐水平增高，或出现少尿等急性肾功能衰竭的症状。确诊后应停用相关药物。

本病治疗时间就是生命，有肾功能急速下降时，要注意患者服药史，与前不同的尿检结果、过敏症状。

4. 肾病综合征的治疗

王孟庸主任在临床诊疗工作中，有不少肾病综合征的患者，为了此类患者，她悉心钻研，总结出不少临床经验，现总结点滴如下：

肾病综合征（N.S）由多种病因、多种病变、多种预后不一的疾病所致，临床特征与治疗有共性，更有个性，病程漫长，选择个性化，用药精简到位的治疗流程，才能高疗效、低成本。

肾病综合征发病过程是急性虚损过程，健康平人阴平阳秘，经数周或数月就出现脾虚、脾阳虚、脾肾阳虚、精血亏耗。

中药治疗与激素治疗其有效对象缓解过程均有很大不同，提示单纯中药治疗有其适应人群，中药与激素等配合的互补性。

日本成人肾病综合征研究会文献报告单用激素治疗缓解过程：消肿——蛋白尿消失（20天）——血浆蛋白恢复（50天）——胆固醇正常（80天）。复发60%~70%，加免疫抑制剂等，复发率为30%~40%。其中半年内复发者占70%，两年内复发者占85%，五年内复发者占98%。反跳发生在激素减至半量以下者2/3。

用激素时中医治疗，以治疗量激素8周能否消肿为一指标，激素减至5~10毫克/日，库欣征是否能够消失为另一指征。可将患者辨证分为三组：脾肾阳虚型（白脸）、阴阳动态变化型、阴虚血热型（红脸）。雷公藤、环磷酰胺应用中，要加养血填精之品。

单纯中药治疗N.S的临床意义不仅在于其缓解率、低复发率，保护肾功能，由于其适应证恰恰是激素免疫抑制治疗效果较差的难治性肾病综合征、有肾功损害高血压、迁延性水肿、低蛋白血症者。而微小病变是激素治疗强项，中药效果不好。

中药与激素互补性提示中西医结合治疗广泛前景。由于中药治疗与激素缓解过程、有效对象不同，治疗作用不同，两者治疗效果与适应证范围有互补作用。可以改善蛋白营养不良、温阳利水、益气活血等方法综合疗效，减少感染、合并症、复发、改善营养状态，活血化瘀而不出血，取代某些抗凝药。

糖尿病肾病综合征，高度水肿者，用中药治以温肺健脾、温肾消胀利水，曾有两例患者有很好利尿消肿效果，体重急减6~7斤，但水肿会急剧反弹，由于利尿消肿丢失大量蛋白质，肾功能反而下降，作为教训列入。

肾病综合征繁多复杂，王老师拟从以下几个方面着手：①单纯中医治疗肾病综合征可控治疗，如膜性肾病（Ⅰ、Ⅱ期）、糖尿病并行肾病、乙肝肾、老年肾、儿科效果不好者；②激素免疫抑制药中西医结合治疗中；③中医观察对激素看法，副作用应对，反跳复发控制。治疗中各种病灶、过敏、合并症清除。将在以后的专著中详述。

5. 中医消肿方式

我们在学校学习时，《中医内科学》中提到水肿一节，提到：中医治疗水肿，将它分为阴水与阳水，阴水又分脾阳虚衰型和肾阳衰微型；阳水又分为风水泛滥型、湿毒浸淫型、湿热壅盛型、水湿浸渍型等。

中医治疗水肿病，仍遵循《内经》中提出的“祛瘀——清除郁积的水液废物”“开鬼门（汗孔）——发汗”“洁净府（膀胱）——利小便的法则”。《素问》云：“饮入于胃，游溢精气，上输于脾，脾气散精上归于肺，通调水道，下输膀胱，水经四布，五经并行。”肺、脾、肾、阳气推动三焦气化。“食气入胃，浊气归心，淫精于脉。五谷入胃，其所化生的精微之气，注入于心，再由心将此精气滋养于血脉。脉气流经，经气归于肺，肺朝百脉，输精于皮毛。血气流行在经脉之中，到达于肺，肺又将血气输送到全身百脉中去，最后把精气输送到皮毛。毛脉合精，行气于腑，腑精神明，留于四藏。”脾、肝、心、肺，化生精、气、血输布过程。在此基础上，经历代医家摸索实践，逐渐发展、完善，形成一套行之有效的治疗方法。

（1）发汗法：可使皮下的水湿从汗孔而出，从而达到消肿的目的，是治疗水肿病变在肺而有外感的基本方法，常与宣肺药同用以增强疗效。

（2）利尿法：是治疗水肿病最基本、最常见的方法，常与发汗、温阳等法适用。

（3）攻下法：是治标的权宜之法，采用攻下逐水的药物，疏涤肠胃，泻下水液，仅用于高度水肿、体质壮实的患者，应中病即止，不宜久服。

（4）温阳法：用于水湿较盛，困遏阳气，使阳气不能伸展，阳不化湿，水气不化的水肿，与利尿法同用，常能迅速地消除水肿，取得明显的治疗效果。

（5）清热法：是近年来常用治法之一，主要用于风热袭肺，症见发热，咽红肿痛或身上生有疖肿的水肿患者，常与利尿药结合使用，可达清热解毒消肿的目的。

（6）育阴法：主要用于水肿兼有真阴不足，症见口燥咽干，舌红少苔，脉细数等，常选用利水而不伤阴，滋阴又不恋邪的药物。临床往往以淡渗利水药与滋阴健脾益肾药物同用。

（7）行气法：水液的天生、输布和排泄都依靠气的升降出入运动以调节，行气法就是要恢复脏腑的气化功能，起到气行则水行，气降则水降的作用，常选用一些行气类的药物，配合在其他一些利水方法中使用。

（8）益气法：主要用于肺脾气虚，气不化水而致的水肿。气机旺盛则能发挥其正常的气化功能，恢复其对水液的调节作用。

（9）活血法：水液的凝聚必定会导致血运的迟涩而出现水血同病之浮肿，故活血药物有利于水肿的消退，临床上常与益气、行气、利尿等药同用。

王老认为水肿不是一脏一腑的问题，关系肺、脾、肾，热力来自命门的火，用体重、出入量连续测定观察中医消肿方式。王老善用温阳利水法治疗水肿，8～14天中，尿量慢慢增至1300ml左右，体重也慢慢下降，然后尿量仍不增多，体重不再降，水肿便消失了，整个过程需要50天。这个消肿过程，尿量不多，水分消失了，体重下降不多，水肿消失了，尿蛋白未减，血浆蛋白升高了。患者虚象减少，面色转润，毛光色泽，血肉充盈，在慢慢消肿中，水肿之水被吸收利用了，消肿后血肉真实体重不减反升，改善了蛋白质营养状态。近几年，加填精散结药（紫河车、穿山甲、阿胶、龟板、当归等），消肿提速了。

阳水，病位虽在肺脾，仍视为诸邪阻遏三焦、气机不利，用清化三焦、行气活血利水之方。阴水，病位虽在脾肾，仍视为肺脾肾阳虚，三焦气化不利，用宣肺健脾温肾、温化三焦、行气、活血利水肿之方，加麻黄开上利下、提壶揭盖，加速消肿。阳水在急性肾性肾炎中常见，而肾病综合征最初或急发作初才见。

肾病综合征与其他水肿不同之处在于：本病有个急性虚损过程，数日至数周，即由正常人进行加重到脾肾阳虚、精血亏耗，属于阴水。故此，阴水虽然为肺、脾、肾阳虚三焦气化不利所致，本病急速水肿的原因却是持续大量蛋白尿丢失，精气损耗的缘故。将其分为：水肿前期，阴水1级、2级、3级。水肿前期，肺脾气虚，胀大于肿，体重增，按之无凹陷，宜健脾行气、消胀利水，用黄芪、五皮饮、五苓散。阴水3级的虚损程度有轻重之分，与血浆蛋白水平下降成正比。分级的目的是为了更精确掌握辨证用药之轻重，加大益气、养血、填精、活血散结的比例，更精确地控制附子用量，防止中毒。阴水1级，以健脾、行气活血利水为主，重用黄芪，实脾饮去附子，加当归、丹参、阿胶、五皮饮、紫河车、龟板。阴水2级，高度水肿，按之如泥，以健脾温肾、行气活血利水为主，以附子为主药，用实脾饮、五苓散加黄芪、紫河车、龟板、穿山甲、土鳖虫等。阴水3级，高度水肿，水肿随体位下坠、脸色㿠白、皮薄干燥、舌绛，此乃阳损及阴、精血亏耗之象，常伴有肾功能下降，容易发生严重感染，是具有严重蛋白质营养不良的表现，治疗以健脾益气，填精助阳活血为主，可用十全大补汤，加麻黄（5克左右）、炒白芥子（去胸、腹水）、鹿角胶、黄芪、紫河车、穿山甲等。

消肿常用的重点药物：麻黄，宣达，开上利，阳和汤、麻黄炒白芥子及鹿角胶之应用；黄芪，贯穿阴水全过程；附子，温肾利水，病去即止；肉桂，引火归元，温肾通光之大元。甘草忌用。

糖尿病肾病之水肿常用五皮饮，重用黄芪、白术，女贞子、旱莲草、菟丝子，加田七、玄参、熟大黄。

6. 桂附八味丸对用激素的肾病综合征患者的治疗意义及中医理论依据

根据我们自己的资料，桂附八味丸在各种类型的慢性肾小球肾炎中应用很广，尤其是用激素的原发性肾病综合征患者用得最多。超生理剂量的激素使这些患者的临床经过、缓解过程变化很大。其中中医辨证和应用本方的目的、意义均与单用中药时不同。

(1)用激素者使用本方的理论根据

桂附八味丸是用滋阴助阳的方法温补肾阳的经典方剂。本方可以使肾上腺皮质功能不全者症状消失，尿17-羟恢复正常且停药后不易复发。外源性激素可造成肾上腺皮质功能萎缩、功能低下，与桂附八味丸同用则可防止这种萎缩的发生，已经过几代人的工作证实，所以一般认为，撤减激素要加温阳药。

超生理剂量的激素有比中药温阳药更强大的“温阳”利水、却伤真阴的作用，可使患者一下子从阳虚之极至阴虚之极（而通常阴阳交换是需要一段时间的）。医源性库欣综合征就是“阳亢”到了极端的表现，但这“阳亢”是假象，是抑制了与人体真阳有关的肾上腺皮质取而代之的结果。故一旦突然停药，则立即出现四肢逆冷、脉微欲绝。所以激素的“温阳”作用与中药温阳药有本质区别。

但实际并非完全如此，减激素中，还有各种感染、各种过敏表现屡屡出现。加上本病的病理改变的多源性，患者本身条件的不均一性，致使仅2/3病例通用本方，通常与其他方剂同用或交替用。

(2)用激素者的辨证特点与本方应用范围

用激素者的特点，是激素造成的阴阳失调，大起大落地动态改变，加上风、寒、湿、热、毒等邪引起各种全身和局部性的感染、各种过敏性皮疹及其他过敏表现（血嗜酸细胞直接计数高、IgE高等），造成的正邪交结、寒热虚实错杂的局面，常常需要清补兼施。桂附八味丸用以调理阴阳，今将我们治疗的51例激素抵抗Ⅱ型（用激素部分缓解，无效或肾功恶化者）介绍如下：未用激素时，本病患者以脾肾阳虚为主。用超生理剂量激素治疗4～8周后，多数人变为阴虚表现。其中一部分至激素减完仍保持阴虚（称之红脸）；一部分减激素中由阴虚渐变阳虚为主（称动态变化型）。用超生理剂量激素时，少数患者水肿不消，阳虚症状保持至减完激素（称为白脸型，均为激素抵抗者，有重症低蛋白血症、肾功损害、病程长者）。

(3)本方应用指征和反指征

桂附八味丸是滋阴助阳方，非常适应于撤减激素中有阳虚或阴阳两虚者用，为适应本组病例的需要，我们将其改为汤剂，以便在阴阳药剂量比例及药物上作较大的调整，知柏八味丸加滋阴清热、潜阳、凉血活血之剂，但不适合本组患者偏阴虚的情况，两者组成一对相反相成的调理阴阳方剂。

这些患者用本方要注意以下几点：

（1）由于激素的干扰，患者早期的阳虚症状极不典型，很难碰到面色苍白、脉沉细、四肢逆冷者，脱离激素症候群，有助于我们选用本方。如在激素减量后，有突然出现的疲乏、嗜睡、腰痛、怕冷、关节痛、不明原因的发热，除外感染后，也试用本方而取效。对防止反跳与复发均很重要，典型的阳虚往往与病情复燃同时出现。

（2）用本方时，温阳药要由少至多，慢慢地加量。由于正邪交结，本方加减范围较大，可与滋阴清热、凉血活血药同用，也可与清热利湿剂等同用或交替用。减法治疗，势必减少了严重激素合并症发生，本组病例中药治疗前，有高血压脑病和心衰、精神失常、上消化道出血、腹膜炎、红细胞增多证、急性肾上腺皮质功能不全等。在我院治疗中未曾发生，相反，因突发合并症而不得不骤停激素30~40毫克/日时，由于服用本方，没有急性肾上腺皮质功能不全发生，停激素后仍得到满意的治疗，具有很大实用意义。

（3）减少复发与反跳，以利激素撤除。根据我们观察反跳与复发之前往往有诱因和先兆症状，可归纳为肾上腺皮质功能不全、感染、过敏三个方面，且往往交结在一起。先期控制这些症状，可以预防复发与反跳。桂附八味丸是控制其中脱离激素症候群的重要方剂之一。

7. 桂附八味丸在慢性肾小球肾炎中的应用

慢性肾炎是一个多源性疾病，加上慢性进展、蛋白消耗、激素等药物影响而表现多样。故西医对本病用多种药物、多种方案联合治疗。其中医辨证也是正邪交结的。正气虚有脏腑功能、阴阳、气血失调。邪气实则有外邪六淫之邪，内生痰饮、湿浊、内风、内热、瘀血等。中药也需用多种方剂治疗。桂附八味丸（济生肾气丸）借用于正气虚中阴阳失调偏阳虚者。

（1）本方组成和应用

桂附八味丸出自汉代张仲景之《金匮要略》一书。目前常用宋代《太平惠民和济局方》调整后的配方：熟地、肉桂、附子、山萸肉、薯蓣、泽泻、牡丹皮、茯苓等。

按《中医大辞典》载，本方的作用是温补肾阳，主治肾阳虚，腰酸腿软，怕冷肢凉，小便不利或小便反多等。宋代《济生方》加车前子、牛膝称济生肾气丸，其利尿消肿作用稍强，因两方作用基本一致。

本方虽为治疗肾阳虚的经典方，但方药组成却是以滋阴填精的熟地为君，配桂附温肾扶阳、引火归元，取水火相济、阴阳调和之意。我们治疗肾炎时，将其改为汤剂以便调整熟地与桂附的比例与剂量，并作适当的加减，将本方应用范围由肾阳虚扩大至阴阳两虚，更突出本方调理阴阳的作用。

（2）本方的应用指征与应用范围

桂附八味丸（济生肾气丸）用于慢性肾炎的阴阳失调。慢性肾炎的阴阳失调有阳虚阴盛、阳虚、阴阳两虚、阴虚、阴虚阳亢等等。阳虚、阴阳两虚这一段，桂附八味丸加减主之。而阴虚、阴虚阳亢、阴虚内热这一段、知柏八味丸加味主之。两方的应用指征和反指征往往互相对应，是调理阴阳中一组相反相成的方剂。

必须注意，即使应用本方的指征十分明确，温阳药的量要从小至大，数目要由少到多，中病即止，并配以足量的滋阴药。一般我们先用肉桂，再加附子。先加肉桂量，再加附子量。附子是温阳重剂，作用持久而强、排泄慢，故肾病型和混合型中用得多，高血压型和肾功不全用得少，或用二仙汤代，肾功衰竭无尿时不常用。

（3）本方在各型肾炎中的应用目的

根据我们的资料，本方在慢性肾炎各型中应用是很广的。观察期在4~12年的199例患者中，用过本方或以本方为主者共101例。

由于慢性肾炎病理变化和临床表现不一，治疗过程变化也大，故此在评价本方的意义时，没有去统计疗效，而是看其在病情趋向稳定与缓解中有何作用。

从我们观察的各组病例可以看到，本方对肾功能改善或稳定、延长寿命、减少死亡是有意义的。不少病例夜尿多得以改善，肾阳虚主证为小便不利或小便反多、尿清长，其中后两者与肾小管缩短功能有关。

8. 五子衍宗丸治疗女性尿失禁之心得体会

女性尿失禁是育龄妇女和绝经妇女常见的疾病之一，以压力性尿失禁、急迫性尿失禁和混合性尿失禁3类最常见。属于中医“小便不禁”“遗尿”的范畴。

女性尿失禁的临床分类至今尚未完全统一。根据其发病的不同部位分为：①膀胱相关的尿失禁，如膀胱容量减少、不稳定膀胱、逼尿肌反射亢进、低顺应性膀胱、膀胱排尿不全等。②与尿道括约肌相关的尿失禁，如尿道括约肌受损、尿道周围支托组织功能不全、冰冻尿道等。③与膀胱、尿道相关的尿失禁，如前述膀胱、尿道病变的不同组合。目前，临床上常采用的是6种女性尿失禁类型，即压力性、急迫性、混合性、充溢性、功能性和完全性尿失禁，其中以前3种较为常见。压力性尿失禁又称张力性尿失禁，是指腹压增高时尿液不自主地自尿道外口漏出，是最常见的类型。其临床特点为咳嗽、打喷嚏、大笑、负重等腹压增加时发生不自主漏尿，常不伴有尿意，80%患者可合并有盆腔脏器脱垂。治疗包括手术治疗及药物、盆底肌肉锻炼等保守性治疗。药物常用雌激素、抗胆碱药物等。

近年来有关压力性尿失禁的基础研究发现，其发病机制可能与雌激素缺乏、神经损伤、胶原代谢紊乱等相关。造成本病的病因主要有：①分娩、产后、手术等造成支持膀胱颈、尿道的盆底支撑组织结构破坏，致尿道活动度过大；②尿道内括约肌功能缺陷或创伤等导致尿道不能正常关闭。凡妊娠及分娩次数多、阴道难产、会阴裂伤、急产、产后过早劳动、末次分娩超过30岁等都是发病的相关因素。

中医认为本病多由于肾虚，肾气不固，摄纳无权，膀胱失约，则小便失禁。治疗上多采用补肾固摄等药物，代表方剂为桑螵蛸散、缩泉丸。

王老多年运用五子衍宗丸加味治疗。本方源自《摄生众妙方》卷十一。其组成：枸杞子、菟丝子、北五味子、覆盆子、车前子。方中皆为植物种仁，味厚质润，性平偏温，既能滋补阴血，又蕴含生生之气，擅长益气温阳。菟丝子甘温，归肝、肾、脾经，《本草经疏》云："菟丝子补脾肾肝三经要药，主续绝伤，补不足，益气力。故温肾壮阳之力强。"枸杞子性甘、平，归肝肾经，《本草正》："枸杞子，味重而纯，故能补阴，阴中有阳，故能补气，故填精补血见长。"五味子温、酸、甘，归肺、心、肾经，《本草新编》："盖五味子入肺、肾二经……强阴益阳。无味皆备，而酸味最浓，补中寓涩，敛肺补肾。"覆盆子味甘酸，性平，归肝肾经，《本草述》："覆盆子，方书用之治劳倦虚劳等证，或补肾元阳，或益肾阴气，故有固精益肾功效。"妙在车前子一味，泻而通之，泻有形之邪，涩中兼通，补而不滞。五子功效为填精补髓、疏利肾气种子，男子服用，以子补子。主治肾虚精少，阳痿阳泄，遗精、精冷，余沥不清，久不生育等证。为种子第一方。笔者取其方中益肾、固摄之义，加大剂量，并加入黄芪益气、升阳之力，增加膀胱的收缩功能；加入桑螵蛸、益智仁，以增加补肾、固脱、止遗之功。桑螵蛸味甘、咸，性平，入肝、肾、膀胱经，《本经逢原》曰："桑螵蛸，肝肾命门药也，功专收涩。"益智仁味辛、甘，入脾肾经，《本草纲目》："益智仁，行阳退阴之药也。"三焦、命门气弱者宜之，且"涩可固脱"，固涩法是为正气虚乏而精液耗散、滑脱的病症而设。因此，全方共奏补益肾气、固摄止遗之功效，故疗效显著。

三、代谢性疾病的认识

1. 代谢综合征的中医认识

中医学对代谢综合征没有专门论著，但已有部分中医学者提出了对于代谢综合征临床表现、病因病机及治疗的初步认识。

中医尚无相关病名探讨，现代医家大多从其对应的中医病名"头痛""眩晕""湿阻""消渴""肥胖"等命名与论治。王老认为本病相当于中医"痰湿瘀浊综合征"。临床可表现为：口干，口黏腻，头晕重痛，素盛今瘦，或素瘦今盛，肢体麻痹疼痛，或困顿、嗜睡，呕恶或呕吐痰涎，舌体淡暗，舌体胖大，苔白厚，可见瘀点瘀斑，脉弦或滑或涩。病久可见虚证表现如：腰膝酸软，头昏耳鸣，乏力，畏寒肢冷，夜尿多，舌淡苔少，脉沉细无力。

病因病机方面现代医家观点各不相同。

王玉德等认为：宏观辨证属积聚，微观辨证重瘀滞。八纲辨证分虚热八纲，即阴、阳、表、里、寒、热、虚、实，是根据病位的深浅，病邪的性质及盛衰，人体正气的强弱而归纳成的。从表里分，代谢综合征当属里证，随着年龄的增长，虚证在所难免，有气虚、血虚、气血两虚、脾胃虚损、肝肾不足、气化减弱、脏腑功能的衰减。从疾病的病因、病理及病情发生发展，与肝脾两脏的关系密切。

全小林等认为中医对代谢综合征（MS）的病机应该从横向和纵向两方面去认识，横向是指把MS的相关病症作为一个整体，抓住其核心病机，横向展开；所谓纵向是把MS作为一个动态的演变过程，寻找其病机的演变规律，分阶段进行辨治。横向认识：从病因入手寻找其基本病机。临床实践表明，过食和少动是MS发病的两大主因。过食是热量摄入过多，一者食量过大，一者多食肥甘。食量过大，壅滞中焦之气，有碍脾胃升降，枢机不得斡旋，最终导致运化失职，脾气郁滞；多食肥甘，肥者令人内热，甘者令人中满，所碍的也是中焦气机。少动是活动减少，脾主四肢、肌肉，活动的减少必然影响脾的健运。脾不能为胃行其津液，脾不散精，物不归正化则为痰、为湿、为浊、为脂，进而变证百生。肝主疏泄，助运化，以上两方面当然也就会导致肝气的郁滞，形成了肝脾郁滞的核心病机。纵向认识：纵观MS的发展演变，可以用“郁、热、虚、损”四个阶段来概括其从未病到已病，从潜证到显证的整个过程，因郁而热，热耗而虚，由虚及损，形成MS发生、发展的主线。

王老认为本病与瘀、湿、瘀、浊有关，由于过食甘美肥厚，不思运动，痰湿瘀浊均是机体代谢障碍所形成的病理产物。痰湿是人体的津液在输布和排泄过程中发生障碍，停留于体内所致。中医学一般认为“湿凝为痰”，并且在许多情况下痰、湿并不能截然分开，故常统称“痰湿”，痰湿既是病理产物，同时又成为某些疾病的致病因素。“瘀”即瘀血，是指血液停滞，不能正常循环，它既指体内的离经之血，又包括阻滞于血脉及脏腑内的运行不畅的血液。“浊”即污浊的意思，非清即浊，痰湿瘀邪非清气亦非水谷精微，均是机体代谢的病理产物，对人体有害而无益，故可统称为“浊”。因此，痰湿瘀浊综合征即指有痰、湿、瘀、浊表现的一组症候群。外感六淫、内伤七情、饮食劳逸不节影响水湿的敷布、运化、排泄，可聚湿生痰，痰湿停于体内既可阻滞气机，影响脏腑气机的升降，又可以流注经络，阻碍气血的运行形成瘀血，因此痰、湿、瘀可互相影响互为因果，而致伤气耗血，由邪实而致内虚。代谢综合征中的高血压、高血脂、冠心病、脂肪肝、糖尿病及相关并发症均可为痰湿瘀浊的具体表现。

治疗上重在疏理气机，运动是关键，当体重下降、体力增加，食欲会下降。还应注意分而治之，视病症而定，必须“矫枉过正”，有一段严格过程。至后期均会伤气耗血，一定要有补气、运脾、活血。如高尿酸血症者，高尿酸与病史长短有关，若为新发的、年轻者，可通过控制饮食，增加运动，进食碱性食品（蔬菜、柠檬水）治疗。现举例如下：

案例：患者陈××，男，18岁，因“体重进行性增加1年”就诊。

初诊：2014年8月10日。

自诉近1年来体重进行性增加，至今已增加20kg，伴见活动后气喘，面红，双掌红，体重指数达30kg/m^2，大便溏，小便黄浊，舌暗红，苔黄腻，脉弦滑。血压：140/90mmHg。

辅助检查：甘油三酯7.6mmol/L；尿酸562μmol/L；血糖6.8mmol/L 。

中医诊断：痰湿瘀浊综合征（痰瘀内蕴）。

西医诊断：代谢综合征（肥胖症、高脂血症、高尿酸血症、糖耐量异常、高血压病）。

治则：祛湿化浊，活血通络。

方药：萆薢分清饮加减。

中药：萆薢12克、乌药10克、益智仁15克、黄柏10克、菖蒲10克、荷叶30克、泽兰10克、田七10克。10剂，日1剂，水煎服。

并嘱其控制饮食，增加运动。

复诊：2014年8月20日。

自诉体重较10天前下降3斤，活动后少许气喘，大便偶溏，小便黄，舌暗红，苔腻，脉弦滑。测指尖空腹血糖：6.3mmol/L，血压135/80mmHg。

调整中药如下：萆薢12克、乌药10克、益智仁15克、黄柏10克、菖蒲10克、荷叶30克、泽兰10克、田七10克、黄芪30克。14剂，日1剂，水煎服。

三诊：2014年9月10日。

诉体重下降8公斤，精神好转，面红及掌红改善，二便调，舌淡红，苔稍腻，脉弦滑。血压125/80mmHg。

辅助检查：甘油三酯2.6mmol/L；尿酸452μmol/L；血糖5.8mmol/L 。

患者各项指标均有好转，自觉症状消失。

调整中药如下：萆薢12克、乌药10克、益智仁15克、菖蒲10克、荷叶30克、泽兰10克、田七10克、黄芪30克、女贞子15克、旱莲草10克。14剂，隔日一剂，水煎服。

3个月后复查各项指标均在正常范围。

王老从中医角度考虑，将此患者辨为痰湿瘀浊综合征，证属痰瘀内蕴，面红及掌红为营养过剩的表现，予祛湿化痰，分清化浊为法，取得良效。

2. 猪苓汤在高尿酸血症中的应用

猪苓汤首见于张仲景之《伤寒杂病论》，分别见于第223条："若脉浮发热，渴欲饮水，小便不利者，猪苓汤主之。"以其主治阳明病攻下后的变证，病机为阳明病下后出现阴虚而水热互结之证，以猪苓汤养阴清热利水。第319条："少阴病，下利六七日，咳而呕渴，心烦不得眠者，猪苓汤主之。"于《金匮要略》中见于"消渴小便不利淋病脉证并治第十三"篇，条文内容同《伤寒论》第223条

“以本方剂治疗少阴病下利证，病机为少阴病余热伤阴，水气停留”，亦属阴虚而水热互结，故同样以猪苓汤清热滋阴利水。猪苓汤为仲景治疗水热互结证而设的方剂，方由猪苓、茯苓、泽泻、滑石和阿胶五味药组成。其中猪苓、茯苓入肾、膀胱二经，猪苓甘淡微苦，苦能下降直达少阴，甘淡能渗利水湿，茯苓淡渗利水，泽泻宣泄肾浊，滑石甘寒而滑，善清下焦之邪热而利小便，阿胶甘咸，滋阴润燥，五药合用，以渗利为主，清热养阴为辅，共奏清热利水养阴之功效。后世医家对其有很多的发挥。

高尿酸血症属代谢综合征范畴，王老认为代谢综合征与痰、湿、瘀、浊有关，痰湿瘀浊均是机体代谢障碍所形成的病理产物。痰湿是人体的津液在输布和排泄过程中发生障碍，停留于体内所致。中医学一般认为“湿凝为痰”，并且在许多情况下痰、湿并不能截然分开，故常统称“痰湿”，痰湿既是病理产物，同时又成为某些疾病的致病因素。“瘀”即瘀血，是指血液停滞，不能正常循环，它既指体内的离经之血，又包括阻滞于血脉及脏腑内的运行不畅的血液。“浊”即污浊的意思，非清即浊，痰湿瘀邪非清气亦非水谷精微，均是机体代谢的病理产物，对人体有害而无益，都是代谢所致的病理产物，故可统称为“浊”。因此，痰湿瘀浊综合征即指有痰、湿、瘀、浊表现的一组症候群。外感六淫、内伤七情、饮食劳逸不节影响水湿的敷布、运化、排泄，可聚湿生痰，痰湿停于体内既可阻滞气机，影响脏腑气机的升降，又可以流注经络，阻碍气血的运行形成瘀血，因此痰、湿、瘀可互相影响互为因果。

故在临床中，王老治疗高尿酸血症时，以利湿祛浊为主，方选猪苓汤加减。现举例如下：

患者朱××，男，48岁，经体检发现血尿酸升高，诊断为“高尿酸血症”，现诉怕风、夜尿多。

处方如下：猪苓30克、阿胶（烊化）10克、黄芪30克、桂枝10克、白术10克、茯苓10克、白芍10克、生姜3片、大枣10克。嘱其控制饮食，服药7剂。复诊时症状改善，上方去生姜，继服七剂，复查血尿酸已正常。

此类患者可嘱其乌梅、黄精、桑枝、甘草长期服用。

四、个药经验

1. 松针的临床应用

王孟庸老师在临床诊治中，经常会有不少代谢综合征患者，此类患者均多见肥胖、高血脂、血糖、高血压，王老对于此类疾病的认识颇深，她认为代谢综合征属中医“痰湿瘀浊症”，病因病机多为痰湿瘀浊内阻，中药治疗方案均以化痰活血，祛湿化浊为法。除了运用中药辨证治疗外，在多例患者中使用松针治疗，嘱患者松针煮水服用，不少患者体重下降，血脂降至正常，取得不错的临床疗效。

松针（Pineneedles）为松科植物（Pinaceae）松属（Pinus）植物的叶，别名猪鬃松叶、松毛、山松须。松针，其主要功效为祛风活血、明目、安神、解毒、燥湿止痒。可治疗风湿性关节炎、跌打肿痛、夜盲症、高血压、神经衰弱、浮肿、湿疮疥癣等并能防治流行性感冒、流行性脑炎、钩虫病等。松针在历代本草中均有记载。在中国，松针、松皮已有上千年药用历史，《千金方》记载松叶“令人不老，生毛发，安五脏，守中，不饥延年，治中风，治风湿，百节酸痛之方”。《千金翼方》中记载松叶可“主万病，发白返黑，齿落更生”。《本草纲目》记载“松为百木之长，其叶、皮、膏主治风湿、风疡、生毛发，安五脏，健阳补中，不饥延年；久服，固齿驻颜，肌肤玉泽，轻身不老”。西方国家使用松树的历史亦可追溯至公元前4世纪。松针是松树的叶，为松树药用的代表部位，味苦，无毒，药性温和。松针提取物中含植物酵素、植物纤维、生长激素、蛋白质、脂肪和24种氨基酸，每千克松针粉（以马尾松为例）含B-胡萝卜素88.6~250mg、维生素$B_1$3.8mg、维生素C 522~641mg、维生素E 2g、叶绿素11349g，松针还含有多种水溶性黄酮，其中包括在人体内活性极强、生物利用度极高的前花青素，儿茶素及多种不饱和脂肪酸。法国科学家Masguilier在1947年发现了PCA，被誉为世界上已发现的最强的天然抗氧化剂，PCA不仅能清除体内自由基，还能抗紫外线，现已越来越多地作为食物增补剂和防紫外线原料，用于保健食品和化妆品。松树另一重要药用部位松树皮也含有丰富的多酚类化合物，有儿茶素（catechin）、前儿茶素（epicatechin）、紫杉叶素（taxifolin）和丰富的PCA，主要活性成分低聚前花青素，呈棕红色粉末，含量大于95%。多酚类化合物的摄入与对抗衰老有重要关系，而越来越多的研究证实多酚类化合物具有作为天然抗氧化剂的潜力。

松树含有多种对人体有益的植物成分，其提取物具有极强的氧自由基清除能力，并可通过抑制血小板聚集，抑制血管紧张素转化酶，改善微循环功能，抑制弹性蛋白酶活性和抑制基质金属蛋白酶等多种机制而对心脑血管系统产生积极作用。

现代研究表明，本品具有镇静、镇痛、解热、抗炎、镇咳、祛痰、减缓衰老、抗突变、降血脂、降低总胆固醇和低密度脂蛋白胆固醇、利胆降压、抑菌等作用。

2. 锦灯笼妙用

王孟庸主任在临床接诊病人时，必不可缺的一个环节是查看患者的咽喉情况，因为这是一个信号，若咽喉痛、咽喉充血，即要考虑炎症的风险，而肾病的病人最忌感染，王老擅长使用锦灯笼，予锦灯笼数枚泡水，或加入少量罗汉果一起泡服。在IgA肾病、肾病综合征，咽炎是发病及改善病情重要一环。

锦灯笼为茄科酸浆属草本植物，始载于《神农本草经》，名酸浆，列为中品，又名红姑娘、挂金灯、灯笼草、酸浆实、天灯笼、鬼灯笼、灯笼果、天泡果、水辣子、野胡椒、包铃子。锦灯笼的根、全草及果实均可入药，其果实性味甘、酸、寒，有清凉，消肿，利尿，止咳，化痰之功效，是常用的清热解毒药。历代本草多有记述，我国许多地区都有分布，各地亦有栽培，主要生长在吉林、河北、新疆、山东等地。国内外对该植物研究较为深入，已报道从果实中分离出酸浆甾醇和酸浆甾醇，种子油的不皂化物中分离多种4A–甲基甾醇，主要为“禾本甾醇和钝叶醇及4个新甾体”，此外，还含有多种4–脱甲基甾醇，如胆甾醇！24–乙基胆甾醇等“在种子中还含有多种三萜3B–一元醇”，果实中含酸浆素、玉蜀黍黄素、树脂、果胶质、鞣质、黏液质、胡萝卜素、槲皮素、维生素、咖啡酸、桂皮酸、阿魏酸、甘醇酸、有机酸类及香豆素类。有报道在果实中分离到苦瓜苷，从宿萼中分离得到一系列酸浆苦素类化合物。

炎症是机体组织受到刺激、损伤后所产生的一种重要的防御机制，炎症反应是机体最基本的抗损伤反应。急性炎症通常具有红、肿、热、病、机能障碍等变化，慢性炎症以纤维组织增生、炎症局限为主。锦灯笼提取的酸浆煎剂为油状液，对绿脓杆菌、金黄色葡萄球菌有抑制作用，从锦灯笼中提取的针状晶母液对金黄葡萄球菌有抑制作用。锦灯笼在中国大部分地区均有分布，《中华人民共和国药典》各版均收载了酸浆的干燥宿存萼或带果实的宿存萼作为锦灯笼药用。其性味苦寒，归肺经，清热解毒，利咽，化痰，利尿。用于咽痛，音咽，痰热咳嗽，小便不利；外治天疱疹，湿疹。锦灯笼具有广泛的药理作用，主要有抗炎、抗肿瘤、抗菌等活性。酸浆苦素是锦灯笼的主要有效成分，常用于上呼吸道感染性疾病，锦灯笼亦含有丰富的黄酮类化合物。有关酸浆的抗氧化活性研究，尚未见文献报道。

有一例肾病综合征的患者，长期在王老处就诊，在王老的指导下，每于自觉咽部干或微痛或痒时，就自行泡服锦灯笼水，均获奇效，将炎症扼杀在萌芽状态，这也符合中医的“治未病”思想。

我在临床中也用此方法治疗了不少此类病患，反应颇好。

总结：王孟庸老师对待病人如亲人般的医德，值得我学习；对于学术那种孜孜不倦的精神更值得我学习。她是一名真正的医者，真正做到“医者父母心”。跟师学习三年，收获颇多，但还有很多精髓有待进一步体会，在以后的从医生涯中，我将继续向王老学习，继续总结其经验，以造福患者。

（刘雪梅）

第四章　研究生跟诊心得

王孟庸教授治疗肾病综合征中医用药规律研究

肾病综合征（nephrotic syndrome, N.S）是指由多种病因引起的，以肾小球基底膜通透性增高，导致大量蛋白从尿中漏出为主要病理基础的一组综合征。该病属于中医“水肿”“阴水”“肾风”“关格”“虚劳”等病证的范畴。目前西医对肾病综合征的治疗主要用肾上腺皮质激素、细胞毒类药物、环孢霉素等，其中激素是治疗N.S的主要药物。虽然取得了一定的疗效，但会损伤机体正常的免疫功能，容易产生激素依赖及不良反应，并使病情反复[1]。而部分中药能替代皮质激素，减轻激素的副作用，消除蛋白尿、血尿。同时，中医药治疗此病在消除或缓解临床症状体征、提高机体免疫力、提高患者的生活质量等方面有较强的优势。

王孟庸教授是国家四部委认定的带徒名老中医药专家、首批“广东省名中医”，早年在北京中医医院师从近代名医姚正平先生，从事中医肾病临床、教学、科研工作已50余载，在诊治肾病综合征方面积累了丰富的经验。本研究着重分析王教授治疗肾病综合征的用药规律，旨在为N.S的中医临床提供思路和方法。

一、资料与方法

研究对象：选择2013年9月至2014年7月在深圳市中医院王孟庸教授门诊处就诊的肾病综合征患者，共207例，其中年龄最小者为3岁，年龄最大为80岁，平均年龄约为38.1岁。

纳入标准：①依照2003年肾脏病诊断与治疗及疗效标准专题讨论会[2]中关于N.S的诊断标准；②以中药汤剂为主要干预措施；③中医辨证、治法、方药组成明确；④通过随访、复诊证实疗效确切者。

排除标准：①不符合纳入标准者；②合并其他疾病；③脱落病例。

数据分析及统计方法：将收集到的207张处方资料准确录入数据信息，其中不存在同一病人不同诊次药味完全相同的处方。中药名称、功效分类和性味归经按照新世纪全国高等中医药院校规划教材《中药学》[3]和《中药大辞典》[4]。一味药数种归经者，按数种归经统计；处方中方剂加减药物未予统计；在中药药名的统计上，以常用药名统一，如“田七”统一为“三七”等。

二、结果

1. 药物使用频率分析

207张处方共使用了81味中药，2421频次，平均每张处方使用11.70味中药。涉及的药物按其使用频率的高低排列，依次为女贞子、黄芪、黄精、甘草、白术、墨旱莲、熟地黄、当归、茯苓、乌梅、牡丹皮、陈皮、山药、猪苓、白芍、丹参、麦冬、冬瓜皮、五味子、车前子、葛根、萆薢、山萸肉、菟丝子、三七、玄参、枸杞子、生地黄、赤芍、柴胡、蒺藜、防风、石斛、青蒿、大黄炭、白藓皮、五加皮、鳖甲、半夏、土茯苓、白茅根、连翘、太子参、淫羊藿、党参、儿茶、紫草、益智仁、桃仁、薏苡仁、紫河车、桂枝、黄芩、牡蛎、麦芽、桑白皮、金银花、水蛭、阿胶、茜草、乌药、百合、赤小豆、荷叶、桑寄生、酸枣仁、浙贝母、茺蔚子、川芎、茯苓皮、火麻仁、黄柏、枳实、巴戟天、白薇、莪术、诃子、石菖蒲、苦杏仁、鱼腥草、泽兰。其排名前14的具体数据详见表59。

表59 药物使用频率分析

中药	类别	性味	频次	频率（%）	排名
女贞子	补阴药	甘、苦、凉	154	74.40	1
黄芪	补气药	甘、微温	129	62.32	2
黄精	补阴药	甘、平	121	58.45	3
甘草	补气药	甘、平	105	50.72	4
白术	补气药	苦、甘、温	94	45.41	5
墨旱莲	补阴药	甘、酸、寒	91	43.96	6
熟地黄	补血药	甘、微温	90	43.48	7
当归	补血药	甘、辛、温	81	39.13	8
茯苓	利水渗湿药	甘、淡、平	80	38.65	9
乌梅	收涩药	酸、涩、平	80	38.65	10
牡丹皮	清热药	苦、辛、微寒	51	24.64	11
陈皮	理气药	辛、苦、温	44	21.26	12
山药	补气药	甘、平	44	21.26	13
猪苓	利水渗湿药	甘、淡、平	44	21.26	14

2. 药物分类使用情况

药物分类使用情况见表60。

表60　药物分类及使用频率

中药类别	味数	频次	频率(%)	累积频率(%)
补虚药	23	1197	49.44	49.44
清热药	16	313	12.93	62.37
利水渗湿药	8	261	10.78	73.15
收涩药	4	155	6.40	79.55
活血化瘀药	9	126	5.20	84.76
解表药	4	98	4.05	88.81
理气药	3	64	2.64	91.45
止血药	2	47	1.94	93.39
平肝潜阳药	2	39	1.61	95.00
祛风湿药	2	31	1.28	96.28
化痰、止咳、平喘药	4	50	2.07	98.35
消食药	1	13	0.54	98.88
安神药	1	10	0.41	99.30
泻下药	1	9	0.37	99.67
开窍药	1	8	0.33	100.00
总数	81	2421	100.00	100.00

内服中药涉及种类15种，其中应用频次位居前六的补虚药、清热药、利水渗湿药、收涩药、活血化瘀药、解表药累积使用频率高达88.81%，按出现频率由高到低统计六大类中药列举如下：

补虚药：女贞子、黄芪、黄精、甘草、白术、墨旱莲、熟地黄、当归、山药等；

清热药：牡丹皮、玄参、生地黄、赤芍、青蒿、白藓皮、土茯苓等；

利水渗湿药：猪苓、冬瓜皮、车前子、萆薢、薏苡仁、赤小豆、茯苓皮；

收涩药：乌梅、五味子、山萸肉、诃子；

活血化瘀药：丹参、儿茶、桃仁、水蛭、茜草等；

解表药：葛根、柴胡、防风、桂枝。

3. 药物归经分布情况

对81味中药进行归经统计，发现归经以肾、脾、肝、肺为主。其中肾经为

46.67%，脾经为45.81%（见表61）。

表61　药物归经分布情况

归经	中药味数	频次	频率（%）
肾经	30	1130	46.67
脾经	28	1109	45.81
肝经	36	1093	45.15
肺经	30	948	39.16
心经	22	639	26.39
胃经	21	571	23.59
大肠经	9	172	7.10
膀胱经	7	153	6.32
胆经	6	99	4.09
小肠经	2	46	1.90
心包经	2	18	0.74

三、讨论

1. 用药的种类、频率分析

根据表59结果，可以看出使用频率前14名的药物多数为补虚药和利水渗湿药。王孟庸教授善用女贞子、墨旱莲、黄精滋补肾阴，黄芪、甘草、白术、山药健脾益气，熟地黄、当归补血调血，茯苓、猪苓利水渗湿。补益类药物其味多甘，甘者能补能缓，取其补虚、缓急之功；其味甘淡，淡者能渗能利，取其渗湿利小便之效。

表60结果显示，王孟庸教授治疗N.S的用药种类范围广泛，尤其是补虚药、清热药、利水渗湿药、收涩药、活血化瘀药、解表药等的药物居多，占总体用药的88.81%，这与众多医家治疗本病的用药规律相吻合[5]。由此可以看出，该病的病因病机总体属于正虚邪实。正虚以肺、脾、肾亏虚为主。肾为"封藏之本，精之处也"，"受五脏六腑之精而藏之"。肾元亏损，封藏失职，精气不藏，精微外泄；脾气下陷，固摄失司，精微下注。脾、肾在生理上相辅相成，病理上相互影响。脾虚气血生化乏源，肾失充养，其封藏固摄无权，二者的虚损经常导致肾病综合征蛋白尿的产生。肺朝百脉，主治节，肺气不固，外邪易侵，肺气郁滞则宣降失常，导致脾气上输之清气不得归于肺以布散全身，反径走膀

胱而成蛋白尿。邪实以外邪侵袭、湿热蕴结、瘀血阻络为多[6]，尤以湿热、瘀血阻遏起主要作用。正虚与邪实共同作用，导致了N.S的发生。

2. 用药的归经分析

从使用药物的归经统计分析看，归肾经药物使用频次最高，脾经次之，说明肾病综合征的发生与脾、肾二经的关系最为密切，这基本符合中医学历来对N.S病因病机的认识。归肺经药物使用频次排在第四位，这与许多医家认为该病开始发病的水肿多属风热犯肺期[7]，治宜开肺气而利水湿以宣通水道的认识一致。肝经归属药物频次统计位居第三，分析其原因，中医认为"肝肾乙癸同源"，"肝藏血，肾藏精，精血同源"，故肝阴和肾阴相互滋养，肝肾相生；病理上肝失疏泄，亦会导致肾精封藏失职。再者，许多入肾、脾经的药物也归属肝经，而单独入肝经的药物并不多。

本研究发现，王孟庸教授治疗N.S用药以补虚药、清热药、利水渗湿药、收涩药、活血化瘀药、解表药等最多，并且所用药物归经以肾、脾、肝、肺为主，组方共奏补虚固涩、渗湿活血、清热解表之功，充分显示了王教授治疗该病的学术经验，为今后临床治疗肾病综合征提供了有益的参考和借鉴。

（肖小惠　李惠林　翁妍珊　赵恒侠　刘德亮）

参考文献

[1]李承佑. 近三十年中医治疗原发性肾病综合征处方[J]. 北京中医药大学硕士研究生学位论文，2013.
[2]叶任高，陈裕盛，方敬爱. 肾脏病诊断与治疗及疗效标准专题讨论纪要[J]. 中国中西医结合肾病杂志，2003，4（6）：355~357.
[3]黄兆胜.中药学[M]. 北京：人民卫生出版社，2008.
[4]江苏新医学院. 中药大辞典[M]. 上海：上海科学技术出版社，2005.
[5]王凤仪.肾病综合征蛋白尿中医用药规律的文献研究[J]. 中医研究，2011，24（2）：76~77.
[6]时振声. 时氏中医肾脏病学[M]. 北京：中国医药科技出版社，1997:774.
[7]石景亮. 中医药消除肾病综合征蛋白尿六法[J]. 河南中医，1999，19（3）：3~4.

王孟庸教授治疗肾性水肿的临床经验总结

水肿病在《内经》中称为“水”，《灵枢·水胀》篇曰：“水始起也，目窠上微肿，如新卧起之状……足胫肿，腹乃大，其水已成矣。”指出水肿病的主要症状，并据此分为“风水”“石水”“涌水”。到《金匮要略》则以“水气病”设立专篇并论及脉证治法。《金匮要略·水气病脉证并治》曰：“风水……外证骨节疼痛，恶风；皮水……外证胕肿，按之没指，不恶风，其腹如鼓。”篇中水气病分为风水、皮水、正水、石水、黄汗五种类型，亦有五脏水及水分、气分、血分之分，此皆异流而同源。从其临床表现看，本病是体内水液潴留，泛溢肌肤，致头面、眼睑、四肢、腹背，甚至全身浮肿为特征的一类病证。《素问·水热穴论》指出本病“其本在肾，其末在肺”。《素问·至真要大论》也指出：“诸湿肿满，皆属于脾。”可见本病形成与肺、脾、肾三脏密切相关，且在《内经》中已有明确认识。至元代，《丹溪心法·水肿》将水肿分为阴水和阳水两大类，指出“若遍身肿，烦渴，小便赤涩，大便闭，此属阳水；若遍身肿，不烦渴，大便溏，小便少，不涩赤，此属阴水”。

本篇论及的水肿主要以肾性水肿为主，肾性水肿是指各种原发或继发性肾脏疾病所导致的水肿。其发病机制主要包括两方面：①各种原因使肾脏排钠、水减少，导致钠、水的摄入总量大于排出量，则体内出现钠、水潴留。②血浆胶体渗透压降低，血管内外液体交换失衡致组织间液增多[1]。该病属于中医五脏水中“肾水”的范畴，包括急慢性肾小球肾炎、肾病综合征、继发性肾小球疾病、肾功能衰竭等。本篇通过对王孟庸教授遣方用药的分析，结合典型病案，初步探讨王教授治疗本类疾病的用药规律及学术经验，为临床提供了有益的参考和借鉴。

一、健脾利湿

脾主运化、主升清，肾病引起的水肿和蛋白尿的形成与脾不升清有密切关系。《素问·至真要大论》曰：“诸湿肿满，皆属于脾。”脾失健运，水液输布失司，湿邪内聚，此乃脾虚夹实之谓。《素问·经脉别论》曰：“饮入于胃，游溢精气，上输于脾，脾气散精，上归于肺。”此谓脾主升清的作用，脾气亏虚则升举乏力，精气下陷而见血尿、蛋白尿。王孟庸教授强调治脾在水肿病中的重要作用，其健脾祛湿常用的药物是白术、茯苓、陈皮、山药等。白术、茯苓等健脾祛湿药，多种水肿均可选用，尤其是白术，既能健脾益气、调理中州，又能直接燥湿利水。相关研究表明[2]，本品有明显而持久的利尿作用，且能促进电解质特别是钠的排出，脾虚所致水肿常作君药，其他水肿作为臣、佐药。

典型病案：患者，男，陈×，37岁。初诊：2013年10月14日，诊断为肾病综合征半年余。诊见：倦怠乏力，面色萎黄无华，眼睑浮肿，双下肢轻度凹陷性水肿，纳差，眠尚可，小便多，大便溏，2~3次/天，舌淡苔白腻，脉沉滑。查尿蛋白（+++），血浆白蛋白22g/L，TG 2.7mmol/L， LDL–C 4.3mmol/L。

中医诊断：水肿—脾虚湿困。

治则：以健脾利湿为主，方用参苓白术散加减。

处方：党参15克、黄芪30克、白术20克、山药15克、薏苡仁15克、豆蔻15克、冬瓜皮15克、杏仁15克、当归15克、黄精20克、甘草10克。每日1剂，分早晚两次温服。后随症加减上方，服用5周后，患者眼睑、双下肢水肿消失，自觉身感有力，面色较前红润，纳食增加，大便成形，日1行，病情得到控制。

二、益气养阴

慢性肾炎的成因主要与过热和过耗有关。所谓“热之所过，其阴必伤”，亦即“壮火食气”之意，《温热经纬》也说“盖热病未有不耗阴者”。过耗指过服辛温燥热的药物导致代谢过亢而使水分消耗，如大量应用激素等。王教授认为肾脏病早期可表现为阳虚，病程日久，阳损及阴，阳虚可转化为气阴两虚。或因湿热内蕴，损伤脾肾气阴而为病。肾精下泄，气不固摄则见大量蛋白尿。临证之治，王孟庸教授常用的滋阴的药物有女贞子、墨旱莲、熟地、玄参等。

典型病案：患者，男，高×，63岁。初诊：2011年9月21日，双下肢水肿间作10年余。诊见：精神疲乏，四肢无力，五心烦热，口干，双下肢中度凹陷性水肿，双下肢末梢麻木感，纳欠佳，小便可，大便干，舌红干少苔，脉细数。

体查：尿蛋白（+++），血尿素氮12.20mmol/L，血尿酸383μmol/L，血肌酐216μmol/L，血钾5.73mmol/L。

西医诊断：肾功能衰竭。

中医诊断：水肿—气阴两虚

治则：以益气养阴为主。

方用麦门冬汤加减：麦冬15克、玄参15克、石斛10克、女贞子10克、旱莲草10克、牡丹皮10克、茯苓10克、车前子10克、冬瓜皮15克、陈皮10克、黄芪15克、甘草10克。日1剂，早晚分服。连服7剂后复诊，患者自觉烦热症状改善，双下肢轻度水肿。原方去冬瓜皮、牡丹皮，加黄精20克、党参20克，继服7剂后复诊，患者自觉精神好转，双下肢水肿消失，纳眠可。

三、温脾益肾

肾为“封藏之本，精之处也”，“受五脏六腑之精而藏之”。肾元亏损，封藏失职，精气不藏，精微外泄；脾气下陷，固摄失司，精微下注。脾、肾在生理上相辅相成，病理上相互影响。脾虚气血生化乏源，肾失充养，其封藏固摄无权，二者的虚损经常导致肾病综合征蛋白尿的产生[3]。王孟庸教授强调慢性肾炎蛋白尿从脾肾论治，“阴中求阳”“阳中求阴”，使阴阳平衡，肾强精固。王孟庸教授常用的温脾之药有人参、黄芪、茯苓、山药等；补肾之品有女贞子、墨旱莲、黄精、菟丝子、桑寄生等。

典型病案：郭×，男，48岁。初诊：2012年8月23日。诊见：面色㿠白，双下肢浮肿，四肢冷，腰痛，遇冷则痛甚，阳事不举，夜尿多，小便清长，纳眠差，舌淡苔白，脉沉弱。

中医诊断：水肿—脾肾阳虚。

治则：温肾健脾，利水消肿。

方用济生肾气丸加减：熟地黄15克、山萸肉15克、山药20克、淫羊藿15克、紫河车5克、肉桂（冲服）5克、菟丝子15克、黄芪30克、五爪龙15克、白术20克、太子参30克、茯苓皮15克、五加皮15克。每日1剂，分早晚温服。

嘱上方肉桂打粉后冲服，服用7剂后，患者自觉身温，夜尿减少，腰痛减轻。原方去肉桂、熟地黄，加泽泻15克以利水渗湿，连服10剂后，双下肢水肿消失，自觉四肢暖和，纳眠好转。

四、健脾固摄

肾病的尿血、蛋白尿均与脾气亏损下陷，固摄失司息息相关。脾主统血，脾气健旺，则统筹有力，固摄血液循于脉内，防止血液失循常道，溢出脉外；如脾气亏虚失以统摄，则血溢脉外，可表现为尿血、紫癜等。脾虚则气血生化乏源，肾失充养，封藏固摄无权亦致精气外泄；脾气下陷，统筹失职，精微下注，出现蛋白尿。如《金匮要略注》曰："五脏六腑之血，全赖脾气统摄。"王老认为肾病见一派脾虚之象时，则可予健脾固摄法治之。

典型病案：李×，男，43岁。初诊：2013年10月29日，既往慢性肾小球炎病史10年。诊见：神疲乏力，面色萎黄，双下肢凹陷性水肿，纳食欠佳，大便稍溏烂，3次/天，舌淡苔薄白，脉细弱。查尿血（++），尿蛋白（+++），24小时尿蛋白定量3434mg，血压170/95mmHg。

中医诊断：水肿—脾气虚弱。

治则：健脾固摄。

方用陈夏六君子汤加减：陈皮10克、半夏10克、白术20克、茯苓20克、黄芪30克、党参20克、山药15克、五爪龙15克、甘草10克、五加皮10克。每日1剂，早晚分服。连服用上方7剂后复诊，查尿血（-），尿蛋白减至（+），患者自感有力，双下肢浮肿减轻，大便成形，日1次。是方随证加减，连服，诸症悉除。

五、活血化瘀

血之与水，二者难分，张仲景云："血不利则为水""水即身中血气"。清代何梦瑶《医碥·肿胀》亦云："有先病水肿而血随败者，有先病血结而水随蓄者。"若血脉不利，脉络瘀阻，水积脉中，脉络胀满，增加津液外渗透的力量，并影响脉外津液向内回渗，使水气溢于肌肤而水肿，所以血瘀也是水肿形成的原因之一。而水肿日久，影响三焦气化功能，又易导致气滞血瘀。《内经》治水肿大法之一"去菀陈莝"实际上包括活血祛瘀，取其血行则水行之义。王老常用的活血的药物是丹参、儿茶、桃仁、水蛭、茜草等。

典型病案：李×，男，51岁。初诊：2013年8月27日，既往有糖尿病肾病病史5年余。诊见：面色晦暗，双下肢轻度浮肿，下肢肤色黑如肌肤甲错，双下肢冷，大便干，2~3日1行，小便量多有泡沫，舌暗淡，有瘀点，苔白，脉弦细。测FBG10.3mmol/L，2h餐后血糖16.7mmol/L，24h尿微量白蛋白定量632mg/24h。

中医诊断：水肿—气滞血瘀。

方用桃核承气汤合四物汤加减：桃仁10克、三七10克、大黄10克、川芎10

克、熟地黄15克、甘草10克、茯苓皮15克、陈皮10克、泽兰10克、牡丹皮10克、黄精15克。日1剂，分早晚两次温服。服药1周后，双下肢浮肿消失，大便不干。前方去茯苓皮、泽兰，加丹参20克、当归20克以活血化瘀，续服14剂后，面色有光泽，下肢肤色变浅，小便量减少，下肢畏寒改善。1年来病情控制佳。

王孟庸教授从事肾脏病治疗多年，立足于经典，治疗肾性水肿不拘一格，思路独到，注重辨证论治，灵活运用健脾利湿、益气养阴、温脾益肾、健脾固摄、活血化瘀法，善于变通古方和自拟经验方，并随症加减，临床效果显著。

（肖小惠　李惠林　翁妍珊　刘德亮　王孟庸）

参考文献

[1]尹炳权，李昭定，崔银泽.王耀光教授治疗肾病（水气病）水肿的临床经验总结[J].中国医药指南，2012，10（20）：20~23.
[2]李美珍，周文华.水肿病组方用药规律探析[J].湖南中医药导报，2002，8（12）：717~719.
[3]王凤仪.肾病综合征蛋白尿中医用药规律的文献研究[J].中医研究，2011，24（2）：76~77.

王孟庸教授对高尿酸血症的调治经验

随着生活水平的提高和饮食结构的改变，高尿酸血症的发病率逐年升高，并呈低龄化趋势。广东省名老中医王孟庸教授从事中医临床、教学、科研工作50余年，对于高尿酸血症的中医调治，积累了丰富的临床经验，认为本病要辨证、辨病、辨药相结合，饮食、运动、药物综合调治。笔者有幸侍诊于左右，现将其部分精粹进行整理，以飨读者。

一、一般治疗

1. 控制尿酸生成过多

严格控制饮食，忌高嘌呤食物，如鸽肉、内脏、扁豆、菠菜、沙丁鱼等。避免使用某些可导致血尿酸升高的药物，如小剂量阿司匹林、噻嗪类利尿剂、复方降压片、吡嗪酰胺等。

2. 增加尿酸排泄

①多饮水：2000~3000ml/d，每次喝足，夜间睡前喝足一次，有利于尿酸

结晶排出。

②碱化尿液：pH6.5~7时，尿酸可变为可溶性尿酸盐，溶解度增加10倍。

在此方面，王孟庸教授提出以下方法：①以12.5%枸橼酸钾20ml，3次/天，餐后服较理想，排尿酸好，不易形成钙结石，肾功能不全者慎用。②碳酸氢钠3g/d，肾功能不全者可用，水肿不宜，本法pH升得快，很容易使pH到8以上，引起其他盐类沉淀，故此要注意调节。③柠檬5片，胖大海5粒，洋参10g加水2000ml，代茶饮。④柠檬、胖大海、诃子肉各12g加水2000ml，代茶可碱化尿液、清热利尿，益气利喉。⑤黄花菜（新鲜）半斤爆炒后吃，每周2~3次（不宜多），痛风患者可多服。⑥马齿苋1斤，煮汤，随意服用。

3. 健康的生活方式是预防高尿酸血症的重要手段

《2013年高尿酸血症和痛风治疗专家共识》中也强调鼓励患者重视生活方式的改变，包括健康饮食、戒烟酒、坚持运动和控制体重等，这与中医“治未病”的理论也是相符的。

二、中医治疗

中医讲究辨证求因，审因论治。高尿酸血症的主要原因之一是饮食不节，嗜食膏粱厚味、肥甘酒酪，久则呆脾害胃，酿湿生浊化热。据此在无症状期可以健脾和胃，渗湿祛浊，清热通经之法治之，可以选用白术、茯苓、薏苡仁、黄柏、苍术、牛膝、威灵仙、土茯苓、泽泻等药。王教授在长期的临床实践中，对此进行了相关研究与总结，发现高尿酸与痰湿瘀浊的关系密切。痰湿瘀浊见证：面红油光，疲乏身重，多汗怕热，手掌红热，大便黏滞，尿黄且臭，痰核喉蛾，肥胖口臭，眩晕，胸闷，痤疮，腹胀，舌体胖胀，质暗红，舌苔黄而腻，脉濡或缓或沉涩等。治疗上用祛瘀散结、利湿化浊、除痰行气等法，多用浙贝母、苍术、黄柏、荷叶、冬瓜皮、桑枝、威灵仙、柴胡等药。同时还注重患者体质对疾病的易感性，针对患者之体质特点，积极进行调整，亦可起到改善体质、预防发作的作用，常用黄芪、黄精、乌梅、甘草等药物增强机体免疫力。

在临床治疗中，王教授同时也注意到营养过剩、运动不足、嗜酒、肥胖、高血压、高血脂、脂肪肝、高尿酸、糖尿病之间的相关性，1993年~1997年曾对45岁以上4000余例文职人员连续进行血尿酸与血糖、血脂测定，结果发现血尿酸与血脂、胆固醇水平之间的关系为正相关曲线。而且王教授也注意到有痰湿瘀浊见证者在不同年龄阶层中的变化。在20~30岁，以肥胖、口臭、扁桃体发炎、痤疮、脂肪肝为多见，仅少数有血脂升高，其余血生化指标正常。到40岁以后，血尿酸、血糖、血脂高者急速增多。高尿酸血症、高血压病、糖尿病、高脂血症，中医辨证均具痰湿瘀浊见证，如前所述，采用活血散结、祛痰利湿、排浊方法，可达到异病同治的目的。治疗中也发现，适量应用降压、降糖、降脂的中西药。痰湿瘀浊相关见证也随着治疗血脂、血尿酸、血糖、脂肪肝的好转而得到改善。在血压、血糖、血脂被控制后，上述见证逐渐消失，此时可用益气养阴、疏肝活血之剂善后。以下药方可酌情选用：①藿香正气丸加田七片，可做常用方；②大黄䗪虫丸加小半夏茯苓汤；③四妙勇安汤加知柏地黄丸。

对于形成尿酸性结石的患者，可选用排石汤加减，用药不可太过，一般用小方，以不加木通者为宜，因木通可致急性肾功能不全。用药如萆薢、石韦、海金沙、鱼枕骨、滑石、芒硝、知母、黄柏、虎杖，7~10d为1疗程。其适应证：①结石<1cm直径，鱼子石、泥沙石；②位置在上肾盏、肾盂、输尿管、膀胱；③在该位置时间不长，而未粘连者。在治疗中强调保护肾功能，调理阴阳，固摄肾气，以通为补。调理阴阳以左归丸、右归丸、五子衍宗丸为主；清热通淋用排石汤去芒硝；温通法用于久病、肾功能不好、阴阳两虚时，用萆薢分清饮加猪苓汤，也能排出结石和尿酸结晶，改善肾功能功效显著；磷酸盐肾结石，用温补方法排石效果好，如二仙汤。值得一提的是，王教授查阅《神农本草经》之后千余年的排石古方中，发现用滑石、芒硝、硝石、硼砂、青盐等石类的单方、小方散剂吞服治疗尿石者很多，这些含石类药物为含钾、钠、镁、铝的硅酸盐、硫酸盐、硝酸盐、硼酸盐氢化物。70年代后，西医学也有某些钾、钠、镁、铝盐类内服，用以改变pH，针对性地溶解某种性质的结石，起预防与治疗作用。而平时用得最多的石膏（含水硫酸钙），前人则未列入治石淋之药。

现举王教授治疗高尿酸血症验案以示其治。

患者魏×，男性，11岁，学生，2013年8月20日初诊，患者诉7月体检查血尿酸偏高，近期发现尿液混浊，色微黄，余无不适。

体查：面色偏暗，欠光泽，舌质正常，苔腻，脉弦滑。查血尿酸514μmol/L，血糖正常，尿常规正常，双肾彩超示：右肾上盏光斑。

中医诊断：尿浊。证属痰湿浊瘀内蕴，治当利湿泄浊，先拟五皮饮合萆薢分清饮加减。

方药：猪苓15克、茯苓15克、陈皮10克、女贞子15克、旱莲草15克、石斛15克、丹参30克、车前子10克、草决明10克、紫苏10克、萆薢15克、乌药10克、桑枝30克。

7剂，每2日1剂，水煎，分2次温服。同时嘱多运动，多饮水，或可用乌梅汤或柠檬水代茶饮，控制饮食，勿饮老火汤等。

2013年9月10日复诊：患者诉尿色浅，饮水可。体查面色较前光泽，舌质正常，苔腻，脉弦细。予上方加乌梅10克、甘草10克。7剂，每日1剂，水煎，分2次温服。

2013年10月2日三诊：诉1周前高热，体温达39.0℃，咽痛，到儿童医院诊断：扁桃体炎，予静滴抗生素治疗后热退。现无不适，复查血尿酸360μmol/L。体查面色见好，唇周可见小疱疹，咽不红，左侧扁桃体Ⅰ°肿大，舌质淡，舌底紫暗，苔薄黄。

治疗上予调整方药如下：生地黄15克、黄芩10克、石斛10克、葛根15克、桑枝10克、赤芍10克、草决明10克、乌梅10克、黄精10克、萆薢15克、生甘草15克、板蓝根15克、紫草10克。7剂，每日1剂，水煎，分2次温服。嘱患者2周后复查风湿三项、血沉、血尿酸、血常规等，了解病情。

王教授强调治病必先分析致病的原因及机理，根据高尿酸血症的发病机理，其治疗思路为：在控制尿酸生成过多的基础上增加尿酸的排泄，前者主要是通过严格控制饮食，忌高嘌呤食物；后者主要使尿酸通过二便及汗液排出，其中主要经发汗及利小便达到目的。从中医辨证角度看，凡物质过盛积蓄，即是实证，故可辨为邪实之证。其次，体中物质，适度则为正常；多余则为邪、为浊，按此辨证思路，对于过盛之尿酸，可定为痰湿浊瘀之实邪稽留，那么遵《内经》“留者攻之”“客者除之”“盛者夺之”之旨，当以泄浊渗利为法以治之[1]。因此治疗上常重视患者教育，嘱控制饮食，加强运动等，药物上则从疏导气血流通，祛除痰湿瘀浊等方面入手。并在临证中灵活辨证，个性化施治，根据人体处于不同状态的情况灵活处以方药，治法不拘一格。如上举案例中患者为儿童高尿酸血症，从治法上分析，王教授在利湿泄浊基础上，同时用紫苏叶等辛温发汗之品，双解表里且在大量泄浊清解药中加用二至丸养阴，以防伤津液，此为攻补兼施，表里兼顾。值得一提的是，王教授非常重视尿液的pH值，认为pH6.5~7时，尿酸溶解度最大，因此复诊中加用乌梅，取其碱化尿液之意，调节尿液pH。三诊中考虑患者近期有高热等不适，在清热解毒、化瘀泄浊基础上，加用黄精、乌梅、甘草，此为北京中医医院儿科老中医杨艺农之经验用药，可提高机体抵抗力；患者舌底紫暗，予酌量加赤芍、紫草等活血化瘀之品。诸症合参，辨证、辨病、辨药相结合，以达治疗之效。

根据近年各地高尿酸血症的报道，保守估计我国约有高尿酸血症患者1.2亿，约占总人口的10%，高发年龄为中老年男性和绝经后女性。但近年来有年轻化趋势[2]。我们在临床中也见到大量的儿童高尿酸血症患者，这一现象应引起我们关注及反思。此时对其尽早诊治最易阻止疾病的发展变化，而中医在面对这一问题及如何延缓疾病的进一步发展方面有着巨大的潜力。

（谢静静　王孟庸）

参考文献

[1]朱庆安，张树安. 痛风病无症状期的中医治疗思路[J]. 中医研究，2006，19（7）：43～44.
[2]中国医师协会心血管内科医师分会. 无症状高尿酸血症合并心血管疾病诊治建议中国专家共识[J]. 中国医学前沿杂志，2010，2（3）：49～55.

附录一　王孟庸教授诊疗手稿

附录二　首都医科大学附属北京中医医院文件

首都医科大学附属

北京中医医院文件

京中医人字〔2016〕3号

首都医科大学附属北京中医医院
关于入选"宽街甲子中医人"人员的通报

为庆祝我院建院六十周年，医院决定开展"宽街甲子中医人"评选，对建院以来为医院发展做出突出贡献、取得杰出成绩的人员进行表彰。经过科室推荐、专家评议、院内公示等程序，经医院党政联席会议批准，以下人员入选"宽街甲子中医人"（共113人），名单如下：

二、入选国家级老中医药专家学术经验继承工作指导老师36人：

许公岩　关幼波　王为兰　王玉章　陈彤云　许心如　王嘉麟
宋祚民　贺普仁　吉良辰　温振英　巫君玉　赵荣莱　柴嵩岩
张志礼　危北海　柯微君　刘　琨　郁仁存　张炳厚　李乾构
魏执真　周乃玉　周德安　王应麟　张志真　黄丽娟　王禹堂
吕培文　王莒生　钱　英　方和谦　王孟庸　周耀庭　高益民
杨宝琴